3rd Edition

長照機構經營與管理

Long-term Care Institute Marketing and Management

黃明發／著

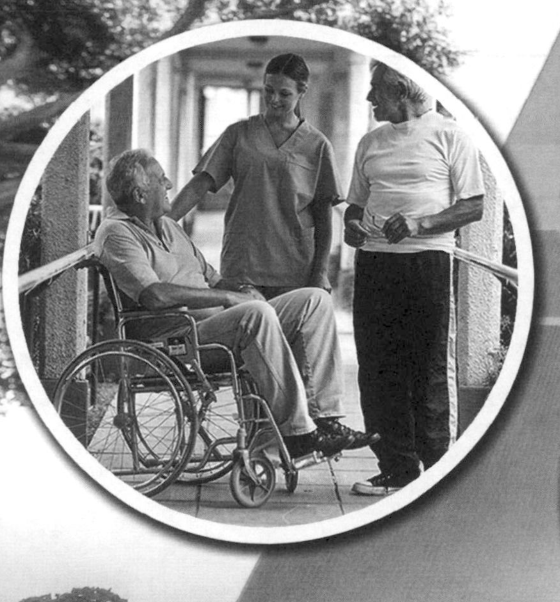

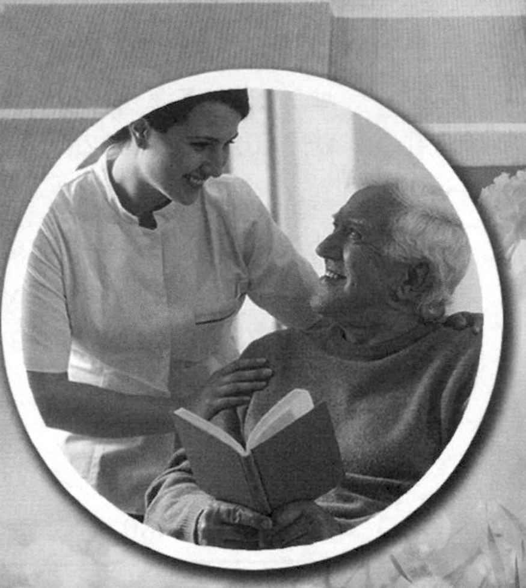

國家圖書館出版品預行編目（CIP）資料

長照機構經營與管理 = Long-term care institute marketing and management/黃明發著. -- 三版. -- 新北市：揚智文化事業股份有限公司, 2023.06

面；　公分

ISBN 978-986-298-417-8（平裝）

1.CST: 醫療機構 2.CST: 機構式照護服務 3.CST: 企業管理

419.2　　112006232

長照機構經營與管理

作　　者／黃明發
出 版 者／揚智文化事業股份有限公司
發 行 人／葉忠賢
總 編 輯／閻富萍
地　　址／新北市深坑區北深路三段 258 號 8 樓
電　　話／(02)8662-6826
傳　　真／(02)2664-7633
網　　址／http://www.ycrc.com.tw
E-mail／service@ycrc.com.tw
ISBN／978-986-298-417-8
初版一刷／2013 年 7 月
二版一刷／2018 年 12 月
三版一刷／2023 年 6 月
定　　價／新台幣 480 元

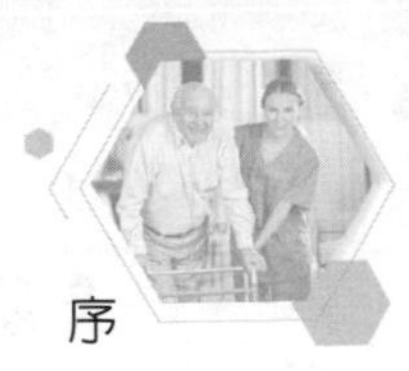

序

筆者經營長照機構相關事業已近三十年，實有感於長照機構是充滿愛心及專業的服務機構。台灣在1997年走入高齡化社會後，才開始關注此人口產業的潛在問題並發展相關政策。筆者因深耕此一領域已有一段時日，深知機構中的住民需要關懷、陪伴、服務及抱以同理心，而針對服務人員的要求已從「類專業」邁向「專業」的標準，更需要體諒及給予機會才能達到優質的目標。筆者經營的長照機構基於此種體認，一步一步地深耕和要求，才有幸獲得評鑑委員的青睞而獲得數家優等機構的認證，實給予筆者莫大的鼓舞。

本書能夠出版，實基於一種機遇良緣，除了個人身爲長照機構的業者，進入中國文化大學社會福利研究所進修，並就讀博士班已取得博士學位，也因在學期間認識了十分熱心及具抱負的揚智文化事業股份有限公司葉總經理，在其盛情邀約及鞭策之下方能順利付梓。

本書的章節規劃以台灣社會發展爲肇始，相關理論爲依據，再介紹機構的經營與管理，包括行政、人事、總務、環境建構、財務管理，與最重要的行銷管理及評鑑。一般而言，長照機構的住民中，大約有三至五成需要政府公資源的投入與協助，而公資源的投入與否則仰賴評鑑的結果，也因此帶動機構朝優質的管理方向來經營。本書的內容是筆者個人數十年經驗與理念的成果，並輔以實務操作爲依據，介紹長照機構經營與管理的方方面面。時逢2016年「長期照顧服務法」通過，影響70餘萬家庭，超過200萬人，更衝擊國內私立的小型安養機構，影響至鉅。本書再版因應此種變化，在第二版除新增相關內容外，在結構上也稍作調整。此次改版時，則特別邀請高嘉足醫師與趙遠宏物理治療教授共襄盛舉，從醫療結合的復能觀念，加入第八章的長照機構復能服務之應用，以充實本書的醫療復健知識應用。但本人才疏學淺，期盼各界先進能多多給予指導匡正。

本書得以順利出版，除了感謝揚智文化葉總經理的鞭策外，更要特別感謝長瑞護理之家蔡淑賢督導，對相關資料的提供、蒐集和文稿的整理校對，謹此致謝。

黃昭覺 謹誌

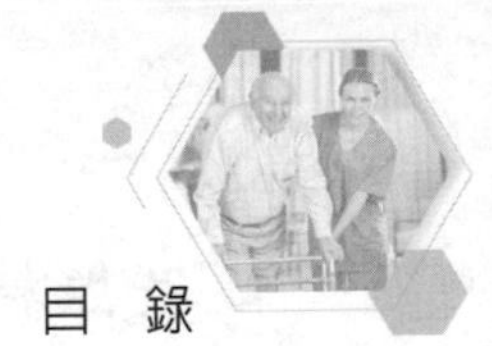

目 錄

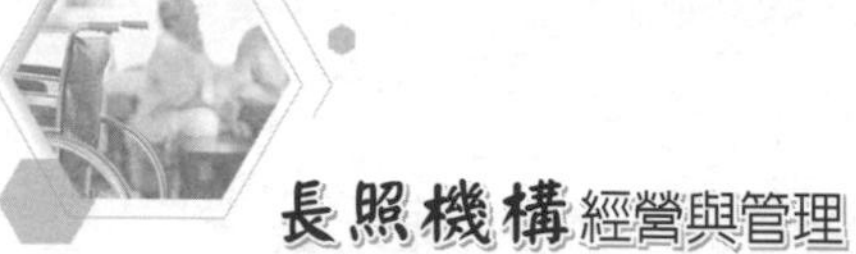

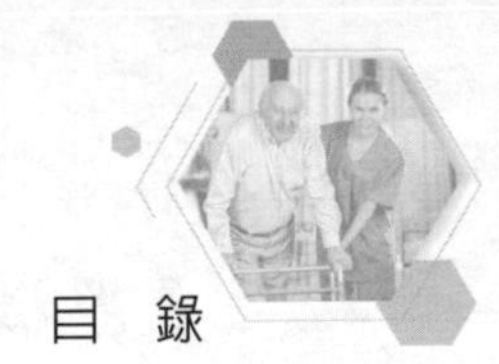

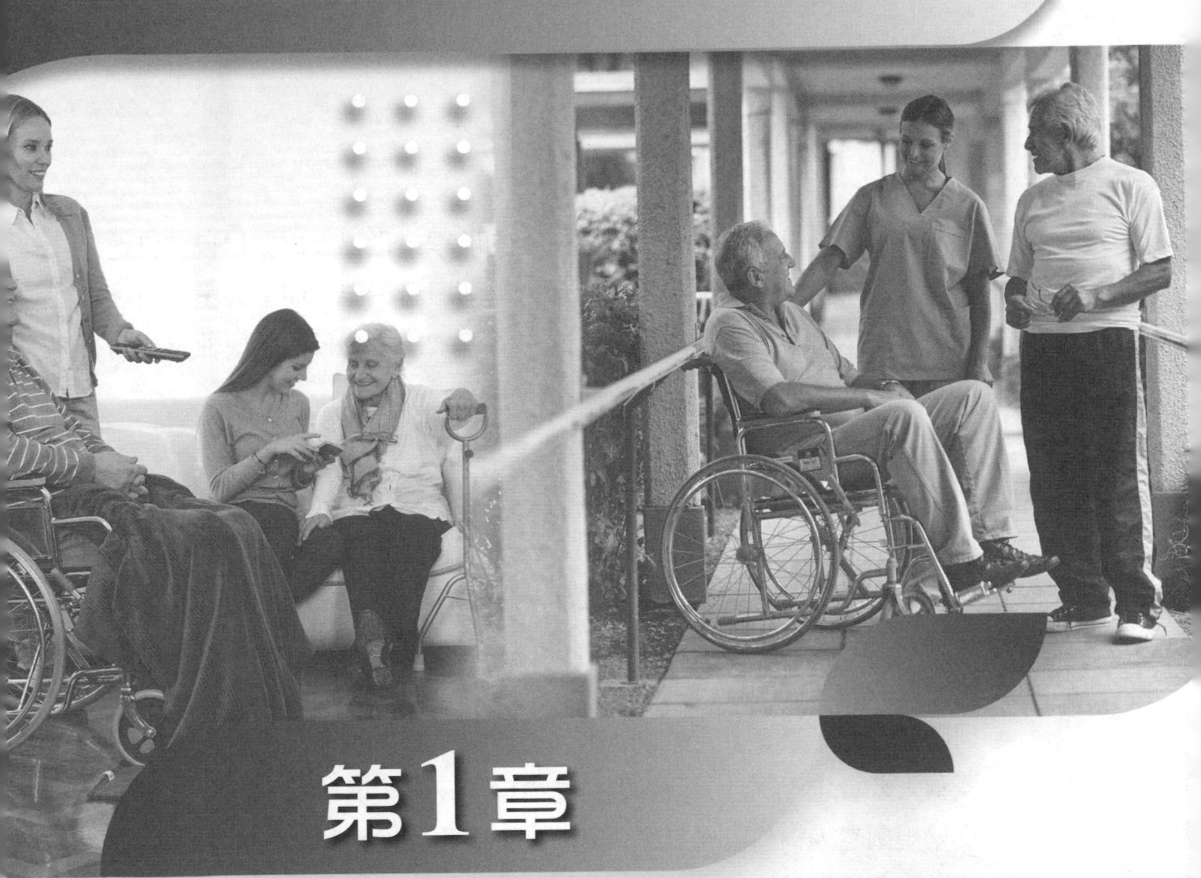

第1章

台灣長照機構之發展

- 長期照護之概念、目標與功能
- 長期照護需求制定
- 台灣長期照護之發展歷程
- 長照1.0到2.0的轉變以建構友善的高齡環境

生「老」病死，是人生不可抗拒的歷程。世界人口結構目前已進入老年化的社會，如何及早規劃老人福利服務工作，使老人家生病後需依賴他人照顧時，能獲得應有的生活尊嚴，是今日國家與社會福利的重要課題。

「世間萬物無永恆之物，除了改變」……

——希臘哲人Heraclitus

過去個人生老病死，皆發生在家庭內。然而，諸如高齡化、家庭結構縮小、婦女出外就業等社會變遷，造成老人（尤其是健康或亞健康）及長期生病的家人，無法在家庭獲得妥善的照護，因此，需要特別關注為滿足渠等多元需求便落到國家與社會責任，台灣與中國大陸等華人社會也不例外。世界人口結構目前已進入老年化的社會，如何及早規劃老人福利服務工作，使老人家生病後需依賴他人照顧時，能獲得應有的生活尊嚴，是今日國家與社會福利的重要課題。福利多元主義（welfare pluralism）的輸送服務需要仰賴政府部門、商業部門與非營利部門等三個部門的合作，滿足標的人口（target population）的需求，以增加人民福祉。

世界各國在社會變遷中，人口結構、家庭組成型態、男女性別角色都在改變，這使得家庭照護，特別是老人安養，成為社會變遷下的重要議題。例如，美國順應聯合國在1994年明訂該年為國際家庭年，將家庭視為公共政治議題；此外，家庭學者與美國眾議員也促使政府要訂定政策因應社會變遷下之家庭危機。台灣社會在變遷巨輪牽引下，帶動了結構因素的改變，而這些因素的變化也衝擊了賴以生存的家庭（黃明發，2013），世界各國都面臨人口消長之壓力，這些壓力衝擊了社會及政府實體，並改變了福利服務之種類，以滿足特定族群之需求。

參照美國的經驗，台灣的社會變遷已經影響個體所居住之家庭，其影響層面以下略做分析。

第一，老年人口激增。美國65歲以上人口增加的比率快速，目前已超過16%；而台灣在1993年底，老年人口突破7%，正式邁入「人口高齡化」社會；2018年時老年人口突破14%，轉爲高齡社會；預計在2025年時，老年人口將占20%，成爲所謂超高齡社會。依據行政院主計處的統計，台灣在2000年9月底，65歲以上老年人口達190萬人，占總人口比例8.6%（行政院主計處，2001）。2010年時，台灣老年人口之扶養比爲14.59%；到2020年時，爲22.53%；2040年則將達到51.2%。換言之，到了2040年，台灣不到兩個工作人口就要扶養一個不再工作的老人。

第二，生育率降低。美國婦女在1970年代生育子女數比率是1.8人；相對地，台灣在1960年代總生育率平均爲4.12～5.75人，但到了1990年代降爲1.47～1.81人，至2000年實際生育人數爲1.68人，且比率有逐年降低的趨勢。而習俗還會明顯影響生育率起伏，如2010年適逢生肖虎年，總生育率下降爲0.90%，2012年碰上了龍年，再加上民國100年（2011）的結婚潮，生育率上升爲1.27%，之後生育率又持續下降，2021年的生育率只有0.98%（郭靜晃、鍾玉婷，2014；郭靜晃，2015）。生育率的起伏將影響到特定年份的升學和退休，爲將來的就業和退休需求埋下伏筆。

第三，女性勞動就業比率提升。美國在1990年代約有60%的女性勞工進入就業市場，台灣在2021年的比率約在51.49%上下，已婚女性目前有工作的比率爲49.08%，未婚女性勞工進入就業市場之比率爲65.56%（中華民國統計資訊網，2022）。特別是家中育有年輕子女之女性，上班工作比例也相當高；此外，單親家庭的母親爲子女家計生存所需，也必須進入就業市場。這使得育幼和養老的問題變得複雜，需要政府和民間力量做適度支持。

第四，離婚率上升。美國在1970年代離婚率上升至51%，時至今日維持在40%左右，此種現象造成單親家庭比例增加。根據內政部2021年的統計，有112,750對登記結婚（粗結婚率為4.88‰），有47,887對登記離婚（粗離婚率為2.04‰），約為3.76：1。2011年時結婚對數為165,327對，離婚對數為57,008對，離婚率達2.46‰。這意味著家中18歲以下之子女在成年之前，至少有相當比例會在單親家庭中度過（內政部戶政司，2022）。單親家庭若還有祖父母輩需要扶養，老人安養的壓力更為沉重。

第五，遲婚現象。婚齡女性進入勞動市場比率上升，適合結婚市場之男性比例下降，甚至更有人選擇不結婚，諸如此原因皆可能造成現代人遲婚，也造成婚後生子比例下降，家庭形成老父（母）少子（女）之現象。台灣在2011年男性初婚為31.8歲，女性為29.4歲；2021年時男性初婚為32.3歲，女性初婚為30.4歲。遲婚所導致的少子化，會加重未來扶養比的上升。

第六，隔代教養。隨著經濟發達，單親家庭及外籍配偶家庭的增加，也造成台灣兒童由祖父母教養比例的增加，與新三代同堂家庭及隔代家庭的形成。隔代家庭雖然解決子女照顧的問題，但仍有教養代溝、親職替代、體力不足、親子關係疏遠、影響家庭生活品質之問題應運而生。家庭倫理觀念的變化，可能會影響到未來老人安養的作為。

受到全球性社會發展趨勢和家庭結構變遷的影響，導致我國出生率下降、人口老化快速、離婚率升高、女性勞動參與率上升、家庭內的照顧負荷量增大。家庭政策常受到人口結構、文化傳承、政治勢力與社會運動等因素影響，各個國家的家庭政策在不同文化背景下，會呈現出不同的面貌（胡秀娟，2005）。台灣家庭政策制訂的核心思想，乃基於支持家庭的理念，而非無限制地介入或控制家庭，其制訂的目的在於保障家庭經濟安全、增進性別平等、支持家庭照顧能力、分擔家庭照顧責任、預防並協助家庭解決家庭成員的問題、促進社會包容（內政部，2004）。檢視我國與高齡人口相關的政策，從「中華民國人口政策綱領」、「社會福利政策綱領」、「人口政策白皮書」

到「老人福利法」等，其精神內涵均強調以保障高齡者基本生活無虞爲先，但亦有健全社會安全網，透過提升健康及生活照顧品質，完備友善高齡生活環境，提升高齡者社會參與及強化家庭及社會支持等原則，作爲各部會制訂或推動高齡政策措施之重要依據。

隨著社會結構變遷，政府近年來提倡有關「在地老化」（aging in place）的政策，其意義爲避免過去主要工業國家大量發展機構服務導致過度機構化之缺點。爲了降低照顧成本，讓有照顧需求的民衆延長留在家庭和社區中的時間，保有尊嚴而獨立自主的生活（蘇麗瓊、黃雅鈴，2005）。

在執行面，爲滿足失能高齡者在經濟安全、健康維護、生活照顧等各層面需求，政府近年也陸續推動多項高齡者福利方案或計畫，如民國86年至96年推動「加強老人安養服務方案」，民國91年至96年推動「照顧服務福利及產業發展方案」，主要目的爲擴大居家服務對象，提升專業照顧知能；民國97年起推動「長期照顧十年計畫」，整備照顧資源量能，且由於提前達標，於民國104年提出改良版的「長照服務量能提升計畫」，並作後續建構長照保險的銜接。此前，我國於102年正式通過「長期照護服務網計畫」，建立長期照顧體系。並在持續五年的努力下，促成「長期照顧服務法」完成立法，業經總統於民國104年6月3日，以華總一義字第10400064391號令公布，並在兩年後正式施行上路，並在民國106、108、110年分別進行部分條文修正或增訂。民國104年6月，政府公布了「長期照顧保險法」，並在民國106、108、110年分別進行部分條文修正或增訂，藉以確保未來推動長照服務的穩定財源，期建構完整永續經營的長照服務體系。所以，台灣地區基本上已經完成了比較完整的老人安養法規體系與制度安排，並於2017年之後，推行長照二十年計畫，簡稱2.0服務計畫。

根據世界衛生組織（World Health Organization, WHO）的定義，65歲以上老年人口比率超過7%的國家稱爲高齡化社會（aging society），達14%稱爲高齡社會（aged society），達20%稱爲超高齡社會（hyper aged society）；依此界定，台灣地區1993年老年人口達7.1%，2018年老年人口達到14.56%，除了繼續朝向高齡社會的方向前進外，推估到2025年時就可能會增加至20%（**表1-1**），甚至使得台灣迅速成爲全球年齡最老的國家之一。因此，老年人口的照護議題已不再只是老年人抑或是家庭的照護問題，而是整個社會、國家，乃至全世界都需要加以正視的一項客觀事實（holistic social fact）（林惠芳，2009；江大樹等，2010；黃松林等，2010；Brodsky et al., 2003; Evashwick, 2005; OECD, 2005）。由於人口老化快速，家庭結構變遷，婦女勞參率增加，非正式照顧價值與態度改變，長期照顧因而被視爲一種社會風險（social rislcs）。

表1-1　台灣人口結構推估

年度別	65歲以上人口		65～74歲人口		75歲以上人口	
	人數：萬人	占總人口：%	人數：萬人	占65歲以上人口：%	人數：萬人	占65歲以上人口：%
2008年	239.7	10.4	136.5	57.0	103.2	43.1
2018年	348.0	14.7	202.8	58.3	145.2	41.7
2021年	393.9	16.9	248.9	63.2	145.0	36.8
2028年（預估）	536.1	22.5	314.7	58.7	221.5	41.3
2056年（預估）	761.6	37.5	306.9	40.3	454.7	59.7

資料來源：內政部全球資訊網。

根據行政院國發會中華民國2012年至2060年人口推估報告指出，我國於1993年成爲高齡化社會，於2018年進入高齡社會，預計2025年邁入超高齡社會。如**圖1-1**所示，若人口成長趨勢不變，到2060年，65歲以上的老年人口將占39%，而15～64歲的工作年齡人口僅占51%。亦即2060年時，每五個人台灣人口中，就有兩個是65歲以上老人。每兩

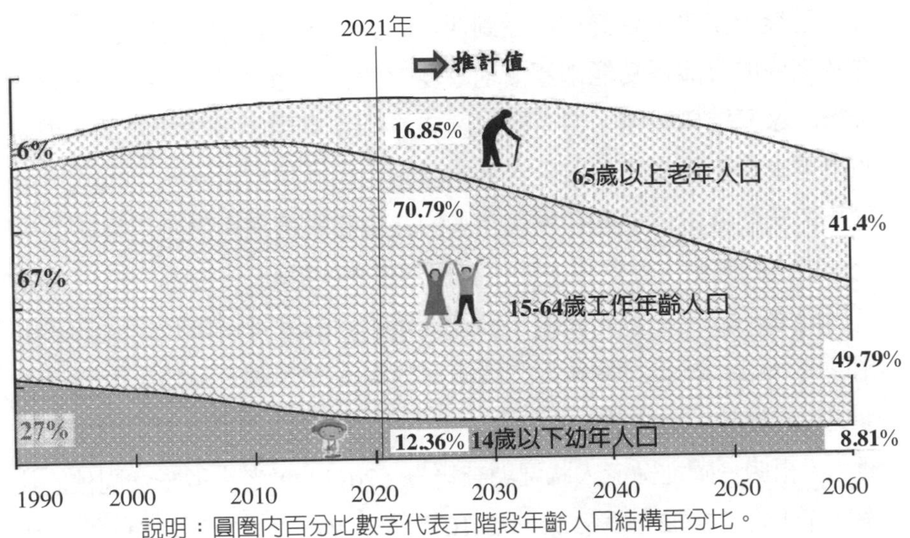

說明：圓圈內百分比數字代表三階段年齡人口結構百分比。

圖1-1　高齡化社會之人口組成結構

資料來源：國家發展委員會，人口推估查詢系統。

個台灣人口中，僅有一人爲工作年齡人口。由此數據可見，台灣人口老化的情況相當嚴重，相關的政府部門與民間企業，應儘早擬定因應的政策與產業發展方向。

我國社會高齡化的趨勢，與世界上經濟先進的國家相比較，我國亦爲老化速度發展最快的國家。我國高齡人口由7%增加到14%，僅需經過二十五年；由10%增加到20%，更僅需經過二十年。此老化速度不僅高於歐美國家，甚至連鄰近的日本，台灣都比其老化速度發展更快。行政院國發會推估我國到2025年，每五位中華民國的國民當中，就有一位年齡超過65歲，成爲超高齡社會。近年來我國高齡化的問題逐漸浮上台面。若再加上少子化的問題，會使高齡化的問題更爲加劇。高齡化社會對經濟與社會發展的可能影響或衝擊，包括諸多面向，例如財政、經濟、政治、建築、醫藥、衛生、保健、福利、教育、消費、商業、家庭等。

近幾十年來，台灣由於受到西方的影響，中國傳統家庭的制度觀念及家庭成員關係功能都逐漸地改變或消減，隨著社會變遷、生育率降低，家庭結構改變，原有的家庭成員相互支援照護功能降低，現有照護需求者不易從家庭取得合適的照護服務。現代社會人們的老化經驗和傳統社會截然不同，現代老人的社會和經濟角色及他們和家人、社會環境的互動，在許多方面也有相當重大的轉變。

隨著高齡化社會的來臨，最直接面臨到的就是有關於老人照顧的相關問題了。以前照護老人的重擔交由婦女來照顧，但隨著女性勞動參與率的提升、居住型態的改變（三代同堂轉變成核心家庭）而已有所變化。根據台閩地區老人狀況調查報告（2011），老人與子女同住的比率逐年下降（2002年爲63.7%；2010年爲53.2%；2020年爲51.9%），老人選擇住進安養護機構的比例卻逐漸上升（2002年爲7.5%；2010年爲15.5%）。因此老年照顧的問題受到許多的注意及重視。

行政院主計總處公布2020年人口及住宅普查指出，民國109年底常住人口中需長期照護者計657,231千人，其中65歲以上者計489,130人，占需長期照護者之74.4%。比較十年間之變動，需長期照護者計增加181,949人，其中65歲以上人口增加178,340人，占長期照護增加人數之98%。按居住型態觀察，需長期照護老年人口中，居住於養護機構及其他處所者計91,825人，占18.8%；居住於一般家戶者計397,305人，占81.2%；比較十年間之變動，居住於養護機構及其他處所者之比重明顯增加。居住於一般家戶之老年人口，每百位有11人需長期照護，而居住於養護機構者，則每百位達89人需長期照護。按年齡觀察，65～69歲者每百位有4人需長期照護，之後隨年齡增長而逐漸增加，80歲以上者每百位有35人需長期照護。由此可見，我國老人需長期照護人數快速增加，特別是居住於養護機構及其他處所之人數，所以應儘速檢討目前老人相關照護措施是否可應付未來之需求。

第一節 長期照護之概念、目標與功能

依照此一人口老化及其高齡社會的思維，表現出來諸如「在家老化」（aging in family）、「在地老化」（aging in place）以及「機構老化」（aging in institution）的運作型態。在地及在家的自然老化型態是吻合人性需求的可近性及可及性，此種照顧模式可以採家庭自主照顧方式或由社會福利機構提供在宅服務的長期照護方式。然而，台灣在地老化的日間照護或日間托顧，則可能限縮在經濟範疇的市場規模。在面臨快速人口老化所衍生的照顧需求，加上老人的身體狀況及家庭有限資源限制之下，使得機構老化的養護與照護，勢必變成無可替代的趨勢。2016年5月，「長期照顧服務法」將長期照顧服務分為四類：居家式、社區式、機構式及家庭照顧者支持服務。其屬性特徵、服務內容及可能面臨危機，請參考**表1-2**。

表1-2 長期照護類型對照一覽表

類型內涵	居家式	社區式	機構式	家庭照顧者支持服務
老化場域	在家老化之居家照護	在地老化之社區照護	安置老化之機構照顧	定點、到宅服務
屬性特徵	支持性與補充性 非正式、私領域	補充性與保護性 正式、公共領域	保護性與替代性 正式、公共領域	支持性、私領域
提供內容	居家照護與居家服務等	日間照護與日間托顧等	安養、養護、護理等	關懷、一對一、多媒體等課程、喘息服務
面臨危機	1.家庭結構之脆弱化 2.外籍看護的定位問題 3.照護管理的建制工程	1.社區位置的需求落差 2.機構大小的資源落差 3.經濟範疇的市場規模	1.標籤烙印的刻板印象 2.市場力量與管制力量的拉扯關係	1.支援不足 2.個別需求多元 3.缺乏無縫接軌

資料來源：作者整理。

至於，從鉅視觀點來檢視當代台灣的社會變遷，隨著醫療、科技的進步，加上國人平均壽命不斷延長、家庭結構與型態的蛻變以及非典型的婚姻和生育模式，指陳出來的是高齡與少子化所產生的相互影響，已使得台灣地區產生不可逃避的人口危機。總括而言，在新生以及死亡這兩端人數不斷地拉近差距的情況下，一方面導致台灣老年人口和失能人口比率的攀升，以至於讓有照護需求的使用者相對地有所增加；而少子女的家庭結構改變及其所可以增加的照護能量，則凸顯了關於護理之家組織型態的快速發展，已經成爲一項可預期的發展後果（intended consequences）。對此，1991年所頒布的「護理人員法」，成爲護理之家設立的法源依據，並且在1998年的長期照護三年計畫裡，政府大量輔導護理機構的設置，除了讓護理之家的數量在短時間內得以迅速成長外，也產生了偏向於市場競爭而來的經營與管理課題（**表1-3**）。以2009年爲例，當年人口約2,209萬，老人人口186萬，占人口比例8.44%，當年台閩地區護理之家家數123家，床數5,657床，日間照護18家，352床，居家護理245家，安養機構306家，18,577床，身心障礙福利機構178家。從其資源分布，護理之家每萬人口2.5床，養護機構每萬人口8.4床（內政部戶政司，2009）。到了2021年，一般護理之家有542家，居家護理736家（衛福部，2021）。

表1-3　護理之家及居家護理機構家數統計（2012-2021年）

年度	一般護理之家					精神護理之家			居家護理		
	合計	公立		私立		合計	公立	私立	合計	公立	私立
			其中提供日間照護服務者		其中提供日間照護服務者						
2012年	447	52	3	395	12	29	11	18	498	192	306
2013年	472	49	3	423	12	32	12	20	507	188	319
2014年	487	51	3	436	11	35	13	22	507	187	320
2015年	500	52	5	448	14	37	13	24	513	182	331
2016年	511	51	6	460	16	41	13	28	547	188	359
2017年	532	51	7	481	26	42	13	29	567	186	381
2018年	542	51	9	491	30	44	15	29	618	187	431
2019年	553	51	10	502	32	48	17	31	672	187	485
2020年	553	52	11	501	32	47	16	31	708	172	536
2021年	542	52	11	490	31	49	16	33	736	171	565

資料來源：衛生福利部網站。

一、長期照護機構之類型

台灣地區的護理之家開始於1991年「護理人員法」的公布實施，其中的第十四條規定：「為減少醫療資源浪費，因應連續性醫療照護之需求，並發揮護理人員之職業功能，得設置護理機構。」亦即正式藉由法律以賦予護理人員得以經營護理機構的開業權（蔡淑鳳、吳濟華，2006）。因此，為了因應人口老化社會所延伸出來的各項照護需求，使得長期照護機構、護理之家等如雨後春筍般到處設立，參見**表1-4**。

護理之家可提供住民二十四小時全天候的照顧，服務範圍最廣，包括醫療、個人、社會生活照顧與住宿照顧。最初的設置是屬於醫院的附設單位，設立原因是為了不浪費醫療資源，同時讓患有慢性病且需長期護理之病人、出院後需繼續護理之病人，以及產後需護理之產婦與嬰幼兒等有醫療照護需求的民眾，可以在此得到延伸且周全的照護服務。至於後來大量林立的護理之家，除了因應時代變遷所產生的發展趨勢外，本身機構經營管理制度的好壞，也會影響醫療保險制度的良窳，特別是從過去到現在護理之家既存的各種制度運作失靈現象，顯示護理之家各項管理課題，實有其研究的必要性，尤其是關於護理之家的組織運作危機，決策者要如何從市場生存競爭中脫穎而出，乃至提高機構利潤，進而履行社會責信（social accountability）。

二、長照機構式服務之目標與功能

長照機構式服務為一整合性服務，透過推動民間機構、團體及政府的力量，為年長者提供完善的安養。長期照顧服務有兩大發展：(1)大量興建機構式的服務措施，如護理之家與養護中心，以提供老人自費療養；(2)減少以醫院病床提供長期照護，導致超長住院、浪費急性醫療

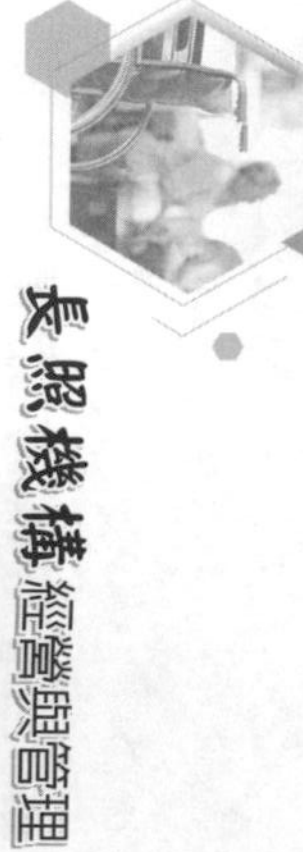

表1-4 老人長期照顧、安養機構概況（2015-2021）

年度	總計			長期照顧機構									安養機構		
				長期照護型機構			養護型機構			失智照顧型機構					
	機構數	可供進住人數	實際進住人數	機構數	可供進住人數	實際進住人數	機構數	可供進住人數	實際進住人數	機構數	可供進住人數	實際進住人數	機構數	可供進住人數	實際進住人數
2015年	1,067	59,869	46,297	49	2,279	1,874	992	51,628	40,492	1	64	62	25	5,898	3,869
2016年	1,082	61,115	47,155	52	2,596	2,059	1,006	53,202	41,690	1	64	59	23	5,253	3,347
2017年	1,099	62,421	48,295	50	2,570	2,098	1,028	54,699	42,839	1	64	61	20	5,088	3,297
2018年	1,098	62,724	49,575	51	2,807	2,273	1,027	54,865	44,011	1	64	60	19	4,988	3,231
2019年	1,091	62,651	50,966	49	2,724	2,262	1,021	54,811	45,409	2	140	129	19	4,976	3,166
2020年	1,078	61,775	52,244	46	2,529	2,219	1,011	54,565	47,114	2	140	127	19	4,541	2,784
2021年	1,081	61,532	52,294	43	2,355	2,038	1,017	54,958	47,527	2	138	122	19	4,081	2,607
2022年6月	1,074	61,144	50,281	42	2,309	1,968	1,009	54,117	45,324	2	138	106	21	4,580	2,883

資料來源：衛生福利部網站。

資源。長期照護爲服務措施，以補充家庭照顧功能之不足，增進高齡者福祉（內政部社會司，2010）。李宗派（2006）更進一步提出長照機構式服務主要針對日常生活照顧依賴性程度較高〔以ADL（生活功能評估量表，俗稱巴氏量表）或IADL（工具性日常生活量表）爲評估〕的高齡者提供全時間的住宿服務，服務可由社會福利及衛生保健（2013年已合併爲衛生福利部）兩大專業體系的團隊提供，內容包括高齡者個人生活照顧、醫療、復健、飲食作息、休閒娛樂及宗教信仰等，這些服務皆透過專業人員提供二十四小時監管下的照顧。

(一)長照機構式服務的目標

長照機構式的照顧目標旨在提供住民一個安全的照顧性環境，透過有系統的專業照顧，促進住民身、心、靈及社會功能等方面的健全，維持並發揮最大的功能（張淑卿，2011）。其具體目標可分爲：個人生活照顧、醫療照顧及社會支持三方面。

◆個人生活照顧

1.滿足住民飲食、休息與活動型態的個別化需求。
2.維護與增進住民自我照顧能力。
3.增進住民生活品質，提升對照顧及生活滿意度。

◆醫療照顧

1.預防疾病、合併症及意外的發生。
2.恢復及維持住民最佳的功能性獨立能力。
3.穩定或繼續現況慢性疾病的進展。

◆社會支持

1.維護個人的權益。

2.保持個人最大自主性。
3.促進住民與家庭社會關係互動。
4.維護住民自尊及正向的自我概念。

(二)長照機構式服務的功能

高齡者常是非志願性入住長照機構，所以其在生活、環境、社會及個人心理適應都比一般住民更費心思（徐玉雪、吳小琴，2004），因此高齡者長照機構式服務團隊人員應具有下列之功能：

1.協助住民日常生活常規的適應。
2.協助住民調適住所差異下新的社會關係。
3.協助住民融入新的人際互動。
4.改善住民環境以增強其生活及心理適應力。
5.強化住民殘存自我照顧功能的運用。
6.透過專業人員有系統的照顧，並防止疾病的發生與惡化。

第二節　長期照護需求制定

是否需要長期照護服務，係由醫事社工人員依據ADL或IADL三項評估，以判定是否符合長期照護相關服務需求，**表1-5**係自2004年、2008年及推估至2046年，針對20歲以上、65歲以上及全人口所實施之推估，由此可得知其意義乃是在於反思國家對於長照人口族群的公共照護責任，以及省思如何在政策定位、法令規章、制度整合以及服務網絡等的體系建制。

高齡者生活功能障礙最可能的原因是老化，而老化是各種遺傳與環境因素之間複雜的交互作用所造成；而老化的速率在不同族群或同一族群中的不同個體間各有不同，個體間型態的功能之差異也隨著老化愈

表1-5　長期照護服務需求初步推估

年代、推估與項目		2004年		2008年		2046年	
		人數推估	占全人口	人數推估	占全人口	人數推估	占全人口
20歲以上	ADL 3項以上	201,672	0.923%	242,029	1.044%	752,463	3.607%
	ADL 3項以上+IADL	366,772	1.606%	417,309	1.800%	1,170,023	5.608%
	ADL 3項以上+IADL+認知	408,570	1.789%	465,780	2.009%	1,317,872	6.317%
	ADL 3 項以上+IADL+認知+精障	464,581	2.035%	524,127	2.261%	1,374,981	6.591%
65歲以上	ADL 3項以上	151,068	0.662%	175,410	0.757%	687,420	3.295%
	ADL 3 項以上+IADL	237,507	1.040%	274,337	1.183%	1,035,075	4.961%
	ADL 3 項以上+IADL+認知	269,752	1.181%	311,279	1.343%	1,169,219	5.604%
	ADL 3 項以上+IADL+認知+精障	275,523	1.207%	317,655	1.370%	1,187,973	5.694%
全人口	ADL 3項以上	226,289	0.991%	256,653	1.107%	759,432	3.640%
	ADL 3 項以上+IADL	399,208	1.748%	447,683	1.931%	1,184,496	5.678%
	ADL 3 項以上+IADL+認知	441,006	1.932%	496,154	2.140%	1,332,346	6.386%
	ADL 3 項以上+IADL+認知+精障	511,574	2.267%	573,752	2.475%	1,398,628	6.704%

註：a.日常生活活動（Activities of Daily Living, ADLs）：吃飯、上下床、穿衣、上廁所、洗澡等。

b.工具性日常生活活動（Instrumental Activities of Daily Living, IADLs）：購物、洗衣、煮飯、做輕鬆家事、室外走動、打電話、到銀行郵局、服藥等。

c.認知狀況（Short Portable Mental Status Questionnaire, SPMSQ）：記憶、空間定向、語言情緒、精神行為、判斷、計算等認知功能。

資料來源：高森永（2004）。《我國長期照護服務供需現況與初步推估》。台北：2004年內政部委託研究計畫書。

來愈大。老化對器官（例如心血管、呼吸系統、腎臟、肝膽胃腸系統、內分泌系統、肌肉骨骼系統、皮膚、生殖系統等）功能之影響遠小於疾病，故平時若觀察到器官功能改變，須先考量是否來自疾病，而疾病是導致器官功能變弱的最大成因。疾病可預防、控制及治療，但老化卻是不可治療的，其結果會造成老人日常生活功能活動的退化或阻礙。故平時的保健、細心的照顧以及有效的評定是很重要的。

第三節　台灣長期照護之發展歷程

一個機構組織的成立並非無故產生，均有其一定之歷史背景及淵源始成立，並且由一群人或個人願意將其資源投注於某些共同目標上所集結而成的團體，組織為求生存也會隨著社會環境變遷及其歷史脈絡而有所調整變動。對此，為瞭解台灣長期照護團體與護理之家機構的形成及其發展現況，則必須先從其歷史的脈絡與環境探討起，才能瞭解其原本面貌與變化趨勢。事實上，就台灣長期照護與護理之家發展的歷史時程為背景，將可追溯至前清、日據、光復期間歷史發展轉折及其實施面向，探究社會救濟和機構發展的歷史（陳燕禎，2008：303），透過歷史可以瞭解台灣照顧服務產業化的緣起由來。

十六世紀末，台灣為孤懸海島，於清代有限制攜眷禁渡之令，加上天災頻仍、人禍不斷，致社會呈畸形發展，社會問題嚴重至極；為收容明鄭遺留失依「老弱部衆」，乃創立「養濟院」，此乃為清領台灣恤故之肇始。至於以養濟院為中心，收容鰥、寡、孤、獨及篤廢之人，貧窮無親屬依靠不能自存者，所在官司均應收養，且住進養濟院為證實孤貧均印烙年貌腰牌，以作為散給口糧以驗明正身之用，而此做法雖為防弊，卻是成為對於社會福利產生烙印（stigma）效果之始（陳燕禎，2008：305-306）。因此，清代所設之養濟院雖是為照顧台灣境內的貧困無依者，但其實際目的是爲了「安撫民心」；不過，亦可得出台灣長期照護最早的起源可追溯到清代一朝。

日據時期台灣是殖民地，其對台灣社會福利之發展，大抵仍沿襲清代，爾後才擴大範圍及建立制度，但各種的恤貧措施，均屬事後補救性質，救濟目標大多係屬避免事態擴大的消極做法，極具濃厚社會控制（social control）色彩。事實上，日本經營台灣社會福利的動機有二：一則鑑於經濟、社會的迅速發展，社會問題亦隨之興起，而體認到社會福利的重要性；另一動機則是爲了改善及安定人民的生活。至於收容目標，分爲：(1)獨身無靠；(2)殘疾；(3)病傷；(4)老衰；(5)幼弱；(6)守節寡婦等。爲加強慈惠院的管理，1904年（明治37年）已公布共計十四條的「台灣慈惠規則」，以規範各種管理的救濟工作。1923年（大正12年）台灣本島施行「民法」之後，將慈惠院改爲「財團法人」組織，含有醫療、教育及遊民習藝業務等，此乃爲長照機構最早改爲民間組織之肇始（陳燕禎，2008：307）。

台灣光復後的社會福利發展可分成三期：(1)傳統救濟期；(2)退出聯合國——福利法案建立期；(3)解嚴後福利法案修正時期。對此，光復之初，一切均以光復大陸爲主要目標，一切社會資源分配以「軍事及安全」爲首（陳燕禎，2008：308）。而從國民政府遷台以來，「濟貧紓困」一直就是政府社會行政的主要業務；不過爲了解決失依兒童、老人、婦女及殘障者、精神病患的收容安置問題，各級政府亦在1950、1960年代陸續增建公立育幼院、救濟院、安養堂以及集中式平（貧）民住宅以擴大收容貧民，並且鼓勵民間慈善團體提供類似的收容服務。例如當時的台灣省政府就曾在1955年9月訂頒「台灣省獎助私立救濟福利設施辦法」，對於民間辦理或救濟設施，予以金錢獎勵或公開表揚；除此之外，內政部社會司在1983年訂頒「加強結合民間力量推展社會福利實施計畫」，規定社會司爲策劃機關，省市政府社會局處爲執行機關，明文指出各縣（市）政府推展社會福利工作，得補助、獎勵或委託民間合法社會福利機構共同辦理（林萬億，2006：92-93）。由此觀之，此時期爲國民政府遷台後，最早實施長期照護計畫及獎勵民間成立長照組織與公辦民營之始。

至於照顧服務產業化，則是開始於2000年5月20日政黨輪替之後的民進黨執政。這是因爲1999年921大地震的復原工作還在如火如荼之際，1997年亞洲金融危機的後遺症亦尚未安全消除，復加上五十年來首次政黨輪替的不習慣，台灣面對從未有過的失業風潮，失業率攀爬到5%以上；爲了因應失業問題，相關部會遂於2001年5月11日奉行政院指示，加強推動福利產業，並由經建會會同內政部邀集衛生署、勞委會等有關機關及民間團體代表，組成「福利產業推動小組」以積極研議「發展福利產業方案」。不過，因爲社會福利團體對於福利產業化多所疑慮，遂於2001年8月1日將方案更名爲「照顧服務產業發展方案」；而到了2003年10月24日，擔心社會福利團體質疑該方案有產業無福利，再度更名爲「照顧服務福利及產業發展方案」（林萬億，2006：102-103）。由此，更加確立我國長期照護的社會福利服務輸送因此走向產業化的發展趨勢。

一、我國長期照護發展時期

以台灣地區長期照護的發展時期可概分成幾種方式，有的是依據年代別來分的，如1980年代之前、1980年代、1990年代等；以及依據時期或階段別來分的渾沌期、萌芽期、發展期、制度建立期、資源快速發展期、產業化時期、協同合作期等（陳惠姿等，2002；劉淑娟等，2010）。底下，我們將整理出關於長期照護發展的歷史性考察及其可能的結構性意涵。

(一)渾沌期

在1980年代以前，台灣地區並沒有任何關於長期照護的明確法令規章，當時的傳統觀念普遍認爲照顧身心障礙者乃是個人和家庭的責任，並不需要外力的介入或委由民間機構代爲照顧，這也使得對高齡者與身障人口族群的照護負荷，直到1980年代「老人福利法」的公布（明訂出包括扶養機構、療養機構、休養機構與服務機構四種類型的老人養護機構），才有了初步的解套。最後，在此一時期裡也於彰化基督教醫院設置有社區健康部，首開以醫院爲基礎之居家照護服務的先例。

(二)萌芽期

政府有感於家庭之外的長期照護需求，紛紛試辦多項因應措施。這部分主要是分成社政體系及衛生體系兩大發展主軸，其中社政體系乃是台灣省政府於1987年開始試辦的日間托老和老人居家服務；而衛生體系也在1980年代末期跟著起來，主要是起因於慢性疾病所產生身心功能障礙的盛行，特別是慢性疾病的後續照護需求超乎原有醫療體系的業務服務範圍。事實上，由於政府無力發展相關的服務措施，以至於此一階段各種未立案之養護中心、安養機構紛紛成立，但卻無相關法源和人力以進行必要的管理建置。

(三)發展期

由於台灣老年人口於1993年超過7%，正式邁入高齡化社會，使得政府開始在國家發展會議中關注到長期照護的公共議題，並且正式訂定長期照護的發展政策。此一時期比較重要的政策法令包括1991年公告之「醫療發展基金申請作業要點」，鼓勵民間設置慢性病床，並透過實驗計畫方式委託耕莘醫院試辦第一所由醫療機構所附設經營的

「護理之家」；1993年「護理人員法」底下之「護理機構設置標準」頒布，此乃是我國首度以法律明訂護理之家、日間照護、居家照護機構爲長期照護性質的護理機構，並可透過機構評鑑來維持其服務品質。

(四)制度建立期

自從1995年開辦全民健保以來，長期照護給付的範圍陸續擴大，像是將居家護理納入給付範圍，亦將給付擴大至護理之家的專業性醫療護理服務。而且有鑑於呼吸器長期依賴病患人數的日益增加，長期占用醫院急性病床所造成急性醫療資源浪費情形，行政院衛生署亦於1996年開始辦理「呼吸器長期依賴病患居家與機構式照護服務」，並且藉由健保給付，使得相關服務資源也隨之成長。

(五)資源快速發展期

雖然小型未立案的養護機構爲因應市場需求而大量增長，但也造就了低落的照護品質再加上頻傳的公安事故，因此爲了約束此類機構而成爲1997年新版「老人福利法」修法的重點，所訂定出來的法條包括：第一，訂定與長期照護相關的三類機構爲「長期照護機構」、「養護機構」和「服務機構」（日間照顧、臨時照顧、在宅服務等），並於1998年公布機構設置標準，特別是降低49床以下小型機構的設置標準；第二，訂定出未立案機構負責人的罰則。除此之外，行政院在1998年提報所謂的「老人長期照護三年計畫」，該計畫爲獨立於衛生醫療政策（醫療網計畫）之外首創的長期照護政策，計畫目標係以發展居家社區式照護爲主及機構式照護爲輔，也因此成爲日後醫療單位推動長期照護政策重要的參見指標。

(六)產業化時期

爲了整合長期照護各相關部會與資源，行政院經建會於2002年至

2004年間推行「照顧服務福利及產業發展方案」，首度將照護服務對象由中低收入失能者擴及到一般的失能國民，同時鼓勵非營利團體及民間企業共同投入照顧服務體系，並且以全面開發本國籍照顧服務就業人力爲其政策目標，以期能夠減少外籍看護工的聘用。

(七)協同合作期

此一時期所研擬的「長期照顧法」，係爲了統一整併長期照護的相關法規，相關的研擬內容包括中央扮演政策規劃及協助資源發展角色；地方則成立跨局室長期照護推動小組，藉此達到事權統一、目標一致的行政整合效果；除此之外，在資料庫整合方面，內政部與衛生署亦分別開發照護服務管理資訊系統與長期照護資訊網，藉以統一規劃長期照護相關機構、人力，並有效整合相關長期照護網絡服務系統，見**表1-6**。

(八)法制化時期

此一時期從2016年頒布「長期照顧服務法」之外，持續推動「長期照顧保險法」，以因應人口快速老化，整合正式照護資源、穩定財源、減少家庭負擔。除此之外，建立家庭照顧者支持服務及相關長期照顧制度，帶動長期照顧資源，以滿足民衆之需求。

總之，依照台灣地區長期照護的發展進程來看，亦衍生出以下十項問題：(1)長期照護業務分屬社會福利與衛生行政體系，統籌、協調與管理困難；(2)供需失衡，人力與設施資源嚴重欠缺；(3)居家與社區服務支持匱乏，無法落實居家化與社區化的照護理念；(4)家庭照顧者獨撐長期照護責任，負荷至鉅；(5)長期照護病人超長占用急性病床，浪費急性醫療資源；(6)全民健保支付制度給付慢性病床，並未嚴格控制急性病床的住院日，助長超長占用急性病床的問題，並導致偏好使用機構服務的後果；(7)未立案安養中心林立且快速增長，品質堪慮；

表1-6　我國長期照護服務體系及其服務模式

內涵		醫療照護體系	社會福利體系	退輔會系統	其他服務體系		
主管機關		衛生署 衛生局	內政部 社會局	退輔會及其所屬機構	勞委會	農委會	經建會
服務類型	機構式	護理之家、慢性病床	安養機構、養護機構、長期照護機構	榮民醫院、榮民之家、自費榮民之家	--	農村試辦養護機構	
	社區式	日間照護	日間托老、外展服務	--	--	農村日間照護或托老服務試辦計畫	
	居家式	居家護理	居家服務	--	外籍家庭監護工服務	生活照護服務	
	支持式服務	機構式喘息服務	居家式喘息服務、問安電話、醫療補助、生命連線、送餐服務、老人保護專線	--	照顧產業居家服務之人力，培訓解決中高齡失業問題，照顧服務員丙級技能檢定	--	統籌照顧產業方案
	連結式服務	個案管理長期照顧資源管理示範中心	居家支援中心	--	--	--	
	特殊照護服務	安寧療護機構、植物人照護機構、呼吸器依賴之照護	老人失智症照護機構	失智症照護機構	--	--	

資料來源：陳燕禎（2010）。《老人服務與社區照顧》。台北：威仕曼。

(8)長期照護機構規定與標準設立不當，又分屬不同行政體系，造成多類機構功能混淆不清，規定不一，發展與管理不易；(9)缺乏制度化的財務支持，造成個人與家庭的經濟危機；(10)衛生行政體系核准大型機構設立，引導我國長期照護朝向機構化、集中化趨勢發展，不僅與世界主要國家方向背道而馳，亦無法增強功能障礙者獨立自主的生活能力（吳淑瓊等，1998）。而這也凸顯出機構型態的護理之家有其市場區隔與管理建制的必要性。

爲了因應上述問題，政府規劃三階段建構長期照顧制度：

1.第一階段（2008～2017年）：繼續推動長期照顧十年計畫，建立長期照顧服務體系。
2.第二階段（2013～2016年）：推動「長期照顧服務法」及「長期服務網計畫」，以保障長照品質，滿足失能者照顧需要，建立周全的長照服務網絡，其目的在建置普級的長期照護體系、均衡長照資源發展，提升資源可近性與在地性，必要時，政府將以「長照發展基金」挹注，直接補助服務單位開發資源。
3.開辦長期照護保險（2016年～）：以「長期照顧服務法」和長期照顧服務網之體系爲基礎，藉社會保險分擔風險，使全民能獲得基本保障。

二、我國長期照顧十年計畫

我國長期照顧十年計畫規劃及成果如下：

爲滿足長期照顧需求人數的快速增加，行政院於96年4月核定「我國長期照顧十年計畫——大溫暖社會福利套案之旗艦計畫」，期程爲97年至106年，並據以提出「我國長期照顧十年計畫——101至104年中程計畫」，以建構一個符合多元化、社區化（普及化）、優質化、可負擔及兼顧性別、城鄉、族群、文化、職業、經濟、健康條件差異之長照制度。

(一)服務對象

1.以日常生活需他人協助者爲主（經ADLs、IADLs評估），包含下列四類失能者：

(1)65歲以上老人。

(2)55歲以上山地原住民。

(3)50歲以上之身心障礙者。

(4)僅IADLs失能且獨居之老人。

2.失能程度界定爲三級：

(1)輕度失能：1至2項ADLs失能者，以及僅IADL失能且獨居老人。

(2)中度失能：3至4項ADLs失能者。

(3)重度失能：5項（含）以上ADLs失能者。

(二)服務原則

1.以服務提供（實物給付）爲主，以補助服務使用者爲原則。

2.依失能者家庭經濟狀況提供不同補助：

(1)低收入者：全額補助。

(2)中低收入者：補助90%，使用者自行負擔10%。

(3)一般戶：補助70%，使用者自行負擔30%。

(4)超過政府補助額度者，則由民衆全額自行負擔。

(三)服務輸送體系

「我國長期照顧十年計畫」已發展相關服務輸送體系（**圖1-2**），其服務內容涵蓋以協助日常生活活動服務的「照顧服務」，包括：居家服務、日間照顧、家庭托顧；另爲維持或改善服務對象之身心功能，亦將居家護理、社區及居家復健納入；此外，爲增進失能者在家中自主活動的能力，故提供輔具購買租借及居家無障礙環境改善服

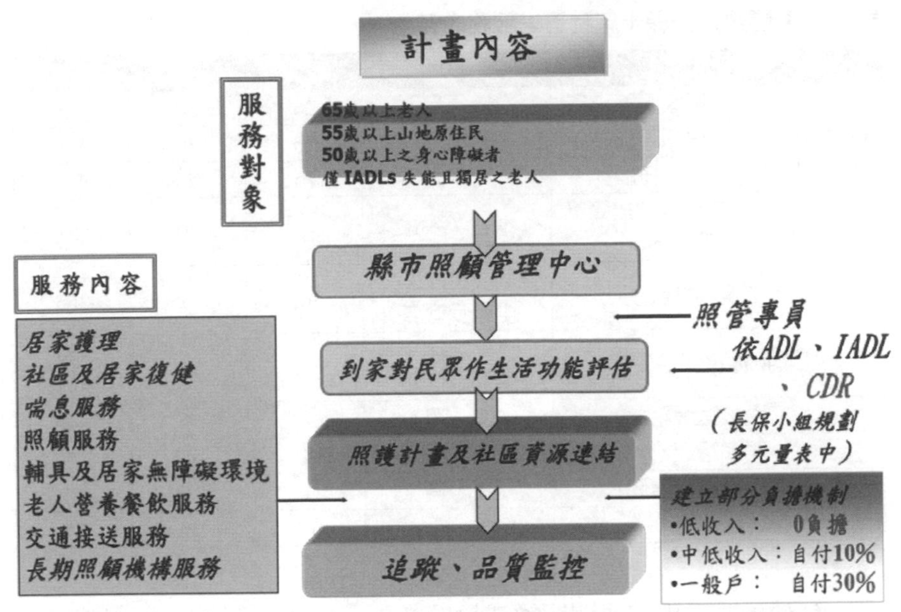

圖1-2　長期照顧十年計畫服務輸送體系

資料來源：衛生福利部（2015）。

務，並以喘息服務支持家庭照顧者，服務內容及標準如**表1-7**。期待經由我國長照體系之建置，提供有照顧需求的失能民眾多元而更妥適之照顧服務措施，增進其獨立生活能力及生活品質，維持尊嚴與自主的生活，以達在地老化的目標，並支持家庭的照顧能力。

(四)主責機關

衛生福利部所主政的長期照顧有二大領域，一是衛政業務，由「護理及健康照護司」主管，另一是社政業務，由「社會及家庭署」主管。此外，醫事司、社會保險司、國民健康署也有部分業務與長照有關。「長期照顧服務法」自2017年6月開始實施，衛福部內部「各自為政」，到目前2.0政策，仍是業務隸屬不同單位負責，造成長照業務未能整合而消耗政策運作及社會資源情形。

表1-7　我國長期照顧十年計畫之服務內容

服務內容		單位	輕度	中度	重度
照顧服務	居家服務	時／月	25	50	90
	日間照顧	時／月	25	50	90
	家庭托顧	時／月	25	50	90
輔具購買、租借及居家無障礙環境改善服務		萬元／十年	10	10	10
老人營養餐飲服務		次／年（中低及低收）	365	365	365
長期照顧機構服務		元／年（中低及低收）	-	-	18,600
交通接送服務		次／月	-	4	4
居家護理		次／月	4	4	4
居家（社區）復健		次／週	1	1	1
喘息服務		次／年	14	14	21

台灣在地老化的日間照護或日間托顧，則可能限縮在經濟範疇的市場規模。在面臨快速人口老化所衍生的照顧需求，加上老人的身體狀況及家庭有限資源限制之下，使得機構老化的養護與照顧，勢必變成無可替代的趨勢（**表1-8**）。

三、長期照護十年2.0

隨著台灣人口結構快速老化，老年人口比率於2018年達14.7%，進入高齡社會，預計至2026年達20.6%，邁入超高齡社會。為建構符合老人需求及身心障礙者的長期照顧體系，行政院於2016年9月29日通過「長期照護十年2.0」，簡稱長照2.0。

長照2.0除延續過去十年所提供的長期照顧服務外，並擴大納入50歲以上失智症者、55歲以上失能平地原民、49歲以下失能身心障礙者及65歲以上衰弱者第四類服務，服務人數預51萬1千餘人增加到73萬8千餘人，成長44%，服務項目從8項增加17項，一年可新增五萬個就業

表1-8　全國長期照顧服務機構數（2021年全年）

區域別	合計	居家式服務類長照機構數	社區式服務類長照機構總數	社區式服務類長照機構服務提供數				機構住宿式服務類長照機構[註2]			綜合式服務類長照機構[註3]總數
				日間照顧機構數	家庭托顧機構數	團體家屋機構數	小規模多機能機構數	家數	許可床位數	開放床位數	
總計	2,536	1,388	999	600	276	19	104	38	3,952	2,873	111
新北市	262	179	73	54	11	3	5	6	658	399	4
臺北市	166	111	49	34	6	1	8	5	360	315	1
桃園市	169	90	59	47	5	0	7	6	619	353	14
臺中市	432	270	130	88	25	2	15	2	299	191	30
臺南市	232	127	101	67	18	1	15	0	0	0	4
高雄市	330	206	110	66	32	2	10	4	581	461	10
宜蘭縣	64	26	35	27	2	1	5	2	145	145	1
新竹縣	45	21	22	15	4	1	2	0	0	0	2
苗栗縣	44	20	22	14	6	1	1	0	0	0	2
彰化縣	110	44	54	34	12	0	8	2	125	77	10
南投縣	104	48	45	16	25	1	3	4	517	406	7
雲林縣	113	37	73	27	42	1	3	0	0	0	3
嘉義縣	71	34	35	18	15	0	2	1	150	121	1
屏東縣	161	72	77	45	29	1	2	4	399	306	8
臺東縣	51	17	29	6	13	1	9	0	0	0	5
花蓮縣	68	30	34	11	19	1	3	1	49	49	3
澎湖縣	17	6	10	6	3	0	1	0	0	0	1
基隆市	25	12	12	6	3	1	2	0	0	0	1
新竹市	24	17	7	3	3	0	1	0	0	0	0
嘉義市	36	16	16	11	2	1	2	1	50	50	3
金門縣	10	4	5	4	1	0	0	0	0	0	1
連江縣	2	1	1	1	0	0	0	0	0	0	0

填表說明：1.居家式及社區式服務類長照機構數係設置數非特約數。

2.依據「長期照顧服務法」及「長期照顧服務機構法人條例」等相關規定設立許可之機構住宿式服務類長照機構及提供機構住宿式服務類之綜合式長照機構。

3.綜合式服務類長照機構，係指服務項目同時包含居家式服務類、社區式服務類或住宿式服務類二種以上之長照機構，將依其提供之服務項目重複計入該項服務機構數。

資料來源：衛生福利部長照機構暨長照人員相關管理資訊系統。

機會。同時，向前端銜接預防保建、降低與延緩失能；向後端銜接安寧照護，讓失能與失智者獲得完整、人性尊嚴的照顧，同時減輕家屬照顧負擔。

長照2.0計畫除了充實照顧人力、提升專業知能、強化長照需求評估系統及提升核銷效率、規劃指定稅收、穩定長照財源之政策規劃外，最重要在於建立以社區爲基礎的長期照顧體系，其目標有三，分別如下：

(一)建構社區體整照顧體系，實現在地老化

爲達成在地老化目標，因應民衆多元長期照顧需求，規劃發展以社區爲基礎的整合式照顧服務體系，具體策略包括建立社區整合服務中心（A級長照旗艦店）、擴充複合型服務中心（B級長照專賣店）、廣設巷弄長照店（C級長照柑仔店），期使失能、失智長者在住家車程三十分鐘內範圍，逐步建構「結合照顧、預防、生活支援、住院以及醫療」等服務一體化之照顧體系，未來目標是每一至三個里至少有一柑仔店，使照顧服務據點普及化。

(二)擴大原住民族群長照服務

擴大原住民族群長照服務之項目標有四：

1.建置原住民族群地區長期照顧網。
2.建構原住民族部落整合型照顧產業，強化部落照顧功能、營造在地老化環境。
3.建立資源連結系統，全面補助失能族人，提高長照服務之普及化。
4.獎勵補助55個原住民鄉鎮各有一個長期照顧管理中心分站。

(三)整合醫療與照顧資源、提供長照服務單一窗口

爲提供民衆便利可及的長照服務，各縣市政府強化「長期照顧管理中心」，提供受理申請、需求評估以及協助家屬擬訂照顧計畫的單一窗口，同時連結「醫療照護」與「生活照顧」二大體系的服務資源，目前已於全國22縣市分別建立「長期照顧管理中心」及其分站。

簡言之，「長期照護十年計畫2.0」就是以社區化及在地化精神規劃，結合社會照顧、健康照護、預防保健資源，藉由「社區整合型服務中心」、「複合型日間服務中心」及「巷弄長照站」等ABC三級長照服務網的設置，建構優質、平價和普及的長照服務體系，讓所有需要長期照顧的失能者與失智者得到人性尊嚴的服務，以達「老吾老以及人之老」之社會願景。

長照制度之建制不是一蹴可幾，而是逐步由社會事件（實）所建構成的，我國長照制度發展之大紀事請參見**表1-9**。

表1-9　我國長期照護制度發展之大紀事

年代	事實	功能
16世紀末	清朝創立「養濟院」	照顧貧困失依者
日據時代1923年	慈惠院改為「財團法人」組織	長照機構最早的民間組織
1955年9月	台灣省獎助私立救濟福利設施辦法	獎勵或表揚民間辦理或救濟措施
1980年	老人福利法通過	老人照顧服務之規範
1983年	‧社政部社會司訂頒「加強民間力量推展社會福利實施計畫」 ‧高雄市推展志工服務 ‧台北市推展志工服務	‧政府得補助、獎勵或委託民間合法社會福利機構共同辦理社會福利居家老人服務 ‧全職在宅服務員提供到宅老人服務
1986年	台灣省政府在桃園等六縣市試辦老人居家服務	家事服務、文書服務、休閒服務、醫療服務及家事服務
1997年	老人福利法修訂	小型老人照顧機構被承認，但必須遵守「三不政策」：不辦理募款、不接受補助、不享受租稅減免，否則得辦理法人登記

（續）表1-9　我國長期照護制度發展之大紀事

年代	事實	功能
1998年	·「加強老人服務安養方案」、「老人福利機構設立標準」 ·提出「建構長期照護體系先導計畫」	改善老人安養，降低49床以下小型安養護機構的設置標準，提升安養護機構立案率 擬計台灣長期照顧十年計畫芻議
1999年	建構長期照護體系先導計畫	以三鶯地區、嘉義地區為實驗區，配置照護經理，執行個案工作並協助此計畫發展
2003年	劉俠女士病逝	各界人士要求政府推動長期照顧計畫外，並加強外籍看護工管理
2004年	成立長期照顧小組及運作計畫	由行政院主導，整合內政部、衛生署、經建會
2005年	·統一長照機構為「長期照顧管理中心」 ·內政部委託「加強居家式健康服務」 ·「整合照顧管理組織與功能」、「連結居家式、社區式、機構式長期照顧服務」及「改善長期照顧居家式各項措施」等研究	·跨部會、跨局處合作業務 ·辦理服務輸送、財務制度、法令制度、資訊系統等業務研究
2007年	核定「我國長期照顧十年計畫」	普及照顧服務、支持家庭照顧能力、建立照顧管理制度，發展人力資源與服務方案及建立財務補助制度
2008年	馬總統提出「推動長期照護保險與立法，四年內上路」	藉由政策以期立法之過程
2009年	行政院長劉兆玄宣布將於2010年辦理長照保險，由經建會負責	社會福利團體與部分社會福利學者反對，於是方案規劃暫緩
2010年	成立「長期照顧監督聯盟」	草擬民間「長期照顧服務法」
2011年	完成整合長照機構評鑑流程與指標內容規劃，同時亦辦理一般護理之家及老人福利機構試評作業	達成評鑑標準作業，提供民眾選擇入住參考依據
2012年	一般護理之家整合型評鑑，並逐步納入各類長期照顧機構評鑑	提供民眾選擇入住參考依據
2016年	「長期照顧服務法」通過，推動「長期照護保險法」立法	建立長期照顧服務法制化
2017年	「長期照顧服務法」於6月3日正式上路	

資料來源：作者整理。

長照是一社會福利制度，台灣的執行未經仔細評估，以擴大公聽會，廣納民意，而是由政府強行決定，學習歐洲福利國家想到解決高齡化的方案，未有公設民營，直接由政府購買服務，又強迫私有機構必須納入非營利的法人，直接開私有機構納入公立體系的準公共化，浪費機構運作效能和行政成本。此外，長照長期缺失於稅收制度不完善，長照2.0預估十年需要4,721億元，財源可謂捉襟見肘，而且極不穩定的財源，難以應付日益嚴重的老人問題，而且服務不包括機構安置及個人負擔的外勞。

第四節　長照1.0到2.0的轉變以建構友善的高齡環境

隨著社會變遷與醫療衛生的進步，國人平均壽命長期呈上升趨勢，但生育率與死亡率下降，致整體人口結構快速趨向高齡化，使得長期照顧（簡稱長照）需求人數也同步增加。為發展完善的長照制度，行政院於2007年核定「長照十年計畫」（簡稱長照1.0），積極推動長照業務。隨著人口老化與照顧服務需求多元化，為因應失能、失智人口增加所衍生之長照需求，行政院於2016年12月核定「長照十年計畫2.0」（簡稱長照2.0），提供從支持家庭、居家、社區到住宿式照顧之多元連續服務，建立以社區為基礎之長照服務體系，並自2017年1月起實施長照2.0，以回應高齡化社會的長照問題。

長照十年1.0以在地老化為原則及發展／普及長照資源。長照十年1.0建構許多居家、社區長照資源，讓大家瞭解除了請外籍看護、入住機構，其實我們還有更多的長照選擇權。WHO（2016）指出老化是一個具有價值的過程，但同時也必須承認在這個過程中也會出現一些重要的損失，這些損失有些是可以避免的，但有些則是必然的。健康的老化不是要全力抗拒這些挑戰，而是尋求從這些挑戰或損失中恢復、適應，並維持尊嚴的方法。縱觀這份全球策略及行動計畫的指導原則，則包括：(1)人權原則，包括老年人有權利達到最好的健康；(2)性別平等原則；(3)平等與無歧視原則；(4)公平原則；(5)代間連帶原則。「發展永續公平的長期照顧體系（居家、社區、機構）」及「依老年人口的需要來調整健康照護體系」更顯示長期照顧與健康照護是使老年人口達到理想生活與福祉的兩大柱石。

臺灣65歲以上人口比率於2018年3月達14%，正式邁入高齡社會；推估至2025年將超過20%，邁入超高齡社會，使得長期照顧需求人數隨之增加。又因家庭的照顧功能逐漸式微，個人與家庭的照顧壓力日重，進而衍生社會與經濟問題。因此，建立完善的長照體制，已成為完備我國社會安全體系的關鍵之一（國際上將65歲以上人口占總人口比率達到7%、14%及20%，分別稱為高齡化社會、高齡社會及超高齡社會）。為滿足未來龐大的長照需求，並減輕家庭照顧沈重的負擔，行政院於2016年9月29日通過「長期照顧十年計畫2.0」（簡稱長照2.0），並於2017年元旦上路；另為增加長照服務供給量能，自2018年起實施長期照顧服務給付及支付新制，搭配長照服務單位特約制度，鼓勵更多長照服務單位投入。此外，致力與地方政府合作，由各地方政府因地制宜布建社區整體照顧服務體系，並持續推動預防及延緩失能照顧、強化失智症照顧量能，整合居家醫療等服務，廣泛照顧不同長照需求的民眾。

一、「長照2.0」——建立優質、平價、普及的長照服務體系

為能以高品質及平價的長照體制，推動長照2.0服務，政府設立長照基金，長照預算已從2016年49億元增加至2021年491億元，大幅成長

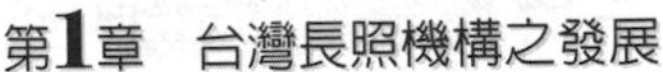

10倍，使長照服務的對象、範圍、據點及人力持續擴增中。

(一)社區整體照顧ABC模式，實現在地老化

爲實現在地老化，建構社區整體照顧服務體系（長照ABC），地方政府因地制宜加速布建社區整合型服務中心（A）、複合型服務中心（B）、巷弄長照站（C），提供從支持家庭、居家、社區到住宿式照顧的多元連續服務，普及照顧服務體系，提升長期照顧需求者與照顧者的生活品質。自2017年至2022年5月，已布建A級（社區整合型服務中心）680處、B級（複合型服務中心，含「一國中學區一日照中心」）6,852處、C級（巷弄長照站）3,686處據點；長照給付支付服務人數已逾40萬7千人，較2017年成長3.8倍；另統計2021年6月至2022年5月，長照服務涵蓋率亦提升至67.03%，較2017年成長3.3倍。

(二)擴大服務對象及項目

◆服務對象擴大

從4類擴大爲8類，擴及衰弱老人及安寧照顧。除65歲以上失能老人，還包括55歲以上失能原住民、50歲以上失智症者及任何年齡的失能身心障礙者，長照需求服務人數從51萬1千人增加至109年82萬4千多人。

◆服務項目增加

服務項目由8項，增加爲失智照顧、原民社區整合、小規模多機能、照顧者服務據點、社區預防照顧、預防／延緩失能，以及延伸出院準備、居家醫療等17項，向前端銜接預防保健，降低與延緩失能，並向後端銜接安寧照護，讓失能與失智者獲得更完整、有人性尊嚴的照顧。具體成果如：

1.完備失智照顧服務體系：至2020年底，失智共同照護中心、失智社區服務據點分別設置95處、494處，較2017年大幅成長4到5倍。

2.出院銜接長照：2017年4月起推動「出院準備銜接長照2.0計畫」，鼓勵醫院結合健保的出院準備服務，研發因地制宜的出院準備銜接長照服務流程。因加入該計畫的醫院增加，有長照需求的民衆在出院3天前完成需求評估，出院後取得長照服務的天數，已從實施初期的63日，大幅縮短至7日。

3.長照服務與醫療照護整合：2019年7月19日起實施「居家失能個案家庭醫師照護方案」，提供以居家失能個案爲中心之長照與居家醫療整合服務，至2020年底，派案服務人數超過10萬9千多人。

(三)服務找得到、容易找

◆單一窗口

於全國22縣市成立長期照顧管理中心及其分站，提供單一窗口，受理申請、需求評估，並協助家屬擬訂照顧計畫等業務，提供民衆便利可及的長照服務。

◆1966長照服務專線

2017年11月24日開通，民衆撥打專線後，長期照顧管理中心將派照管專員到家進行評估，依需求提供量身定做長照服務，2020年計有34萬1千多通。

(四)推動給付及支付新制，量身打造照顧計畫

◆整合長照服務為4類，讓長照服務更專業多元

新制建立與服務單位特約機制，簡化行政程序，全面提升長照服務體系量能，將原有的10項長照服務，整合爲「照顧及專業服務」、「交通接送服務」、「輔具服務及居家無障礙環境改善服務」及「喘息服務」等4類給付，由照管專員或個案管理員針對個案長照需求量身打造照顧計畫，再由特約服務單位提供長照服務，讓長照服務更專業多元，也更符合需求。

◆更細緻反映不同失能程度的照顧需要

新制增加更多的評估面向（例如工具性日常活動、特殊照護、情緒及行爲型態等），將各類的長照失能者納入長照服務對象；同時將長照失能等級自3級分爲8級，可更細緻滿足不同失能程度的照顧需要。

◆論時數改為論服務項目，讓長照服務更有效率

新制將長照服務以民衆可獲得之服務內容，分別按次、按日、按時等多元支付方式，打破過去僅依「時」計價之模式，並改善過往不同工同酬之情形。此外，爲確保第一線的居家照顧服務員薪資待遇，並提供更好、更穩定的長照服務，吸引健康照顧科系畢業生投入相關產業，政府重視且致力提高照服員的薪資水準。據統計，2018年底全職居家照顧服務員平均月薪亦超過3萬8千元，部分工時時薪亦有223元，至2020年底照服員人數達7萬6千多人，較2017年增加超過4萬8千人。

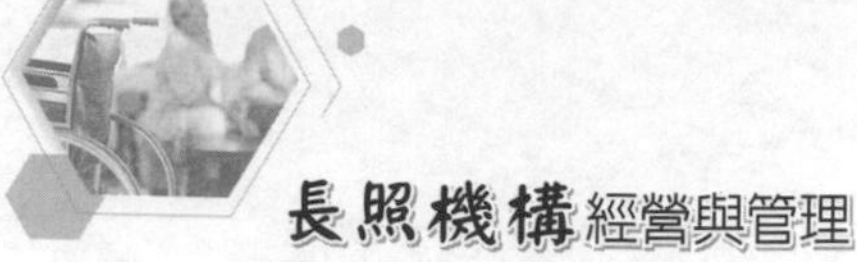

二、全面建構友善高齡環境

(一)減輕身心失能者家庭的負擔

2019年7月修正《所得稅法》，每人每年有12萬元的「長照特別扣除額」，聘用看護、使用長照機構或在家照顧均可依規定適用，依2019年度綜合所得稅結算申報初步統計，有34萬人受益。同時考量長期照顧特別扣除額對較低所得者無法受益或受益較少，提供「住宿式服務機構使用者補助方案」，凡2019年1月起入住本方案規定之機構滿90天以上，並符合條件者，每人每年最高可領取6萬元補助。

(二)提升住宿式服務機構品質

行政院於2019年12月11日核定「住宿式服務機構品質提升卓越計畫」，針對公私立機構給予每床1至2萬元的獎勵，2020年度核定共有1,277家公私立住宿式機構參與，獎勵近7萬床。

(三)強化社區預防照護服務網絡

聚焦向前延伸初級預防照護，以衰弱、亞健康及健康長者為對象，結合在地服務資源，提供健康促進及延緩失能課程（如運動、認知促進、防跌、正確用藥及慢性病管理），全國22縣市並已設立「社區營養推廣中心」，加強社區長者營養照護服務；另全國22縣市皆已加入「高齡友善城市」，並推展「高齡友善社區」計128個，營造適合長者安居樂活的環境。

(四)推動高齡友善健康照護機構

為協助健康照護機構提供符合長者需求的醫療保健服務，推動

「高齡友善健康照護機構」認證，至2020年共有645家（醫院、衛生所、診所、長照機構）獲得認證，提供長者更優質的健康照護服務；另推動「基層診所暨社區醫療群推動預防失能之慢性病介入試辦獎勵計畫」，整合轄區醫療資源，強化基層醫療慢性病與衰弱的評估介入能力，在地照顧長輩。

(五)照護科技化關懷長者

建構「高齡整體照顧模式整合平臺」，開發資通訊、物聯網及連結輔具等產業，改善長照服務模式；建置「長者居家科技互動平臺」，藉由現代科技輔助，讓長者不受時空限制，於家居隨時隨地與人互動，避免因獨居、寂寞降低身體活動，產生衰弱、肌少症等情形。

(六)促進及提升中高齡及高齡者的勞動參與

《中高齡者及高齡者就業促進法》於2019年12月公布，專法保障中高齡及高齡者就業權益，使長者享有公平的工作機會，也讓雇主得以定期契約僱用65歲以上高齡者，讓65歲以上的勞動力能夠再發揮，除可透過經驗傳承及世代合作，共創社會及經濟發展，亦可促使長者因與社會的連結，維持健康、有意義的老年生活。

三、服務機構的設置

政府爲了推動「社區老化」的長照政策，服務機構的設置是，A級每一鄉鎮市區1個、B級每一個國中學區1個、C級則是每三個村里1個，分述如下：

(一)A級（長照旗艦店）

服務項目：

1.建立在地化服務輸送體系，整合與銜接B級、C級資源。
2.日間照顧及居家服務。
3.具備營養餐飲、居家護理、居家／社區復健、喘息服務或輔具服務等至少一項服務。

申請單位：公益機關、財團法人、社團法人、社會福利團體。

(二)B級（長照專賣店）

服務項目：

1.提供在地化照顧服務。
2.具備日間照顧、小規模多機能、團體家屋、社區復健或共餐服務等其中一項社區式長照服務。

申請單位：老人福利機構（包含養護型、長照型的長照中心）、身心障礙福利機構、醫事機構、社工師事務所。

(三)C級（長照柑仔店）

服務項目：

1.提供具近便性的照顧服務及喘息服務。
2.就近提供社會參與及社區活動之場域。
3.提供短時數照顧服務、喘息服務、營養餐飲服務、預防失能或延緩失能惡化服務。

申請單位：社區關懷據點、社區關懷協會、老人服務中心、村（里）辦公室等。

四、長照申請對象

長照2.0依據失能程度，將長照等級分為8級，依照等級提供不同額度的補助金額，等級越高，補助金額也會越高。長照等級必須在第2級以上，且符合下列情形之一：

1.65歲以上老人。
2.領有身心障礙證明者。
3.55～64歲原住民。
4.50歲以上失智症者。

五、長照補助方式

長照2.0補助項目分為5大項，依據失能等級及收入條件提供不同補助金額，分述如下：

◆長照2.0補助1：照顧及專業服務

1級失能者不提供補助，2～8級分別補助10,020元／月～36,180元／月，低收入戶全額給付；中低收入部分負擔5%；一般戶16%。

◆長照2.0補助2：交通接送給付

僅限4級以上失能者，依據交通里程給予1,680元～2,400元補助，低收入戶全免；中低收入部分負擔7%～10%；一般戶部分負擔21%～30%。

◆長照2.0補助3：輔具服務與居家無障礙環境改善

以3年爲單位，每次最多補助40,000元，低收入全額給付；中低收入部分負擔10%；一般戶部分負擔30%。

◆長照2.0補助4：交通接送給付

僅限4級以上失能者，依據交通里程給予1,680元～2,400元補助，低收入戶全免；中低收入部分負擔7%～10%；一般戶部分負擔21%～30%。

◆長照2.0補助5：喘息服務

2～6級補助32,340元／年，7～8級補助48,510元／年，低收入全額給付；中低收入須部分負擔5%；一般戶部分負擔16%。

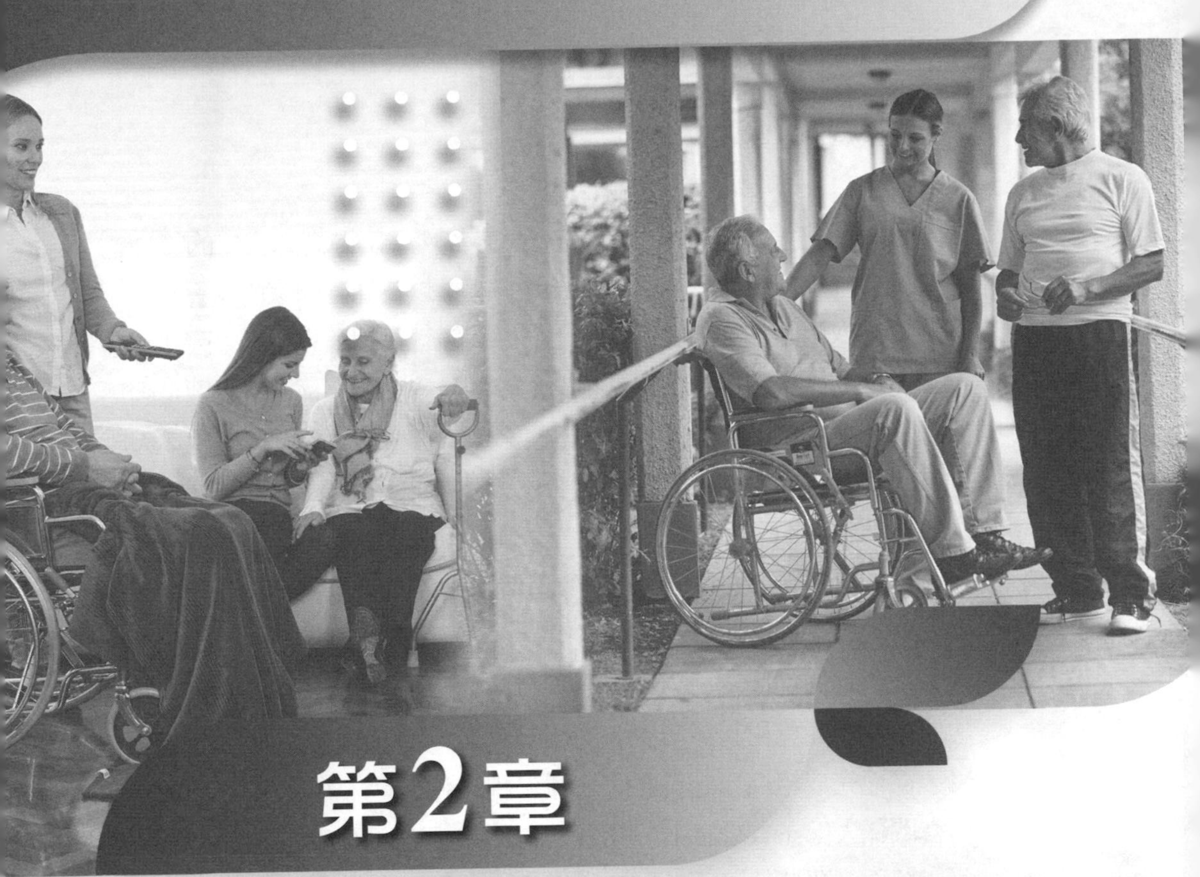

第2章

長照機構管理之相關理念

- 制度理論
- 資源依賴理論
- 危機管理理論
- 競合理論
- 現代正義理論

我國人口老化的速度遠遠高於歐美各國，使得高齡人口的護理需求也隨之增加。然而，爲了增加照護的能量以及局限國家的預算資源，政府亦採取政策性的開放態度，允許民間經營長期照護機構。因此護理之家剛開始僅是爲了因應需要而設置於各醫療院所機構，之後則是因爲人口的快速老化，造成醫療院所護理之家需求大增，民間機構也爲因應此波供需落差而得以大量增設護理之家等相關機構。爲了探究長照機構之管理問題，本章將以制度理論、資源依賴理論、危機管理理論、競合理論等方面的文獻探討，藉以鋪陳護理之家各種管理課題的可能命題。

管理（management）指涉的是一種程序，也是一項決策，亦即管理者在一定的範圍內，透過包括規劃、組織、任用、指導以及控制等功能，以期能夠對組織所擁有的相關資源，進行合理的配置和有效使用，從而完成組織預定目標的一種過程；連帶地，在必須兼顧到其他利害關係人（stakeholders）相關利益的前提下，管理亦須強化機構的運作績效，藉此保障股東的實質權益。此外，管理亦可進一步概分內部與外部兩種控制監督機制，這其中的內部控制監督機制，指的是組織中負有監督內部控制制度之有效執行的重要階層人員，及其所執行的各項活動；外部控制監督機制則是指執行公司管理所涉及到的典章制度和法令規定。

第一節　制度理論

鄭筱樺（2011）在〈影響企業導入綠色供應鏈管理系統意圖之研究——以制度理論及資源依賴理論爲觀點〉一文中指出，「制度」是一種社會秩序或模式，這種秩序或模式在一定程度上已經具備存在的狀態或特徵，而制度主要是透過影響人們對集體環境與活動的期望而運作的，因此，制度化指的便是這些狀態或特徵的形成過程。換言之，我們的社會有許多在導引或規範個人行爲的社會秩序及合作期待。

另外，此文章也針對不同的領域對於制度理論（Institutional Theory）做一延伸性的探討與整理，其提出：(1)社會學制度主義認爲，個體與制度之間的相互關係建立在某種「實踐主義」的基礎之上，個體或組織尋求以一種具有社會適應性的方式來界定並表達它們的身分；(2)理性選擇制度主義則是認爲，制度就是採取某種規則，而該項規則成爲界定、約束行爲者在追求自身效用最大化時所採用的策略，因此遵守制度並不是道德、義務使然，而是經過計算被認爲符合自身的利益，亦即是一種「結果性邏輯」，而且制度也是可以設計的，其結果主要是取決於所設計制度內涵的激勵與約束；(3)歷史制度主義主要是以制度爲核心來考察歷史，以國家、政治制度爲中心來分析歷史，並試圖對不同國家的差異性政治後果做出更好的解釋；(4)規範制度主義認爲，人們的行爲不是以計算回報爲基礎，而是以確認「什麼是恰當的行爲」爲基礎，亦即人們的行爲是一種規範驅使的行爲，遵循所謂的「恰當性邏輯」。此種邏輯雖沒有法律規範，卻有一套約定俗成的社會系統及運作機制。

再則，根據陳燕禎（2005）〈社會資源vs.國家權力：台北仁濟院的歷史研究〉指出，制度理論強調組織與社會制度之間的連結關係，認爲處於制度環境中的組織所追求的主要目標乃是「合法性」地位，因爲合法性有助於社會地位、資源及訊息的取得（陳東升，1992；王仕圖，2007；Meyer & Rowan, 1977; DiMaggio & Powell, 1983）。因此，制度理論用以說明非營利組織的合法性基礎、制度規範以及於環境中的互動影響，特別是與政府的互動。同時，制度理論亦進一步詮釋組織透過與環境中的互動，經過組織的重組、運作、結構、生存去符合制度的規定，以利於組織的永續經營。

對此，莊正民等（2001）對於制度理論也提出相關的見解，例如〈制度環境、任務環境、組織環境與協調制度機制：越南台商的實證研究〉中提到，制度理論的觀點在於強調企業的組織型態與運作方式，乃是受到制度環境中政治、法令、社會規範、文化認同等同型力量的影響（Powell & DiMaggio, 1991）。

另外，其文章也提到不同學術觀點對於制度理論的看法。比如制度理論學者認為，當不同國家或地區的企業面臨相似的任務環境時，往往會呈現出不同的組織型態與交易協調機制，因此環境對於企業的影響，可能必須要擴大到國家或地區等制度的層面來探討；至於經濟學者的制度觀點則是較強調法規性因素（regulatory factors），認為組織是以調整組織結構或行為等權宜手段來順從制度強制性的壓迫；換言之，組織整合了制度環境下的規定與法律，以避免制裁或處罰，並期望獲取組織存在的合法性（legitimacy）；政治學者與早期社會學者則是主張制度主要是規範性因素（normative factors），強調組織透過社會化的過程，接受社會義務，並承諾共同價值，因此組織之行為必須在制度上被認證、鑑定，並符合體制所規範的適當性（appropritateness）標準；換言之，組織的合法性基礎，是建立在道德規範之上。

此外，李翠蓮（1998）於〈工廠組織勞工福利制度的實踐機制——以台中加工出口區及台中工業區工廠組織薪資、休假、退休準備金制度為例〉一文亦指出制度理論已進一步延伸出所謂的「新制度理論」。新制度理論於1970年代以後，在政治、經濟以及社會學的領域中逐漸嶄露頭角，對於組織制度變遷的討論，比較著重在組織與環境的互動，並且將組織的行動策略放入組織鑲嵌的制度脈絡來分析，使其理論不僅重視宏觀的政治經濟層面，也重視行動者互動所產生的規範和價值觀（Scott, 1995; Scott, 1998）。此外，新制度理論強調場域的作用，認為在單一社會中存在許多類型的組織或場域，透過不同行動者的互動，形塑出每個場域的界線；而場域內的行動者透過場域或機制，不管是國家的強制力、專業團體的規範，或是市場的模仿力，藉此逐漸建構其場域的規則和制度。社會制度的擴散是藉由組織場域而成，場域作為一個統治結構（governance structure），可由上到下落實社會制度的規則，並由組織下到上的力量形成規範而實踐社會制度（Scott, 1995: 104）。不過，新制度理論在論述組織的制度化時，亦重視從宏觀的制度環境面向來探討，強調法律、規則及國家強制性規約對組織產生的作用。

第二節　資源依賴理論

資源依賴理論係指組織為顧客創造價值的過程中，從投入、轉換，到產出銷售，必然有些資源會依賴其他組織，因而會有資源取得的不確定性 。

組織因應資源不確定性可採取改變依賴關係，建立組織間的鏈結機制，借助政府力量，實務上可採取多角化、併購、合資或少數持股等合作來管理資源依賴的選擇。

根據「護理機構分類設置標準」指出，護理之家最初為醫院的附設單位，設立的主要目的是為了不浪費醫療資源，同時讓患有慢性疾病且有長期護理需求之病人、出院後需要繼續護理照護之病人，以及產後需要護理之產婦與嬰幼兒等醫療照護需求的民眾，可以在此得到延伸且周全的照護服務。

本書是以護理及養護之家為例，探討長照機構在營運過程中可能面臨到的管理問題、財源問題、資源依賴問題，以及面對整個社會環境其角色定位的問題、社會責任問題以及對於政府部門所提供的資源是否有依賴。

資源依賴理論（Resource Dependence Theory）乃是在於探討資源的供給與資源的依賴，其基礎建立於供給者與需求者之間的緊密關係。對此，以下的文獻探討將針對資源依賴理論，做進一步的整理、說明，並將資源依賴理論作爲本書的理論架構。

資料顯示，資源依賴理論的相關期刊有48篇，其中與本書議題相關之期刊共摘錄7篇，包括陳燕禎（2005）的〈社會資源vs.國家權力：台北仁濟院的歷史研究〉。其指出：(1)組織必須在其所處的環境中，取得生存所需的資源，然而資源的取得也有形式的不同，可以透過交換、交易或是權力控制的模式來取得資源；(2)資源依賴乃基於本身無法「生產」或「製造」，必須透過與環境中其他組織的依賴關係才能取得；(3)組織本身系統的開放或是封閉，會影響組織對外部環境變化的反應及處理；(4)依賴關係會降低組織的「自主性」；反之，組織具有「自主性」則可以決定是否要爲外在環境所交換或依賴。

林文鼎、王俊如（2006）的〈知識特性與技術授權模式：資源依賴觀點〉說明：(1)組織內部關心的是資源使用的「效率」；(2)有效率運用資源之前，組織必須先取得資源以求「生存」，而任何組織的資源，都不可能與外部環境無關。此篇文章提及資源使用效率的重要性，與在使用資源之前有一個重要的前提，那就是資源的取得以確保組織的「生存」。

劉韻僖、林玟廷（2010）的〈CEO權力與薪酬關係之實證研究：代理和資源依賴觀點〉，此篇文章提及的資源依賴，主要可分成兩個部分：一個是以資源依賴理論所延伸出來的權力觀點，資源擁有的一方即可以支配權力；另一個部分是指近代學者對於資源依賴理論的看法，認爲資源依賴理論須由不同的面向來分析權力不平衡（power imbalance）與相互依賴（mutual dependence）。相關整理可參見**表2-1**。

表2-1　資源依賴理論相關期刊一覽表

作者	篇名	主要內容
陳燕禎（2005）	社會資源vs.國家權力：台北仁濟院的歷史研究	1.資源依賴理論的基本假設乃組織本身「無法生產」所需要的所有資源，因此組織必須在他所處的社會環境中獲取生存所需的資源，而資源取得的形式可以透過交換、交易或是權力的控制。當組織資源無法自足的情況下，必然會與環境中其他組織產生依賴關係，因此組織的領導者必須賦予一種理性而有效率的組織結構型態，才能掌握環境中輸入和輸出的資源，並透過「權力」的運作來影響和控制組織的「資源」，以確保生存。 2.資源依賴關係區分成水平依存、共生依存、垂直依存三種；組織的「權力」是建立在資源互賴的交換關係上。 3.資源依賴理論認為：(1)組織的成功是取決於市場中獲得更多的網路和更大權力的結果；(2)組織愈減少對外部資源的依賴情境，其受到市場干擾和限制就愈小；(3)組織權力的來源乃建構於資源的取得情形，因此組織必須和外部環境互動、交換或獲取資源，以擴增組織的權力。
劉韻僖 林玟廷（2010） I	CEO權力與薪酬關係之實證研究：代理和資源依賴觀點	1.資源依賴理論的權力觀點衍生自此觀念，認為當一方掌握相對重要資源時，即擁有對另一方的支配權力（Pfeffer & Salancik, 1978）。 2.近期學者提出資源依賴理論須由兩個不同的構面來分析權力結構，亦即權力不平衡（power imbalance）與相互依賴（mutual dependence）。
史美強 王光旭（2008） II	台灣府際財政治理的競合關係：一個網絡分析的實證研究	1.就組織間資源依賴的觀點而言，其基本前提有二：(1)沒有任何組織能夠獨自掌握其生存所需的資源；(2)組織的資源可為組織帶來競爭的優勢（Jones, 1995：259）。 2.資源依賴理論基於組織必須與環境互動的需求，在理論意涵上具有下列特性（Mizruchi & Schwartz, 1987：26）：(1)組織為構成社會基本結構的分析單位；(2)組織不但具有自主性，同時也受限於網路組織中其他組織的行動；(3)組織彼此間的相互依賴性（interdependence）及伴隨而來的不確定性，將導致組織對生存或未來存有不確定感；(4)組織會用行動嘗試著管理對外的依賴關係，因而導致新的依賴模式產生；(5)新依賴模式的產生會導致組織之間（interorganizational）或組織內的權力變化。

（續）表2-1　資源依賴理論相關期刊一覽表

作者	篇名	主要內容
史美強 蔡武軒 （2000） Ⅲ	網路社會與治理概念初探	1.網路社會的概念建立在兩個基本前提（Dijk, 1999; Messner, 1997）：(1)在網路社會中，規模擴張（scale extension）與規模縮減（scale reduction）兩股矛盾力量的激盪下，傳統社群（traditional community）將逐漸凋零，為其他類型的社群所取代；(2)在網路社會下，政府統治的方式必須採用共同治理的形式來運作，因此網路社會的特徵之一便是統治權分化與共享。共同治理及權力分享的概念並非代表網路社會中所有行動者是處於對稱的連結狀態。 2.整個社會是以不對稱的方式加以組織起來；但這樣的不對稱關係，並不意謂著絕對核心的出現，因為網路關係的建立，本質是處在一個相互依賴的情境下，而這不對稱的連結方式代表資源依賴的程度。
林文鼎 王俊如 （2006） Ⅳ	知識特性與技術授權模式：資源依賴觀點	1.Pfeffer和Salancik（1978）提出組織研究的資源依賴觀點（resource dependence perspective）。他們認為，當時有關組織行為的研究，大部分將焦點放在組織內部，關心的是資源使用的「效率」。 2.根本的問題是組織外部，亦即在有效率運用資源之前，組織必須先取得資源以求「生存」，而任何組織的資源，都不可能與外部環境無關。
林妙雀 榮泰生 吳嘉勳 林錦龍 廖巧鈴 （2008） Ⅴ	影響連鎖加盟運作機制因素之研究——以台灣地區餐飲業為例	1.資源依賴是維持雙方長期關係的重要因素，放眼目前之連鎖加盟關係，總部仰賴加盟者進行產品銷售或服務提供，而加盟者則依賴總部之技術知識或支援。所以連鎖總部與加盟者雙方對彼此資源都相互依賴，而且雙方依賴的程度會受到彼此擁有資源的重要性以及資源的替代性所影響。在連鎖加盟體系中，當加盟者愈依賴總部所擁有的獨特性資源，或總部所提供資源的替代性很低，加盟者的依賴程度就會愈顯著。 2.交易雙方彼此產生不對等依賴性時，較少依賴對方者往往對另一方擁有較大影響力。析言之，當連鎖總部對加盟通路擁有較高統御指揮權力時，加盟者為了獲取重要經營資源，快速進入市場，對於加盟總部的依賴程度提高。一旦連鎖總部能掌握資源，既可增加加盟者的依賴性與順從性，從而促使總部願意投入更多專屬資產，期能強化對加盟者之控制權力，並降低未來經營之不確定性。

（續）表2-1　資源依賴理論相關期刊一覽表

作者	篇名	主要內容
莊世杰 賴志松 孫衙聰 龔昶元 葉穎蓉 許秉瑜 （2005） VI	一個ERP系統之建構決定因素的理論探索：整合制度理論、資源依賴理論、資源基礎理論及交易成本理論之理論模型	資源依賴理論之假設，為組織管理措施是受到內部與外部代理人所影響（Pfeffer & Salancik, 1978）。內部代理人，主要是一些特定的職位，這些人擁有關鍵的資源，並且偏好此管理措施，是造成組織引進此管理措施的主要原因（Pfeffer & Salancik, 1978）。外部代理人也可能是擁有控制公司財源（例如中衛體系廠商、具有單一代工關係）。

註：I　此篇文章提及的資源依賴主要有兩個部分：一個是以資源依賴理論所延伸出來的權力觀點，資源擁有的一方即可以支配權力；另一個部分是指近代學者對於資源依賴理論的看法，認為資源依賴理論須由不同的面向來分析，如權力不平衡與相互依賴。

II　在此篇文章當中，對於資源依賴的觀點的基本假設為：沒有組織可以獨享資源。然而組織擁有資源可以提高組織在競爭中的優勢；另外，資源依賴理論是基於組織與環境互動需求的過程。

III　文章提及資源依賴的概念是套用於網路社會當中，認為網路社會規模擴張與規模縮減，會衝擊到傳統社會。因此整個社會是基於一個相互依賴的情境，而這樣的連結方式就代表了資源依賴的程度。

IV　此文章是提及資源使用效率的重要性，及在使用資源以前有一個重要的前提，那就是資源的取得以確保組織的「生存」。所以本篇文章以資源依賴理論來解釋，廠商技術授權的五個模式，不同的授權模式產生不同的依賴關係。

V　本篇文章探討總店與加盟店之間的依賴關係。總店依賴加盟店將產品推廣，加盟店依賴總店的技術及原物料的提供。

VI　本篇文章是將資源依賴理論套用於管理措施；然而管理分為內部與外部的管理影響，內部管理者通常擁有關鍵性的資源，外部管理者則是擁有較多的控制權。

資料來源：作者整理。

至於資源依賴理論的相關論文有54篇，這其中與本書議題相關之論文摘錄如下：在葉莉貞（2006）的〈由資源依賴理論及社會資本理論探討資訊委外關係模式之研究〉，說明面對日趨專業分工的社會環境，以及取得不易的有限環境資源，組織無法單由內部取得充分必要的資源時，只得向外界尋求協助，而這些資源可能是市場、人力、技術、通路等。

吳錫民（2003）的〈台灣地區加入WTO後，台灣菸酒公司流通事業部因應策略探討——以資源基礎、網絡關係與資源依賴理論整合觀點〉，則是根據Pfeffer與Salancik（1978）的資源依賴概念，提出幾項論點：(1)環境中充滿許多資源，組織為了生存就必須去爭取環境中的資源；(2)因為環境中充滿許多限制，所以當組織在向環境爭取資源時，必然會產生困難或不確定性；(3)組織是否能夠存續，是要靠其是否具備「效能」，而效能是由外界判斷的，所以組織還是要靠環境的支援才能生存下去；(4)環境並非一成不變，所以組織便需要時時去偵測，和對其生存能力質疑；(5)管理者的任務便是去發掘出對於組織有意義的改變，謀求因應之道。

值得注意的是，資源依賴理論亦延伸出所謂的「網路」、「市場」概念，對此，由Pierre和Peters所著《治理、政治與國家》（*Governance, Politics and the State*）一書得知：個體是無法單獨存在於社會中，必須與其他個體相互連結；而個體間為了要達成某項利益，有時則必須與其他個體聯盟，使得包含人力、物力、財力等資源可以連結，所以書中提及的「網路」就是一個廣為大眾所知的一種模式。另外「市場」是另一個大眾熟悉的模式，讓市場作為一個管理及資源配置的機制，透過市場的運作，允許顧客直接選擇其所需要的服務，也藉此決定應該提供何種服務，以及在多少成本預算考量下提供合適的服務。

第三節　危機管理理論

危機管理理論圍繞著危機管理的四個過程：減少危機情境的攻擊力和影響力、使企業做好危機管理情況的準備，盡力應對已發生的危機，以及從中恢復並爲企業對危機做出指導。

危機管理（crisis management）有相當多的論文、期刊都有所探討。事實上，危機管理在當代社會企業更是一個相當重要的概念，也被廣泛運用於危機的預防。依《韋氏字典》（*Webster's Dictionary*）的解釋：「危機是一件事的轉機與惡化的分水嶺；是決定性的一刻、關鍵的一刻；是生死的關頭；是一段不穩定的時間和不穩定的狀態，迫使人們必須做變革的決定」（Fink, 1986）。

危機（crisis）一詞，在鄭健智（2003）〈整合性危機管理模式之建構——以高科技產業爲例〉一文中提及：根據Hermann（1969）訂出三種危機所擁有的情境：(1)威脅組織高度優先的目標；(2)可供反應的時間有限；(3)出乎決策者的意料之外；Brecher（1978）則是認爲危機情境的成立必須滿足下列四個充分且必要條件，並能爲高階決策者所察覺：(1)爲內、外環境改變所致；(2)該情境威脅到組織或決策者的基本價值觀與信念；(3)該情境引發敵對狀況的可能性極高；(4)直接威脅到組織或個人的明示目標，但反應的時間卻極爲有限（轉引自朱愛群，2002：29）。鄭文並指出Lerbinger（1997）從組織的角度出發，將危機定義爲：「導致一組織陷入爭議，並危及其未來的獲利、成長，甚至生存之事件」（Lerbinger, 1997: 4）；Pauchant、Mitroff和Ventolo（1992: 12）係以較廣泛的系統重新定義危機。他們定義的危機是：「一種分裂，不僅影響整個系統，而且還威脅到系統的基本假設、系統本身的理念，以及系統存在的核心價值。」至於Pauchant和Mitroff（1993）提到危機的系統是由技術、組織結構、人爲因素、組織文化與情緒困擾等五個要素組成。

綜上所論，鄭健智定義危機：(1)危機是一種事件或行爲；(2)從組織觀點，危機會威脅到組織的價值、信念、願景與主要目標；(3)從認知角度，危機在現在或未來會對決策者造成決策上的壓力。並認爲危機管理爲：「組織爲了預防危機的發生、增加決策者對危機的洞察力，或降低危機所造成的損害、減輕決策者在危機時的壓力，所採取的方法與措施。」

蔡東益（2003）在〈企業危機管理機制建立之研究〉中，綜合其他學者整理出對於危機的界定：(1)危機是個人、群體或組織無法用正常程序處理，而且突然變遷所產生壓力的一種情境；(2)一個主要事件可能對企業帶來阻礙企業正常程序處理，而且突然變遷所產生壓力的一種情境；(3)對公司未來的獲利率、成長，甚至生存，發生潛在威脅的事件，具有三種特質：①管理認知到威脅，且會阻礙公司發展的優先目標；②沒有採取行動，情境認知到會惡化且無法挽回；③突然間所遭遇嚴重意外事件造成公司人員的安全，或公司環境、產品信譽被不利宣傳，而使公司陷入危險邊緣；(4)發生不可預測事件：①企業重要價值受到威脅；②時間壓力，企業對外回應時間極短；③危機溝通情境涉及多方面的劇烈變遷；(5)危機是一個事件實際威脅或潛在威脅組織的整體。

綜合以上學者的看法可以得知，本研究認爲危機有以下幾點特色：(1)是一個狀況、事件以及一種行爲模式；(2)是威脅並且會危及組織的整體運作；(3)組織內外的環境是緊急狀況，可以反應的時間通常不多。

至於危機管理則是指當危機發生後能夠有效處理危機，更重要的是，在危機發生之前就能預先預測，藉以降低危機發生的機會，或是將危機所帶來的傷害減到最低。不過，危機管理也有些學者對此提出見解以及相關的討論。

如鄭健智（2003）前揭文指出，Fink（1986）認爲組織爲防止危機發生所採行的任何措施，都是危機管理；而有效的危機管理應包括：預測危機、建構危機應變計畫、發現危機、隔絕危機、處理危機，並做好與大衆傳播媒體的關係。Seeger和Ulmer（2001）認爲危機管理是有效評估、回應、舒緩與減輕危機的指導方針之集合。Nudell

和Antokol（1989）則認為有效的危機管理是預防措施的集合，能夠幫助組織協調、控制對突發事件的回應，讓組織將其面臨的機會最大化、危險最小化。Hayes（1985）認為危機管理由以下六步驟所構成：對環境做密切監測、實際瞭解問題、找出可用的候選方案、預測各個方案的可能結果、決定行動方案、下達處理方向並訂出詳細的執行計畫等。而組織要能有效地處理危機，必須做到下列兩點：(1)行動計畫是根據對環境高度瞭解後所產生的，因此其規劃具有彈性及權變的性質；(2)組織的管理體系必須擁有發展並執行新計畫的能力。Mitroff（1988）認為危機管理在於執行五個重點工作計畫：危機訊息的偵測、危機的準備、損害的控制與處理、危機的復原工作，以及不斷的學習與修正。

林光志（2006）的〈台中市托兒所教保人員工作價值觀、角色壓力與預防性危機管理工作投入之相關研究〉一文中也提及，Mitroff（1988）認為危機管理在於執行五個重點工作計畫：危機訊息的偵測、危機的準備、損害的控制與處理、危機的復原工作以及不斷的學習與修正。

紀俊臣（1977）認為危機管理是指如何改變風險或不確定因素，讓自己獲得更多掌控命運之方法所做之危機規劃。鄭健智（2003）在〈整合性危機管理模式之建構——以高科技產業為例〉一文中指出，「完整的危機管理機制有助於危機處理的成效；另外當危機發生時，組織也應盡力尋求其他組織或團體的協助，發展危機策略聯盟，以協助組織的危機處理或危機溝通。」其也對危機管理下註解：「組織為了預防危機的發生、增加決策者對危機的洞察力，或降低危機所造成的損害、減輕決策者在危機時的壓力，所採取的方法與措施。」

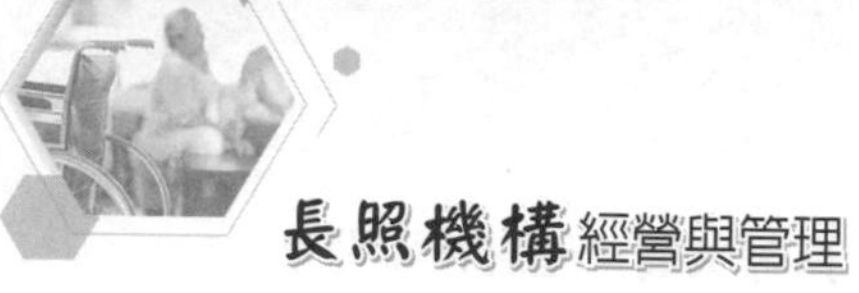

第四節　競合理論

競合理論（co-option）是由布蘭登柏格（Adam M. Brandenburger）和奈勒波夫（Barry J. Nalebuff）提出，他們認爲創造價值的本質是合作，爭取價值的本質是競爭。爲創造價值，人們不可能單獨行動，他們必須彼此互相依賴；爲創造價值，公司必須和顧客、供應商、員工及許多他人結合，這是開拓新的市場和擴大現有市場的方法。創造你所能爭取的價值是「競合策略」理論背後的精髓（Brandenburger & Nalebuff, 1998）。

競合理論最重要的概念是融合，事實上，「融合」是重要的發明原理，也是一種創新的力量，不論是在科技的運用，或人際關係的發展融合，經常帶來重大的突破（許恩得譯，2004：4）。互補性的思考是一種不同的商業模式，是設法將餅做大一點，而不是和競爭者爭奪固定大小的餅（許恩得譯，2004）。企業在商場上可以競爭，但無須將對手置於死地，因爲兩兵相交廝殺，只會導致兩敗俱傷，而這就是典型的「雙輸」（lose-lose）。所以，競合策略就是在證明若將商業利益當成一塊大餅時，當要分到更多的餅，方法無外乎兩種：一種是將餅做得更大，另一種則是從餅中取得更多的分配，而爲達目的，競合與合作就是對企業相當最有利的工具及手段。有鑒於此，競合策略說明了商場上是存在著合作與競爭之關係，不要忘記取得自身既得之利益，就會演變成「輸贏」（win-lose）（Brandenburger & Nalebuff, 1998）。

作者博士論文研究方向爲兩岸安養產業合作，在兩岸合作產業的文獻有關競合理論（**表2-2**），例如馮盈瑋（2006）探討兩岸半導體產業在全球化思維下最佳的運作模式。首先瞭解台灣與大陸在IC產業鏈

表2-2 應用競合理論探討兩岸產業工作相關研究

作者	篇名	主要內容
許秀蓮（2006）	高科技產業競合策略——以光纖網路產業為例	透過光纖儲域網路產業中的領導廠商之深度的個案研究，來探討競合關係的形成、維持競合關係的主要因素與新競爭策略對競合關係可能的影響，以瞭解競合關係的本質。
馮盈瑋（2006）	兩岸產業競合模式之研究——以IC產業為例	探討兩岸半導體產業在全球化思維下最佳的運作模式。首先瞭解台灣與大陸在IC產業鏈的優劣勢，台灣是以高階技術取勝，而大陸擁有廣大市場卻未能充分運用資源，在整個IC產業鏈各有優勢，兩岸若只採取競爭策略，均無益處。因此兩岸加入WTO後，半導體產業應充分整合且發揮良性競爭，採取互補合作的策略。即可加強兩岸資金與人才的交流，雙方高科技廠商得以充分發揮本身的資源，增進與國際大廠競爭的實力，都能互蒙其利。最後對兩岸IC設計、製造、封裝測試業三部分，以台灣廠商為主軸，在同時面對競爭者與互補者，所採取的策略提出建議。
盧應辰（2006）	我國加入WTO後汽車產業之競合策略研究	提出我國加入WTO後汽車產業的競合策略的研究，以個案探討方式，針對五家主要汽車業者在台灣與中國大陸市場的經營策略進行分析，並歸納出其企業層級之在地與國際化策略上之表現與方向。
陳淑如（2012）	兩岸動畫產業合作模式之初探研究	兩岸動畫產業合作模式之初探研究則參考其他產業以競合策略的研究方法，是以競合策略「融合」的概念來探討兩岸動畫產業合作的「雙贏」模式，融合兩岸動畫產業各自擁有的核心優勢、產業科技的發展進程、產業鏈，形成創新的力量，產業充分整合發展，採取互補合作的策略，共同經營華人市場，進而進軍國際市場。

的優劣勢，台灣是以高階技術取勝，而大陸擁有廣大市場卻未能充分運用資源，在整個IC產業鏈各有優勢，兩岸若只採取競爭策略，均無益處。因此兩岸加入WTO後，半導體產業應充分整合且發揮良性競爭，採取互補合作的策略。即可加強兩岸資金與人才的交流，雙方高

科技廠商得以充分發揮本身的資源，增進與國際大廠競爭的實力，都能互蒙其利。最後對兩岸IC設計、製造、封裝測試業三部分，以台灣廠商為主軸，在同時面對競爭者與互補者，所採取的策略提出建議。盧應辰（2006）提出我國加入WTO後汽車產業的競合策略的研究，以個案探討方式，針對五家主要汽車業者在台灣與中國大陸市場的經營策略進行分析，並歸納出其企業層級之在地與國際化策略上之表現與方向。許秀蓮（2006）的研究是透過光纖儲域網路產業中的領導廠商之深度的個案研究，來探討競合關係的形成、維持競合關係的主要因素與新競爭策略對競合關係可能的影響，以瞭解競合關係的本質。陳淑如（2012）兩岸動畫產業合作模式之初探研究則參考其他產業以競合策略的研究方法，是以競合策略「融合」的概念來探討兩岸動畫產業合作的「雙贏」（win-win）模式，融合兩岸動畫產業各自擁有的核心優勢、產業科技的發展進程、產業鏈，形成創新的力量，產業充分整合發展，採取互補合作的策略，共同經營華人市場，進而進軍國際市場。綜合上述的研究最重要的原理是「融合」，互補性的思考是一種商業模式，是設法將餅做大，而不是和競爭者爭奪固定大小的餅（許恩得譯，2004），企業在商場上可以競爭，但無需將對手置於死地，只會導致兩敗俱傷，而這就是典型的「雙輸」，反之競合策略說明了商場上是存在著合作與競爭之關係，不要忘記取得自身既得之利益，就會演變成「輸贏」。

展望未來，兩岸主要產業合作，經濟部兩岸產業搭橋專案仍將持續深化兩岸產業合作，尤其是台灣優先項目，希望能透過兩岸產業搭橋平台，具體落實結果，以壯大我國產業競爭力。誠摯期盼兩岸產業能在雙方共同努力下，一起協商突破障礙，著眼布局全球，攜手創造共融、共贏、共富的新境界。

總之，在此作者主要是整理制度理論、資源依賴、危機管理理論與競合理論與現代正義理論，以及與本書有類似相關之期刊和論文，並從中得知與本書可以相呼應之議題，並藉由此議題延伸探討，透過期刊、論文、文獻等相關文章的探討，以讓本書內容更加有系統性，也希望透過其研究結果及相關缺失，以作爲讀者日後之參見。

第五節　現代正義理論

現代正義理論，較具代表性者爲羅爾斯（John Rawls）。羅爾斯在其《正義論》（*A Theory of Justice*）一書中，指出「正義即公平」（Justice as fairness）之觀念。羅爾斯自兩個面向去建構正義理論之體系，一爲形式正義（formal justice），另一則爲實質正義（substantive justice）。形式正義係要求法律上必須以同等之方式來對待相同之情形，其實行不應受任何個人主觀之想法所左右。此種正義之面向，並不要求其法律規範背後之原理原則是否符合實質上正義之要求，意即，雖然該法律規範之原理原則並不公平公正，只要執行者依該法律或法規範之規定對相同情形爲同等之方式實行運作，即可謂已符合形式上之正義。實質上之正義，則係更進一步要求法律規範之原理原則及內容必須「公平」（fairness），即必須合理地分配社會利益。其所要求者不僅係不偏袒地執行既定的分配制度，且須不偏袒地分配社會權益（李佩芷，2013）。

羅爾斯之正義理論在上述體系之建構下，發展出更細部之原則。依羅爾斯之正義理論，其認爲社會正義就是自由平等之人將社會當成一個公平之合作體系，所同意制定之公共原則，也就是羅爾斯正義理論之原則，包含自由原則（the principle of equal liberty）、機會均等原則（the principle of fair equality of opportunity）及差異原則（the difference principle）。以下茲就各原則之內容作一體系化、層次性之論述。

一、正義第一原則為「自由原則」

係指每個人都有同等權力擁有充分且平等之基本自由體系，該體系要與他人所擁有之同樣的自由體系相當。

二、正義第二原則為「機會均等原則」

係指在以自由爲前提之下，若出現社會或經濟之不平等時，其不平等必須滿足機會均等原則以及差異原則。機會均等原則，係指在不平等之條件下所存在之職務與職位，必須在機會公平之狀況下對所有人開放，而使所有人均得受益。

三、正義第三原則「為差異原則」

差異原則係指關於積極之不平等分配之差別待遇，其不平等之分配必須係對社會中最不利者或弱勢族群產生最大利益。關於差異原則之適用，在不同層面上又有不同之要求。首先，關於機會上之不平等，必須使社會地位較不利之人，即社會上弱勢之人獲得更多的機會，例如身心障礙者之定額進用，或是對於視障同胞特別立法保障其從事按摩業等例。至於另一層面，則係認爲當正當儲存值原則（the just saving principle）要求過高時，國家必須減輕承受重擔者之義務。羅爾斯認爲，正義之問題不僅存在於當代，同時亦可能存在於代際之間，爲避免當代之人僅顧及其自身利益而枉顧下一代人之利益，而要求當代社會必須累積適當之資產，此資產之累積即爲正當儲存值，如此始得維護代際正義。然而正當儲存值之設定亦不應過高，以避免有害當代人民之生活態度、生活品質、擴大貧富差距或干擾經濟發展之效率。例如社會安全制度在設計上，應避免過度對目前有請求權者為過當之給付，以保障下一代人民過度負債而對其生存發展產生負面影響，此亦為一種永續經營之理念。

上述羅爾斯所提出之各個原則，有其優先順序。首先，自由原則優於機會均等原則與差異原則，例如社會不得以增加經濟利益之名義，犧牲個人之基本自由，自由不可因自由本身以外之因素而受到限制，因此基本人權不可與其他價值做任何量化比較或交換。而機會均等原則亦優於差異原則，在做到機會均等原則後，才考量差異原則之適用。羅爾斯所提出之正義理論，延續康德所強調對個人主體自由之尊重，而認為國家不應直接限制人民之自由權利，並且應平等地讓所有人享有相同之權利。除非此不平等狀態之存在，能使每個人所能獲致之利益最大，否則此一不平等狀態即不應存在，國家應消除此不平等狀態。正義理論之提出引起了不少爭議，自由主義論者認為提供公平之機會均等條件之形式平等即可，因為如果再進一步要求實質平等，而去對最不利者產生最大利益之差異補償，如此即違反了形式平等，而造成機會均等與差異原則之衝突，同時亦侵犯了人民之自由權利，而形成自由原則與差異原則之衝突。而平等主義論者，則認為一味地強調自由優先性將影響機會均等與差異補償，如此係有利於富有者與剝削者階層，仍然會造成正義原則之衝突。因此羅爾斯強調應建構正義原則之優先秩序，並且明確區別形式平等與實質平等，儘量減少先天自然因素與後天社會因素所帶來之不平等，而避免後天個人非理性因素所帶來之不平等，以調和上述之衝突。

社會資源之有限性，社會安全法制不可能使國家無限度地提供社會給付，因而涉及資源如何分配之問題，應如何制定資源分配之標準，前述之正義理論即為其具體化之重要標準。據前述之正義理論，表現在社會安全法制上，即認為只有當個人或社會無法自主形成最佳狀態時，始得藉由國家積極立法提供社會給付，並遵循社會連帶原則強化法制建構之基礎。社會安全法制之規劃，若無完善之制度設計與配套措施，極可能造成國家之財政與國民負擔之沉重壓力；而人民基於自利之心理，亦可能不正義地浪費社會共同資源而造成分配之失衡。因此對於社會資源分配爲中心之社會安全法制，其規劃與分配方式應依循平等原則建立一定之給付標準。

魯貴顯（2002）提出社會不平等與社會結構的基本上是從「結構／個體」差異出發的。其中：(1)在個人主義之下假設了，人原本是平等，但另一方面又由於社會結構而使得不平等出現並得以辨識。據此，此取向強調社會結構因素（收入財富、教育程度、社會聲望等）對於個體的影響。但是，社會學極容易在設定社會結構因素時反省到，因素的選取往往是任意的，因此，此取向研究者就將此反省投射到（研究對象中的）個體本身，也就是將個體視爲一個有選擇能力、自省能力的人，社會結構也因此不再占有絕對的影響力，而此種相對化表現在——結構研究中增加了因素的類別以及將因素之間的比重相對化。氛圍以及生活風格研究應是屬於此類反省；(2)這種反省由「結構／個體」差異中的結構走向個體。雖然不否定社會結構所給予的行動限制，但主要仍在強調個體的價值取向、生活態度、審美觀、體驗等等，才是不平等、差異的製造者。

Young（1990）所提出個體的差異乃是結構不平等的差異所造成，個體因性別、族群、社經地位、教育程度、能力、社會資源等的差異而造成個體的差異觀點。老人安養除了老化問題之外，還有因人口結構變化所產生的社會老化（高齡化）問題，尤其後者可能牽動整個社會體系。因爲隨著家庭照顧功能的減弱，過去主要依賴家庭的長期照顧乃成爲社會問題。老人所養是個人及家庭責任抑或國家社會責任，前者個人及家庭責任，不僅是經濟養老還有生活照料及精神慰藉；後者社會養老，主要是由政府和社會對老年人提供福利，包括物質生活福利、醫療保健及文化服務設施。今日的家庭功能式微，老人照顧儼然是家庭的負荷及壓力之一；而老人所養更包括了經濟、醫療及生活文化服務之提供，此種提供實乃個人及家庭所不能負荷。老人安養的福利服務輸送有賴於政府部門、商業部門與非營利部門等三個部門的合作，這些部門的合作以營造老人安養產業更是福利多元化（welfare pluralism）的體現，更是公民社會力量的體現。

「公私部門協力」強調是為了解決一些財政上之壓力的一種資源整合途徑，而且範圍廣，尤其強調將私組織納入協力網絡中，運用資源和經費補充政府財力的不足，雙方或多方共同協力，辦理公共性事務。此外，「公私協力」也包括跨部門之組織間，為了實現彼此之需求，而進行長期之合作與資源分享，此概念之中除了單純的協力外，又多了跨部門之概念（李宗勳，2004）。而「夥伴關係」是對於需要財務與人力投資之計畫的共同承諾一致目標的完成，公共與私部門的夥伴共同承擔風險、權威與責任，需要公部門與私部門密切的、明白的、正式的合作（林玉華，2002）。老人安養服務是家庭機構與社區之間的關係，社區與機構對家庭的支持是充分的老人福利支持與補充性的服務業務。然而人民的需求是無限的，政府及社區的資源是有限的，政府如何在公共托老政策的倡導與經費的編列，透過社區的民間組織扮演公私協力的夥伴關係，以健全及充實老人安養產業，才是充分節省政府公帑及充實民間支持家庭達成公私協力的最佳表現。

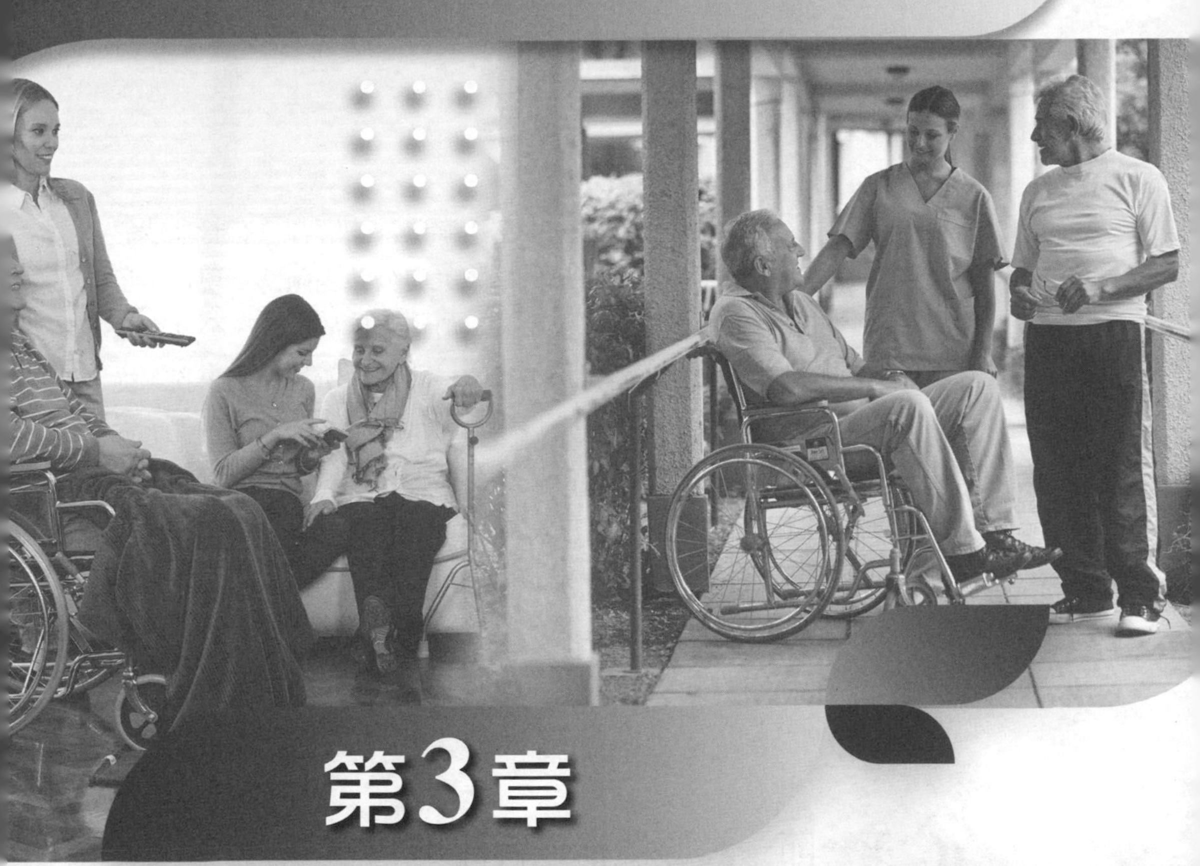

第3章

長照機構行政管理

- 長照機構之行政
- 長照機構行政之原則
- 長照機構之籌備原則
- 長照機構立案程序
- 社區式長期照顧服務機構設立標準與規範

「行政」（administration）依《韋氏字典》的解釋，有管理或導引事務之意；依《辭彙》之解釋，係指國家與公共團體為實現預定目的所做的事務與行為。行政應用很廣，一般可應用於政治、公共政策及組織管理。從政治層面來看，係指行政機關依法所管轄的事務；從公共政策層面觀之，係指政府政策規劃與執行結果的一連串過程；從管理學層面觀之，組織行政是由計畫、組織、人員、指導、協調、報告與預算等持續不斷的歷程，以有效處理組織事務。

社會愈進步，就愈依賴各專業的分工，因此社會上就產生大規模的組織，舉凡政府組織、私人企業、學校、團體等，而有組織就會產生行政。簡言之，行政即一個機關有效管理人、事、財、物等行為，以達成目標的過程。

第一節　長照機構之行政

長照機構可分為公立、私立及公設民營三種，其行政工作性質含政府及企業組織，在管理仍有一些相異之處。因為政府是以服務為目的，而其成效不易評估，但私立企業是以追求其利潤之績效為首要目標。長期機構在理念上，營運上及專業上應有責任與義務； 理念上長照機構不僅是營利單位，更具有社會福利的宗旨與目標；營運上要有人、事、財務及環境等行政管理的有效策略；在專業上更有社工與護理的專業行為，以維護住民及其家庭的權益。管理之行要在於行政，有效的行政管理，不僅可為機構帶來績效，更可帶來利潤。

一、行政組織應具備之條件

行政組織乃是針對推行公共事務所建立的行政機關，屬於行政組織或科層體制組織的一種（沈俊賢，1992）。而張潤書（1986）也引述了Weber的觀點，認爲此類行政組織應具備下列五種條件：

1.機關內各個部分有固定的權力範圍，通常備有法律明文規定。
2.上下單位間有層級統屬的關係，上級單位對下級單位有指揮、監督及命令之權；而下級對上級則有絕對服從之義務。
3.辦公人員一般都須經過專門的知識訓練，唯有具備規定資格的人才可被錄用。
4.辦公人員領取固定的薪水，可依照一定的步驟升遷，並可以把自己的工作當作終身的生涯。
5.處理行政事務必須遵循一定的規則和程序。

二、行政之範圍

長照機構的行政乃是機構依據住民照護原則，運用科學方法，對機構內人、事、財、物做最有效的處理，以達到組織效能，以增進住民衛生、保健、照護目標的歷程。長照機構行政之範圍，分列如下：

1.行政組織編制：長照機構爲達到照顧目標與行政效率，須有系統而適當的行政組織，視其規模之大小、公私立別及人員多寡而定。決定長照機構行政組織編制時，須注意法令依據及管理的方便。私立的長照機構尙須注意董事會組織，是否爲法人等問題。
2.行政計畫與長照機構業務分掌：長照機構的行政工作相當複雜，爲求行政績效，須擬訂周密的長照機構行政業務實施計畫、行事曆、各部門年度工作計畫等，而每一部門的工作人員如何分工合作，則須明訂長照機構業務分掌明細表，以推動業務之順利進行。

3.各項會議與規程章則：有關長照機構的會議可依規模大小做彈性調整，通常有長照機構業務會議、品管會議、主管會議、各類研究會議及家屬座談會等。規程章則方面，長照機構可依需要訂定，以適應行政需要，讓全體員工有依循準則。

4.實務工作：如客源招攬、住民屬性分配、住民資料建立、訂定日常生活作息時間表規劃、住民適應評量等工作，尤其在照護品質的提升方面，實務部門須做周詳的規劃。

5.照護工作：住民的學習活動與保健工作不可分割，有些長照機構將住民學習與保健工作合併爲社工組的工作，如規模較大，可分成兩組人員分掌。照護工作包括每日餐點調配與管理、復健、心靈課程、個人健康維護、家屬座談及訪視安排、沐浴以及住民活動和休閒安排等。

6.總務工作：包括文書、圖書、庶務、經費等工作，如公文、檔案的管理；輔具、日常活動用品、圖書等的採買與保管；長照機構建築、房舍設備修繕；經費的分配管理等，都是總務工作。

綜合上述，長照機構從事住民養護及照顧的工作，依長照機構的行政組織，設有養護、社工、總務等組。養護組掌理住民入住登記、安排日常及休閒活動、實施住民健康評量、住民生活教育、衛生保健、家庭聯絡以及住民安全及後事規劃與殯喪服務等工作；總務組掌管長照機構文書、事務及會計出納等工作；社工組掌握住民個案記錄、家庭訪視以及住民權益等工作。養護組一般有護理人員及照顧服務員；總務組有庶務、會計及出納等行政人員；社工組有社會工作師（員）。長照老人機構要能維持高品質的服務，必須能依據機構宗旨、理念、發展出優良的行政管理系統，擬定各種人員的角色職責，建立合理的薪資與獎勵制度，持續具有前瞻性的員工教育制度，完善落實的考核制度，建立各種工作標準、資訊系統的建立、健全的財務管理制度、品質控制，定期統計與分析資料，以作爲改進的依據。

三、長照機構行政之問題與契機

隨著社會變遷及法令、制度、政府介入，加上人口老化的影響，台灣長照機構之數量與品質有相當明顯的變化，基於同行競爭、政府監督、管理與輔導之因應，機構愈來愈重視如何管理以提高行政效率的問題。

長照機構可分爲老人福利機構、護理之家、養護機構、安養機構，其在法規依據功能，主管單位各有不同（**表3-1**、**表3-2**）。

表3-1　慢性醫院、護理之家與老人福利機構人員標準比較表

類別	護理之家	長期照護機構	養護機構	安養機構
醫師	視業務需要得置專任或特約醫師。	視業務需要得置專任或特約醫師。	視業務需要得置專任或特約醫師。	視業務需要得置專任或特約醫師。
護理人員	1.每15床至少應有1人。 2.24小時均應有護理人員值班。 3.設有日間照護者，按登記提供服務量，每登記提供20人之服務量，應增置1人。	隨時保持至少有1位護理人員值班。每照護15位住民應置1人。若設有日間照護者，每提供20人之服務量，應增置1人。	1.大型：隨時保持至少有1位護理人員值班。每養護20位住民應置1人。 2.小型：得以專任或特約方式辦理，隨時保持至少有1位護理人員值班。	1.大型：隨時保持至少有1位護理人員值班。 2.小型：得以專任或特約方式辦理，隨時保持至少有1位護理人員值班。
藥師	視業務需要得以專任或特約方式辦理。	視業務需要得以專任或特約方式辦理。	視業務需要得以專任或特約方式辦理。	視業務需要得以專任或特約方式辦理。

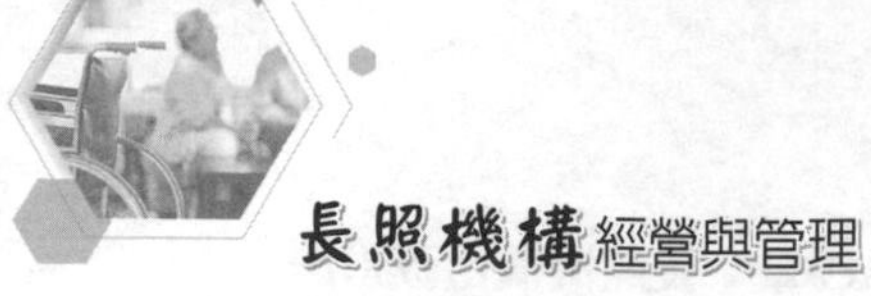

（續）表3-1　慢性醫院、護理之家與老人福利機構人員標準比較表

類別	護理之家	長期照護機構	養護機構	安養機構
物理治療人員	視業務需要得以專任或特約方式辦理。	視業務需要得以專任或特約方式辦理。	視業務需要得以專任或特約方式辦理。	視業務需要得以專任或特約方式辦理。
職能治療人員	視業務需要得以專任或特約方式辦理。	視業務需要得以專任或特約方式辦理。	視業務需要得以專任或特約方式辦理。	視業務需要得以專任或特約方式辦理。
服務人員	每5床應有1人以上。	每照護5位住民應置1人。	1.大型：每養護8位住民應置1人。 2.小型：每養護8位住民應置1人。機構內隨時保持至少有1位服務人員值班。	1.大型：每安養15位住民應置1人。 2.小型：每安養15位住民應置1人。機構內隨時保持至少有1位服務人員值班。
社會工作人員	1.未滿100床者，應指定專人負責社會服務工作。 2.100～200床以下者，應有1人。 3.200床以上者，至少應有2人。	1.未滿100人者，應指定專人負責社會服務工作。 2.100人以上未滿200人者，應置1人。 3.200人以上者，至少應置2人。	1.大型：至少應置1人，每養護100位住民應增置1位。 2.小型：視業務需要得以專任或特約方式辦理。	1.大型：至少應置1人，每安養80位住民應增置1位。 2.小型：視業務需要得以專任或特約方式辦理。
其他	1.應有指定人員管理護理紀錄。 2.視業務需要得置專任或特約營養師。	視業務需要得置專任或特約營養師。	1.大型：視業務需要得置行政人員、專任或特約營養師或其他工作人員。 2.小型：視業務需要得置專任或特約社會工作人員及其他必要人員。	1.大型：視業務需要得置行政人員、專任或特約營養師或其他工作人員。 2.小型：視業務需要得置專任或特約社會工作人員及其他必要人員。

註：1.以「老人福利機構設立標準」及「護理機構分類設置標準」內容為主。
2.大型機構之規模為收容人數50人以上300人以下為原則；小型機構之規模為收容人數5人以上未滿50人。

資料來源：老人安養護理資訊網，http://www.care-old.com/show_news.php?id=72，檢索日期：2013年5月10日。

表3-2　老人福利機構與護理之家功能比較表

類別	護理之家	長期照護機構	養護機構	安養機構
服務對象	1.罹患慢性病須長期護理之病人。 2.出院後須繼續護理之病人。	以照顧罹患長期慢性疾病且需要醫護服務之住民為目的。	以照顧生活自理能力缺損且無技術性護理服務需求之住民為目的。	以安養自費住民或留養無扶養義務之親屬或扶養義務之親屬無扶養能力之住民為目的。
病患評估原則	1.對其服務對象，應於收案48小時，由醫師予以診察。 2.應依病人病情需要，至少每月由醫師再予診察一次。			
主管單位	衛生主管機關	社會福利主管機關	社會福利主管機關	社會福利主管機關
申請資格限制	公立、私立（財團法人、獨立型態）	公立、私立（財團法人、小型）	公立、私立（財團法人、小型）	公立、私立（財團法人、小型）

註：以「老人福利法」、「私立老人福利機構設立許可及管理辦法」及「護理機構分類設置標準」內容為主。

資料來源：老人安養護理資訊網，http://www.care-old.com/show_news.php?id=72，檢索日期：2013年5月10日。

根據86年6月新修訂的「老人福利法」第二章第九條規定，老人福利機構可分爲長期照護、養護機構、安養機構、文康機構及服務機構五大類，而新的「老人福利機構設置標準」也於民國87年6月17日頒布，使得老人福利機構的設置有了新的標準，而新的設立標準也將小型機構納入該法規中，使原先台北市、高雄市、台灣省自行頒定的小型社區養護機構的設置、輔導標準等均因應新法的標準而有所修改或調整。現就長期照護機構、養護機構及小型安養機構的相關法規內容整理如**表3-3**。

表3-3　老人福利機構之法規規定

類別	長期照護機構	養護機構	小型安養機構
依據法規	老人長期照護設立標準及許可辦法（草案）	老人福利機構設立標準（87.6.17）	老人福利機構設立標準（87.6.17）
收容數	應具50人以上，300人以下之規模。而小型長期照護機構應具備5床以上未滿50床之規模	應具50人以上，300人以下之規模	應具備5床以上未滿50床之規模
護理站設備	準備室、工作台護理紀錄、藥品及醫療器材存放櫃應有之急救設備輪椅、汙物處理設備	應具備有基本的急救設備、準備室、工作台、治療車、護理紀錄櫃、藥品及醫療器材存放櫃	應具備有基本的急救設備、護理紀錄、被褥、床單存放櫃及雜物之貯藏設施

除了上述的法規外，在機構的設置方面仍需符合下列法規的規定：

1.建築物之設計、構造與設備，應符合「建築法」及相關法令規定，並應具無障礙空間。
2.消防安全設備、防火管理、防焰物品等消防安全事項應符合「消防法」及有關法令規定。
3.用地應符合土地使用管制相關法律規定。
4.用水供應需符合飲用水水質標準。
5.環境衛生應具適當之防治措施。
6.其他法令有規定者，依該法令規定辦理。

老人福利機構工作人員有院長（主任）、護理人員及服務人員，其工作職掌參見**表3-4**。

2013年，主管老人養護機構的社會司及護理之家的行政院衛生署已合併爲衛生福利部，日後的業務工作統由衛生福利部的社會及家庭署掌理。依「衛生福利部組織法草案」，其中第五條第五款爲：「社會及家庭署：規劃與執行老人、身心障礙者、婦女、兒童及少年福利及家庭支持事項。」

表3-4　老人福利機構工作人員規定及職責

類別	長期照護機構	養護機構	小型養護機構
院長（主任）	·應置1人 ·職責：綜理機構業務，督導其機構所屬護理人員及其他人員應善盡業務上必要注意之事項	·應置1人 ·職責：綜理機構業務	·應置1人 ·職責：綜理機構業務
護理人員	·隨時保持至少1位護理人員值班 ·每照護15位老人應置1人，負責辦理護理業務 ·設有日間照護者，提供20人之服務量時，應增1人	·隨時保持至少1位護理人員值班 ·每照護20位老人應置1人 ·職責：負責辦理護理業務與紀錄	·得以兼任或特約方式辦理 ·機構內保持至少有1位護理人員值班
服務人員	·每照護5位老人應置1人 ·職責：負責老人日常生活照顧	·每養護8位老人應置1人 ·職責：負責老人日常生活照顧	·每養護8位老人應置1人 ·職責：負責老人日常生活照顧 ·機構內隨時保持至少1位服務人員值班

(一)長照機構之問題

有關台灣長照機構在2011年所面臨之問題有六，分述如下（蕭明輝、吳長勝、蔡恩子，2011）：

1.缺乏單一窗口，行政服務未能整合：回顧台灣長期照顧相關政策與計畫，包括隸屬社會行政體系下之「老人福利法」、「社會政策綱領」、「加強老人安養服務方案」、「十年長期照顧計畫」；隸屬衛政體系的「建立醫療網第三期計畫」、「老人長期照護三年計畫」、「長期照護制度先導計畫」；隸屬於勞工行政體系的「因應家庭照顧殘障者人力短缺暫行措施」（陳正芬，2011；詹火生，2011）等。

2.照顧資源不夠周延，未能提供「服務連續體」（continuum of service）：從「服務連續體」的概念來看，老人照顧服務是一種連續性照顧，包括健康的老人居住在家中，隨著身體老化衰弱的變化，由輕微到嚴重，服務的內涵與場合也將會有所不同（顧燕翎等，2004）。

3.評鑑合格率占87.5%，仍有12.5%之比率在乙等以下：在2011年的老人養護機構評鑑128家，在中央主管之機構中，優等有5家（占3.91%）、甲等13家（占10.16%）、乙等9家（占7.03%）；在縣市政府主管機構中，優等有9家（占7.03%）、甲等44家（占34.38%）、乙等32家（占25.00%）、丙等14家（占10.94%）、丁等2家（占1.56%）。此結果顯現不合格之比率落在地方政府所主管之機構，也顯現資源有分布不平均之現象。而在全台灣有416家護理之家接受三年一度的評鑑，甲等占床九成（黃天如，2012）。然而專家學者卻指出衛生署護理之家評鑑有過鬆之嫌；同時發現台灣長照機構常見之缺失有：(1)夜間人力照顧不足；(2)行動不便的長者或病患無法自主避難；(3)部分養護機構設置樓層過高；(4)安全門遭關閉，出入口標示燈沒有24小時保持明亮，無法指引逃生（黃天如，2012）。

4.小型機構基於營運成本，不易配置其他專業人力；超收住民、額外收取費用，老人及家庭負擔重，由福利變成營利。

5.同行競爭激烈，收費標準不一。

6.專業人員不足及成本過重。

(二)長照機構之契機

1.護理之家設置標準及評鑑檢討：由於2012年10月24日發生署立新營醫院北門分院火災事件，引爆長照機構人力不足，以及消防演練未及夜間問題，引起政府及社會關注，責成專家學者對護理之家設置標準及評鑑通盤檢討，眞是呼應危機即轉機。此外以獎勵與輔導以淘汰良莠不齊的機構並減少未立案機構。

2.衛生福利部設立，整合長期照護服務：2012年行政院終於定案將社會福利業務從內政部移出，並與衛生業務整合爲衛生福利部，使相關業務能相輔相成，尤其是福利與衛生體系整合。

3.建立服務連續體：未來將我國長照體系的建構並延伸至急性醫療體系，再發展亞急性照護體系，以提供個案無縫性連續性照護服務（陳正芬，2011）。此外，蕭明輝等人（2011）希望藉由衛生福利部的整合，提升長期照護機構功能的過程，並強化住民服務連續體的概念，並建設成未來的做法：

(1)政策性鼓勵老人養護機構運用機構資源結合醫院推展社區化服務。

(2)長照機構內推廣安寧療護。

(3)加強醫療外展服務。

(4)以長照機構爲據點，建構可及性的長照醫療網。

(5)整合共享醫療照護資源，以節省雙方的經費與人力。

(6)推展失智症照顧及家庭照顧者服務，因應多元需求。

4.強化評鑑考核與照管制統、增進服務效能。

5.加強多元宣導與教育，深化民衆認知。

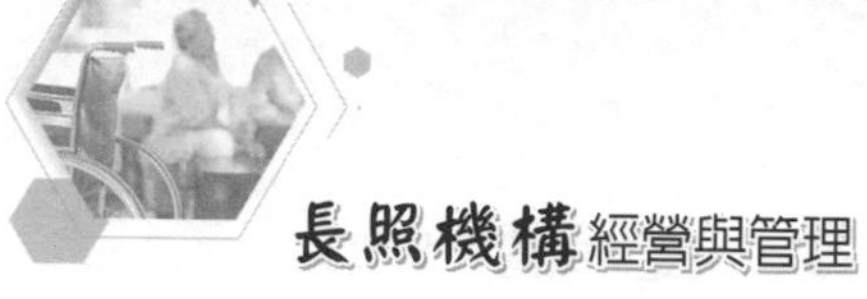

第二節　長照機構行政之原則

一、長照機構行政之原則

任何組織必須兼顧效率（efficiency）和效能（effectiveness）才能發揮組織功效。機構行政之原則，可歸納如下：

1.專業化原則：工作人員要有專業知能與素養，才能以專業理念從事照護工作。

2.科學化原則：行政要掌握資訊化，運用有組織、有系統的方法，處理各項業務。

3.學術化原則：機構工作人員要隨時進修與研究，掌握動態訊息，以有效解決照護之實務問題。

4.民主化原則：處理行政，多運用會議方式，集思廣益，以求取最大問題解決之效果。

5.整體化原則：機構有各層面組織，要去除「本位主義」，加強平行聯繫，謀求整體發展，以達行政目標。

6.彈性原則：事務處理宜要保持充分的彈性，以適應環境可能之變化與發展，以達事半功倍之效。

7.績效原則：行政之目的在追求組織之績效，尤其是住民保健和社會效益。

長照機構雖不似組織，但其行政卻有其相同之處，可為公立、私立之區分。從組織學之觀點，「長照機構行政」簡單而言，即指長照機構的一切事務管理。具體而言，長照機構行政工作包括長照機構事業經營，維持長照機構秩序，提供高品質的服務照護等事項業務。長照機構行政的目的，一方面在於提高長照機構行政的成效，另一方面避免單憑經驗而衍生紊亂與浪費的執行方法。所以說來，「長照機構行政」是依據住民照護的原理和經濟原則，按一定的計畫和方法，對於長照機構內一切組織上、設施上、工作上的所有問題，做最適當的處理，藉以提升長照機構行政的功能，以達成老有所托（顧）的使命。此外，長照機構是屬於住民照護的使命，以配合國家發展任務、家人期待以及住民個體的福祉，必須要由專業及熱心的工作人員，以「住民福祉」非「只顧營業目的」的理念來執行，才能達成目標。總而言之，長照機構行政是達成住民照護的必要手段之一。

二、長照機構工作基本原則

長照機構行政人員代表國家執行住民福利政策，應以科學方法實現立案的住民照護宗旨，達成住民照護目標爲目的。從事照護機構行政工作者，也必須遵循適當的工作原則作爲準繩，而長照機構之基本原則分述如下：

1.符合住民照護宗旨適合住民福利需求：長照機構以促進身心健康、尊嚴與社會發展，並配合家庭需要，協助家庭安心工作，藉以增進住民福祉爲宗旨。所以住民長照機構各項行政工作，其目的在於施行住民照護，因應符合長期照護及發展宗旨，實現住民照護目標。

2.配合社會需要與社區發展：長照機構實施住民照護計畫，除符合住民照護宗旨外，應配合社會發展需要與社區發展，並顧及社區的人力與物力，期能順利實施。長照機構行政工作更應與社區建立密切關係，使長照機構成爲社區福利工作中心，藉以發揮住民福利社區化之功能。

3.符合民主精神：長照機構推行住民照護工作，依循民主精神，實施民主程序。依民主之安排，最重要便是尊重個人的人格，促進員工自覺參與，並能使行政工作公開透明化。

4.講求行政效率：行政是有其步驟及程序的活動，欲達成預期的效果，在行政職責的劃分上，應實行分層負責，兼顧分工合作，以貫徹上級之領導作用，使工作人員能有表現其創新才能的機會。而在行政工作的分配方面，應顧及工作人員的專長及工作均衡的原則，在工作處理上應符合科學方法及行政原則，如計畫、執行、考核等步驟，並採取科學方法不斷改進及檢討，以符合在最短的時間獲得最大的效果。

5.強調協調工作：長照機構是有組織的團體，加上住民照護工作涉及不同的專業人員，所以彼此在工作的協調、服從領導等各方面能合作無間以達到組織的目標。

6.重視與社會及家庭的聯繫：家庭的功能是提供家人親情及照顧的場所，當住民不得已要離家接受機構照護，機構遂成爲社會組織的一環，故長照機構不容脫離社會而孤立，也不能不兼顧社會發展的需要。

7.科學研究促進服務創新品質：長期照護工作及保健事業日新月異，故事務處理不能依循成規故步自封，自然不符合科學進步的趨勢。長照機構人員應有革新、創新、研究精神，以使照護工作的發展符合科學及進步的原則。

8.發揮專業化精神，維護住民尊嚴及福祉：長期照護工作是一門專業，工作人員必須接受專業訓練，故長照機構行政「專業化」係指一切行政措施應依住民發展照護原理，配合個別化需求，以學術領導行政，以落實長照目標，發揮有品質的住民照護工作。

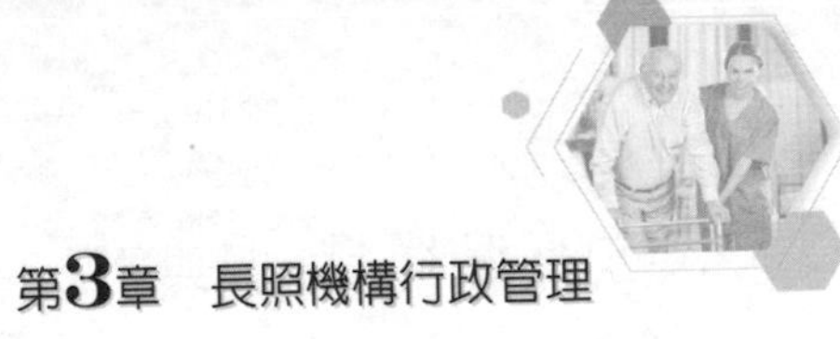

第三節　長照機構之籌備原則

護理之家自1993年8月「護理機構設置辦法」公告後，護理人員才能設立護理機構，可分爲護理之家，居家護理及產後護理機構。機構之籌備及工作策略將是造就其成功與否的重要關鍵。然而，這些策略性的計畫只是籌備計畫的起點，尤其是負責人或領導者，其角色即是明確的訂定計畫發展及組織目標，這在籌備計畫之初是不可忽略的。因此，不管策略如何，各機構對於機構宗旨、市場評估、照顧理念、財務評估、建築空間之規劃、人力設備及來源等應做最完善的準備。

機構籌劃有三個目的：(1)用來發展機構的經營策略，主要是讓該機構的籌備單位溝通並促使機構運作；(2)作爲籌備預算的當然依據；(3)提供一個監控進度的工具，並於計畫進行過程中作爲修正的依據。

機構籌備計畫也可與機構其他部分計畫，如研究發展、設備採購、人力資源、財務籌劃等支持性計畫同時發展，最好是由團隊來發展，一般可分爲機構籌備程序、籌備訊息、傳播等過程。其考量的要點，分述如後：

一、評估社會需求

透過各種資訊蒐集，依據SWOT（strengths、weaknesses、opportunities、threats）的原理，評估市場的需求與機構發展的機會，然後再依政府的社會發展政策來作爲評估。一般做市場調查，可依目前社區現存相關機構的數量、評鑑等級等資訊來做評估。

二、地點選取

地點之選取除了考量現有社區的占床量、現存機構之定位與品質之外，最好是交通方便的地方，靠近大眾運輸樞紐最好，方便讓家屬能隨時來探望。地點決定之後，接下來是建築師構圖，遵守法規是必須的，但法規常是最低要求，機構最好能超越法規的要求，以便日後隨時可因應法規的修改而有改善的空間。此外，在構圖的過程中應隨時掌握進度以便隨時修訂。

三、財務評估

機構之規劃最大的財務支出是土地、房舍所需經費；機構的規模是大型或小型，將影響床位數、空間設備以及人力配置等。

(一)土地、房舍所需經費

土地最好要交通便利；房舍不論是新蓋的、改建的，必須由建築師規劃，而建築物更要包括使用執照及空間規劃（杜敏世，2013）。就土地之使用合法性而言，要查明欲設置護理機構之所在地房舍是否准予改設護理機構，包括土地的使用目的及變更等問題。

如果原有使用的房舍其用途不是護理機構，則須變更使用執照，且改變後的設計需要申請建管單位審核，是否合於護理機構之建築規範，消防設施及無障礙設施是否合格；所有隔間牆、走道、牆壁、地板、天花板，均須採防焰材料。

(二)空間規劃

空間規劃的注意事項如下（**表3-5**）：

1.總樓地板面積，每床平均應有16.5平方公尺以上（不包括車庫及宿舍面積）。

2.每個房間不得多於6床，此爲法規之規定（日本自2013年起已規定新設立的老人長期照護機構只准設立一人一間之方式，以維護個人的隱私權）。

3.每個房間應有自然採光之窗戶。

4.走廊淨寬至少1.4公尺，病房、病室及衛浴設備，至少應各有一扇門，且寬度至少爲0.8公尺，應考慮以輪椅可通過的寬度爲原則。

5.樓梯處應有護欄，以防輪椅及老人跌落。

6.主要台階應有推車或輪椅之專用斜坡道。

7.浴廁、走道、公共電話等公共設施，應有無障礙之特殊設計。

8.病房不得設於地下樓層。

9.病室之相關規定如下：

(1)床尾與牆壁間之距離至少1公尺。

(2)床與鄰床之距離至少0.8公尺。

(3)每床應具有床頭櫃及可與護理站聯繫之緊急呼叫系統。

(4)每床應有床欄及調節高度之裝置。

(5)兩人或多人床之病室，應備有隔離視線的屏障物。

(6)病室最好有存放輪椅的空間。

(7)病室要有各人存放衣服之衣櫃及放置個人物品的地方。

10.護理站之相關設置原則：

(1)要有準備室、工作車。

(2)要有存放護理紀錄、藥品及醫療器材之存放櫃。

(3)應有急救設備。

(4)護理站之空間規劃宜考慮有幾位護理人員上班，不要比照醫院，設立過大的護理站，醫院的護理人員是人力主力，而且有許多醫師要使用，需要很大的護理站；而護理之家的人力主力是照顧服務員，每個護理站只有一至兩位護理人員使用，所有物品也不要像醫院護理站一般曝露於外。

11.應有餐廳的規劃，讓每位住民有進餐的地方，設計不要過大，也可省去輪椅輸送的人力及時間，最好設計成小族群的方式，10～12人自成一個生活單位，每10人一個小餐廳。根據日本失智研究中心的研究，失智長者不容易記憶超過十張面孔，只有少數人住在一起，照顧者也永遠是那幾人，大家才像一家人，有溫馨的感覺，如果團體太大易有疏離感。

12.應有多功能的活動場所，可供休閒娛樂用，例如卡拉OK、下棋、遊戲、運動等。

13.應規劃復健空間，備有復健器材，供物理治療及職能治療使用。雖然個案可以送到物理治療中心，但機構內仍應備有復健器材供使用。須復健的人數達到20人以上時，應可聘用1位專職的復健人員了。

14.環境的布置要有家的感覺。

15.應有行政人員辦公室，至少應有會計、總務、社工師的位置。

16.應有會客室或客廳供家屬使用。

17.應有主管辦公室。

18.應有學生實習討論室。通常護理學生實習每梯次10人加上老師1人，至少要有11人的討論室，可供進餐及教學討論用，且要考慮學生物品的存放空間。現在每個護理學生要實習長期照護護理，社工師也要實習長期照護社會服務，研究生要研究長期照護問題，所以足夠的教學空間是必要的。

19.應有舊病歷及會計資料存檔庫房。

20.應有各類庫存物品的儲存空間。

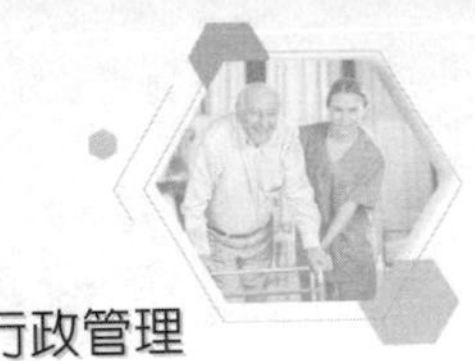

表3-5　長照機構設置標準

主管單位	衛生局	內政部社會局			
類別	護理之家	長期照護型	養護型	失智照顧型	安養型
規模（床數）	1.平均每床應有16.5平方公尺以上（不包括車庫及宿舍面積）。 2.設有日間照護者，按登記提供服務量計，平均每人應有10平方公尺以上（不包括車庫及宿舍面積）。	1.平均每位住民應有16.5平方公尺以上。設有日間照護者，平均每人應有10平方公尺以上。 2.大型：收容人數50人以上、300人以下為原則。 3.小型：收容人數5人以上、未滿50人。	1.大型：收容人數50人以上、300人以下為原則。平均每位住民應有16.5平方公尺以上。 2.小型：收容人數5人以上、未滿50人。平均每位住民應有10平方公尺以上。	1.平均每床應有16.5平方公尺以上。 2.應採單元照顧模式，每一單元服務人數以6人至12人為原則。	1.大型：收容人數50人以上、300人以下為原則。平均每位住民應有20平方公尺以上。 2.小型：收容人數5人以上、未滿50人。平均每位住民應有10平方公尺以上。
寢室（病房）	1.不得設於地下樓層。 2.應設病室並符合下列規定： (1)床尾與牆壁間之距離至少1公尺。 (2)床邊與臨床之距離至少要0.8公尺。 (3)每床應具有床頭櫃及與護理站之緊急呼叫系統。 (4)每床應有床欄及調節高度之裝置。	1.平均每位住民應有7平方公尺以上。 2.每一寢室至多設6床。 3.不得設於地下樓層。 4.收容人數50人以者，每一寢室應設簡易衛生設備。 5.每床應具有床頭櫃及與護理站之緊急呼叫設備。 6.至少設置一扇門，其淨寬度最窄為80公分以上。	1.大型：平均每位住民應有7平方公尺以上。 2.每一寢室至多設6床。 3.不得設於地下樓層。 4.收容人數50人以者，每一寢室應設簡易衛生設備。 5.室內設置之床位，每床應附有櫥櫃或床頭櫃，並配置緊急呼叫系統。	1.大型：平均每位住民應有7平方公尺以上。 2.每一寢室應設簡易衛生設備。 3.不得設於地下樓層。 4.室內設置之床位，每床應附有櫥櫃或床頭櫃，並配置緊急呼叫系統。 5.至少設置一扇門，其淨寬度最窄為80公分以上。	1.平均每位住民應有5平方公尺以上。 2.每一寢室至多設3床。 3.不得設於地下樓層。 4.室內設置之床位，每床應附有櫥櫃或床頭櫃，並配置緊急呼叫系統。 5.至少設置一扇門，其淨寬度最窄為80公分以上。

（續）表3-5　長照機構設置標準

類別	護理之家	長期照護型	養護型	失智照顧型	安養型
	(5)二人或多人床之病室，應備有隔離視線的屏障物。 3.設有日間照護者，視需要設置休息床位。 4.應設護理站，並具有下列設備： (1)準備室、工作車。 (2)護理紀錄、藥品及醫療器材存放櫃。 (3)應有下列急救設備：氧氣、鼻管、人工氣道、氧氣面罩、抽吸設備、喉頭鏡、氣管內管、甦醒袋、常備急救藥品。 (4)輪椅。 (5)汙物處理設備。 (6)應有空調設備。	7.每床應有床欄及調節高度之裝置，兩人或多人床之寢室，應備有隔離視線的屏障物。 8.應設護理站，並具有下列設備： (1)準備室、工作車。 (2)護理紀錄、藥品及醫療器材存放櫃。 (3)應有下列急救設備：氧氣、鼻管、人工氣道、氧氣面罩、抽吸設備、喉頭鏡、氣管內管、甦醒袋、常備急救藥品。 (4)輪椅。 (5)汙物處理設備。 (6)應有空調設備。	6.至少設置一扇門，其淨寬度最窄為80公分以上。 7.兩人或多人床之寢室，應備有隔離視線的屏障物。 8.應設護理站，並具有下列設備： (1)準備室、工作車。 (2)護理紀錄櫃。	6.兩人或多人床之寢室，應備有隔離視線的屏障物。 7.應設護理站，並具有下列設備： (1)準備室、工作車。 (2)護理紀錄櫃、急救設備。	6.兩人或多人床之寢室，應備有隔離視線的屏障物。 7.日常活動場所。 8.其他設備：護理紀錄櫃、急救設備。

（續）表3-5　長照機構設置標準

類別	護理之家	長期照護型	養護型	失智照顧型	安養型
藥局	不得設置藥局	不得設置藥局	不得設置藥局	不得設置藥局	不得設置藥局
物理治療室	得視需要設置	得視需要設置	得視需要設置	得視需要設置	得視需要設置
職能治療室	得視需要設置	得視需要設置	得視需要設置	得視需要設置	得視需要設置
其他			視業務需要，得設置社會服務室、宗教聚會所、安寧照護室及緊急觀察室、配膳、廢棄物焚化等所需空間與設備。	視業務需要，得設置社會服務室、宗教聚會所、健身房、觀護室或其他設施。	視業務需要，得設置社會服務室、宗教聚會所、健身房、觀護室或其他設施。

資料來源：作者整理。

四、人力配備

長照機構在人力配備的安排方面說明如下：

1.護理之家負責人：負責人應爲有內外科護理經驗之資深護理人員；如爲護理師，應有至少四年之護理經驗；如爲護士，則至少應有七年之護理經驗。

2.護理人員：與個案的比例爲1：15，實際上因爲排三班，加上休假之故，最低需要4.5人才能運作。在照顧病人的工作量上，如果個案超過50人以上，在護理時數上已超過一位護理人員的工作量，白班及小夜班需要增加護理人員，所以若床數少於50床的護理機構是相當不合經濟規模的。

3.照顧服務員：照顧服務員需要有訓練合格證書，人數與個案人數的比例爲1：5。若有50床個案，則至少應有10人；如果進用外勞，人數不得超過照顧服務員總數的二分之一；若用台籍10人，則外勞不得超過9人。

4.合約醫院及醫師：要有合約醫院之合約，以及合約醫師給予住民至少每月一次之定期診查。

5.營養師：須有合約營養師爲機構做飲食設計，至少設計六週的循環菜單，並爲每位個案做營養評估。

6.物理治療人員：須有合約或專任物理治療師爲個案做物理治療，至於要用專任或兼任人員，則依機構之服務需求量而定。

7.職能治療人員：須有合約或專任之職能治療師爲個案設計職能治療活動，至於要用專任或兼任人員，依機構之服務需求量而定，最好能讓個案每日能在機構內做復健活動。

8.社工師：個案數達100人以上就需要一位專任社工師，未達100位個案時應有專人負責社工工作，負責個案的入住適應問題、社會經濟問題，及社區資源結合問題。能夠引進社區中的志工，才能活化機構中的照顧，變得生氣蓬勃，人力成本也較低。志工的培訓與管理、活動的設計，要靠社工執行。

9.藥師：應由特聘藥師定期負責查核用藥問題。

10.廚工：須有丙級廚師證照，廚師應熟習各種食物的份量，依據營養師的設計，提供正確的飲食，按照個案的牙齒咀嚼能力，製作不同型態的食物，以及按照個人不同的熱量及需求，供應餐食；同時機構應做口味調查，供給個案喜愛的食物，護理之家是「家」，不是醫院，在醫院中個案是屬於急性期，可能是禁食，也可能食慾不振，而且住院平均只有十天左右，醫院有上千人，廚師無法顧及太多的個別喜好。而護理之家是長期住的「家」，準備食物要像在家中一樣，隨個人的喜好。有人只吃饅頭，有人只吃素，有人只吃麵，像這種特殊口味者，還是要尊重他的個別性；同時要注意個案不吃什麼菜，不可以明知道他不吃某種食物，仍將那種食物送到他面前。

11.會計：成本的精算是非常重要的，每種服務的價格要能合理訂定，才能讓消費者同意付出，要能精確依照各樣支出訂定收費價格，如病房費、護理費、照顧服務費、復健費、伙食費、洗衣費、衛材費等。由於個案的功能程度不同，所需要的照顧成本不同，例如失智症家屬可能會因個案會行走而要求降價，鼻胃灌食者的家屬會認為個案鼻胃灌食時間比餵食時間短而要求降價，除非是對每一種程度的耗費人力成本有很清楚的分析，才能讓消費者心服口服。每個月的各項支出都需要做分析，會計人員扮演很重要的角色。

12.總務：總務是機構中極重要的角色，各項採購，如伙食、衛材、灌食奶粉、營繕維修、日用品等等，都要靠總務人員。

13.清潔工：清潔工之人力視規模大小而定，如果是小型機構可以兼洗衣服、洗窗簾、圍簾。由於有休假的需要，所以小機構最好備有一位可以兼清潔及廚房之助理，作為補休假之用。

五、行政管理

長照機構在行政管理的安排方面說明如下：

(一)員工手冊

對於機構內所有相關的規定、辦法及流程等，皆須制定書面的規範以讓工作人員遵從。

1.訂定工作規則，配合機構內之各種實際狀況，並在不違背勞基法的原則下，訂定工作規則，內容包括受僱與解僱、工資；工作時間、休息、休假、請假；退休；女工；考勤、考核、獎懲與升遷；職業災害補償及撫卹；福利措施與安全衛生等內容。

2.須明訂薪資辦法及退休制度（每月須提存勞退基金），並設立員工福利委員會。

3.須有工作手冊，載明各類人員的職責及各項工作的流程及標準、技術手冊（**表3-6**）。

4.須有勞工安全手冊，明訂各項勞工安全規則，並送至勞工局審核，並依規定設立勞工安全委員會。

5.須定期做消防演習，使每位員工都能使用消防器材及認識疏散動線及方法。

表3-6　長瑞長照機構工作人員工作手冊

護理長
依「安養／養護機構設置標準」第十條規定：安養／養護機構之資深護理人員，應督導其機構所屬工作人員善盡其業務職責，其職掌如下： 1.依護理之家理念工作目標，訂定機構發展策略及工作方針。 2.負責機構之經營管理：訂定機構年度各項計畫、預算、研討、工作手冊，督導考核工作人員。 3.計畫執行並評值工作人員之在職教育進修，使照護技術標準化，提升照護品質。 4.監控評估機構之照護品質。 5.督導機構內外之溝通與協調，維護安全之照護環境，營造和樂之工作氣氛，並鼓勵員工士氣，提升至最優質境界。 6.預防及處理機構內之意外事件。 7.監測各項醫療設備衛材之正確使用維修及藥品耗材備品管理。 8.促進機構內外各項活動之有效推動。 9.代表機構列席內外會議及報告業務成效。 10.督導工作人員交班，以瞭解機構各班動態。 11.排班分配工作以維持正常運作及秩序，不得有員工怠惰之行為。 12.按規定提報各項報表與紀錄。 13.指定職務代理人，以掌握機構動態，並呈院長核准。 14.每月主持工作人員之工作檢討會，並將會議紀錄呈報相關單位備查。

（續）表3-6　長瑞長照機構工作人員工作手冊

護理人員
1.接受護理長之工作指導排班及交班事項。 2.依三班工作常規，確實執行護理工作及交班。 3.維護機構內之環境安全工作秩序清潔及安靜。 4.正確使用醫療設備，不當損壞應負賠償責任。 5.接受機構內外之在職教育，以提升照護品質。 6.與個案家屬維持良好之醫病關係。 7.與工作人員有效溝通，維持良性互動。 8.督導照顧服務員確實執行照護工作。 9.協助指導新進工作人員，促使照護品質符合機構之照護標準。 10.參與機構內之相關會議及活動。 11.依照機構訂定照護技術，確實執行以達成照護品質之標準化。 12.預防院民意外事件之發生，遇緊急狀況立即報告護理長，並有效妥善處理。 13.擬訂個案之照護計畫，提供護理諮詢，陪同醫師查房並報告個案病況。 14.遵照機構訂定之管理，每小區域每小時必須巡視乙次以上。 15.交接班須提前十五分鐘到本家準備，以利交班事宜。
照顧服務員
1.接受護理長、護理人員之工作指導排班與督導。 2.依各班工作常規，確實執行照護工作及交班。 3.接受在職訓練並遵循機構訂定之照護技術，以達成照護技術之標準化。 4.維持機構環境之安全清潔安靜，提供院民舒適之照護環境。 5.與個案家屬維持良好的互動關係，不與家屬聊天，以利作業推行。 6.遵守機構訂定之管理規章及工作倫理。 7.正確使用機構醫療設備，不當操作致損壞應負賠償責任。 8.預防病患意外事件發生，遇緊急狀況應立即報告護理人員。 9.參加每月工作人員之工作檢討會。 10.有關會議或聯誼活動，不得推諉。

(二)人員培訓

1.各類人員應明訂職前訓練計畫，並確實執行。

2.定期應舉行在職教育及個案討論會。

(三)品管制度

1.須有感染管制制度及每月之查核統計分析，應有專人負責這項工作（可以非全職，由現有工作人員中選用）。

2.須有各類人員及工作品質查核制度及考核工具。

3.依機構的運作，針對發現之問題進行品管改善。

(四)申請設立

如設立「護理之家」，99床以下者向地方政府申請，99床以上者向行政院衛生署申請；如欲設立「長期照護機構」則向社會局申請。兩者之設立標準相同，但後者若是在50床以上必須設立財團法人。

(五)評鑑

設立滿一年後必須接受地方政府之評鑑。得優等或甲等者，可隔三年再受評鑑，乙等以下者必須次年再接受評鑑。

(六)其他

1.要設計機構簡介供民眾參閱，也可送至相關機構作為轉介之用。

2.要有健保的電腦申報系統、會計電腦系統及其他業務之電腦系統。

3.要與水電、電梯、保險、冷氣、廢棄物清運、救護車、洗衣等各類公司訂定合作合約。

4.其他未盡事宜，請參見「護理人員法施行細則」、「護理機構設置辦法」、「建築法規」及「消防法規」。

5.要訂定收案流程，參見**圖3-1**。

六、定位

機構設立時要預先清楚機構經營的定位，除了占床數的機構型態

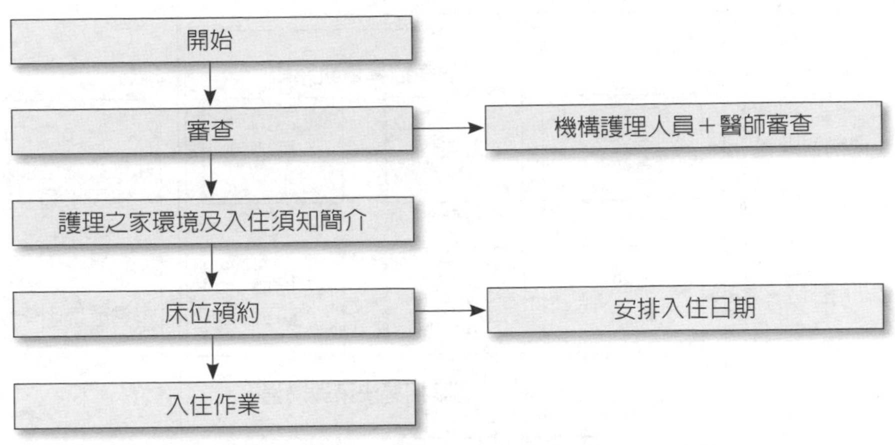

圖3-1　護理之家收案流程

資料來源：作者整理。

之外，應該朝向高品質的服務定位爲規劃目標。機構應找出自己的照護特色、經營方向，以決定機構的吸引力及競爭優勢。

七、傳播訊息

當機構完成立案後，接下來是如何讓有需求者知道機構的位址、定位及服務取向。一般長照機構之傳播訊息方式有：(1)設立網站；(2)利用DM、小傳單方式；(3)直接在醫院拜訪家屬；(4)利用醫師、醫療人員、看護介紹；(5)親友介紹。

八、有需求住民的來源分析

機構在宗旨設立及定位訂定後，接著是讓資訊在社區曝光，以推廣或廣告照護理念，接下來需要執行可信賴的住民來源資訊系統分析（**圖3-2**）。一般護理之家收案對象有二：(1)有三管（鼻胃管、尿管、

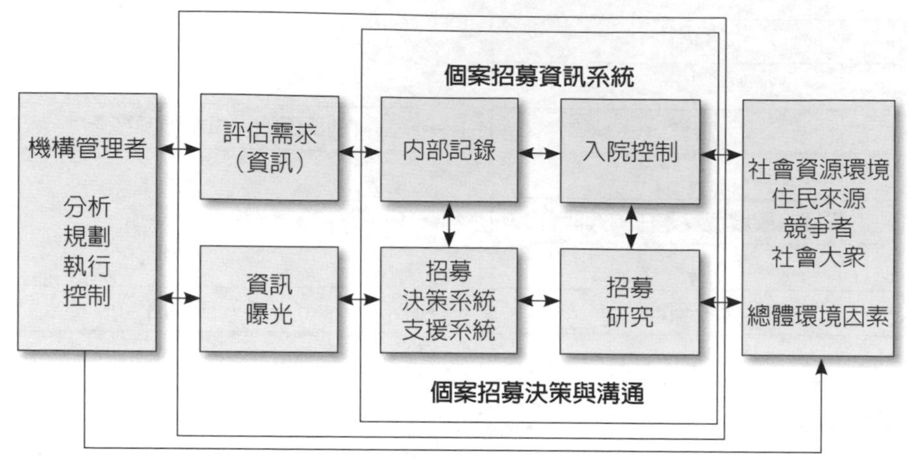

圖3-2　住民來源資訊系統分析

資料來源：作者整理。

氣切管），但病情穩定，不須使用呼吸器者；(2)癌症初期或末期者，且家屬不做積極醫療處置，未使用疼痛控制者；(3)罹患慢性病須長期療養者；(4)出院調養、短期復健者；(5)洗腎、須生活照顧者。

九、政府合作關係

長照機構隨著社會普遍之需求及法令、制度、政府政策的介入，加上高齡化社會之影響，機構之需求數量與品質有著相當的變化，尤其是區域性的發展。所以機構應能配合政府法令及政策的發展，與政府成爲長期照顧的夥伴關係。

第四節　長照機構立案程序

機構之規則完善與否是機構設立的關鍵，接下來是完成立案申請，機構才能合法正式營運，本節以老人養護機構爲例，以提供讀者參見，最重要的是讀者要依各地方政府之規定申請洽辦。有關住民養護機構之申請立案是依「老人福利法」、「老人養護機構設立標準」及「私立老人養護機構設立許可及管理辦法」。依「老人福利法」設立標準第二章規定之老人養護機構可分爲長期照顧機構、安養機構及其他福利機構。而長期照顧機構又分爲：(1)長期照護型；(2)養護型；(3)失智照顧型。其立案過程分述如下：

一、長照機構之申請程序

地方政府長照機構之申請，有四項程序：

1.申請人檢具興辦事業計畫書暨相關產權資料送本府勞動及社會資源處審核。
2.符合者准予同意籌設。
3.依興辦事業計畫書進行立案事宜。
4.實地會勘符合規定者，核發設立許可。

二、長照機構立案之應附證件

1.私有房舍：土地及建物登記簿謄本。
2.土地或建物所有權非屬機構所有者：

(1)公有房舍：附所有權單位同意提供或委託辦理老人養護機構證明。

(2)私有土地或建物：財團法人應檢附十五年之租約或使用同意書（小型機構則應檢附五年以上之租約或使用同意書），並應經法院公證；其檢附使用同意書，並應辦理相同期限之地上權設立登記。

3.建築物使用執照影本。

4.土地使用分區證明（都市土地應符合「土地使用分區」規定，非都市土地應符合「土地使用分區管制規則」規定）。

三、長照機構立案標準作業流程

長照機構立案之申請有其流程，並經不同管轄之主管機關，在實地公勘及准予籌設皆有其規定及時程（**表3-7**、**圖3-3**及**圖3-4**）。

第五節　社區式長期照顧服務機構設立標準與規範

隨著人口老化及照顧服務需求多元化，爲因應失能、失智人口增加所衍生之長照需求，提供從支持家庭、居家、社區到住宿式照顧之多元連續服務，建立以社區爲基礎之長照服務體系，行政院於2016年12月核定「長照十年計畫2.0」（簡稱長照2.0），並自106年1月起實施長照2.0，以回應高齡化社會的長照問題。「長照服務法」第9條將長照2.0服務項目由8項增至17項，其中日間照顧、小規模多機能、團體家屋皆屬於社區式長期照顧服務之範疇。而「長照服務法」第11條列出社區式長照服務之項目如下：(1)身體照顧服務。(2)日常生活照顧服

表3-7　○○縣政府勞動及社會資源處私立老人福利機構立案標準作業流程說明

作業階段	作業流程	權責單位／人員	步驟說明	作業期限
申請準備申請階段	1.領取申請表	申請者	機構名稱： (1)設立地址。 (2)創辦人姓名、電話、地址及學經歷（含三個月內戶籍謄本）。 (3)房舍概況。 (4)建築物各樓層平面圖（附隔間面積及其用途說明）。 (5)組織架構。 (6)工作人員編制名冊（職稱、姓名、身分證字號、性別、出生日期、出生地、學經歷、日支薪、地址、電話，並檢附三個月內體檢表、專業證照及學歷證明、工作人員排班表）。 (7)服務對象及人數。 (8)服務項目收容方式。 (9)經費來源與預算（含歲入、歲出概算明細表）。 (10)收費標準。 (11)財產清冊（不動產、床、保健復健設備器材、交通工具、消防設備及緊急照明設備等）。 (12)服務項目。 (13)入出機構規定。 (14)服務契約。 (15)實施進度。 (16)開辦日期。 (17)相關產權資料。	申請者辦理事項
縣府初審階段	2.縣府初審	勞動及社會資源處福利科	(1)依申請者所送資料加會相關單位暨審核興辦事業計畫書，符合者，准予籌設。 (2)不符者，退件補正。	十四日
申請準備設立階段	3.准予籌設	申請者	申請者依准予籌設之興辦事業計畫書進行設立許可事宜。	依申請者準備進度
核發設立許可階段	4.縣府實地會勘	勞動及社會資源處福利科、衛生局、消防局等單位	(1)會勘後依興辦事業計畫書辦理。 (2)符合衛生單位等相關規定。 (3)符合消防單位等相關規定。 (4)符合建築管理單位等相關規定。	十四日

資料來源：作者整理。

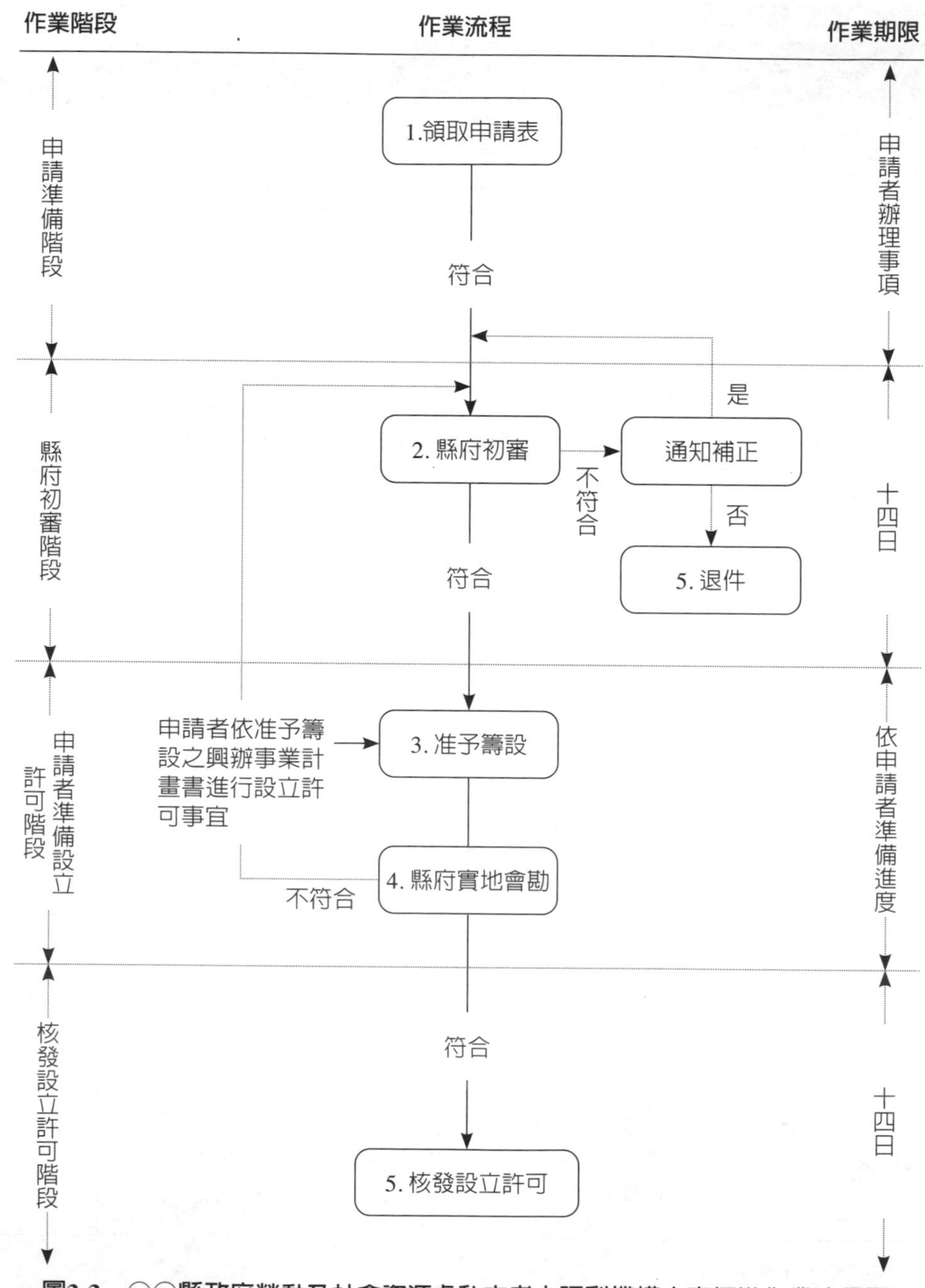

圖3-3　○○縣政府勞動及社會資源處私立老人福利機構立案標準作業流程圖

資料來源：作者整理。

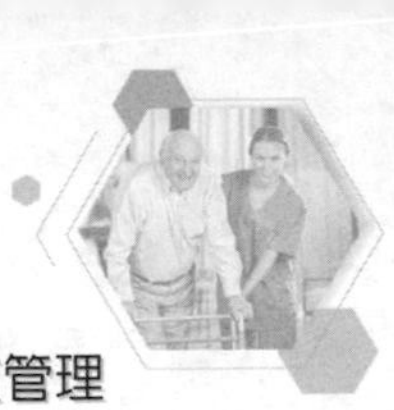

檢具申請書及下列文件1式5份，向機構所在地直轄市、縣（市）主管機關提出：（辦法§5）

一、機構名稱及地址、負責人姓名、戶籍地址等基本資料。
二、設立財團法人老人福利機構者，應檢附籌備會議記錄影本。
三、機構設立目的及業務計畫書：含機構業務與業務規模、經費來源、服務項目、收費基準、服務契約及預定營運日期。
四、預算書：載明全年收入及支出概算。
五、組織架構及人員編制：含主管及工作人員人數、進用資格、條件、工作項目及福利、行政管理等事項。
六、建築物位置圖、平面圖及其概況：含建築物使用執照影本、建築物竣工圖及消防安全設備圖說，建築物應以五百分之一比例圖，並以平方公尺註明樓層、各隔間面積、用途說明及總面積。
七、土地及建物使用權利證明文件：含土地及建物登記（簿）謄本。土地或建築物所有權非屬申請人所有者，應檢附經公證之期間十五年租賃契約或使用同意書，並不得有有效期間屆滿前得任意終止約定。檢附土地使用同意書者，應檢附辦理相同期間之地上權設定登記證明文件。
八、財產清冊。
九、履行營運擔保能力證明及投保公共意外責任保險之保險單影本。

財團法人機構另應檢附下列文件：（辦法§5）

一、捐助章程或遺囑影本。
二、捐助財產清冊及其證明文件。
三、董事名冊及其國民身分證影本。設有監察人者，監察人名冊及其國民身分證影本。董事、監察人未具中華民國國籍者，其護照或居留證影本。
四、願任董事同意書。設有監察人者，願任監察人同意書。
五、財團法人及董事印鑑或簽名清冊。
六、捐助人同意於財團法人獲准登記時，將捐助財產移轉為財團法人所有之承諾書。
七、業務計畫。

法人附設機構另應檢附文件：（辦法§6）

一、法人登記證明文件影本。
二、法人之目的事業主管機關同意其申請附設私立老人福利機構之核准函影本。
三、法人章程或捐助章程影本。
四、負責人簡歷表。
五、董事或理事名冊及其國民身分證影本。
六、法人及董事或理事印鑑。
七、法人決議申請附設私立老人福利機構設立許可之會（社、場）員（代表）大會或董事會會議記錄。
八、法人財產清冊。

（接下頁）

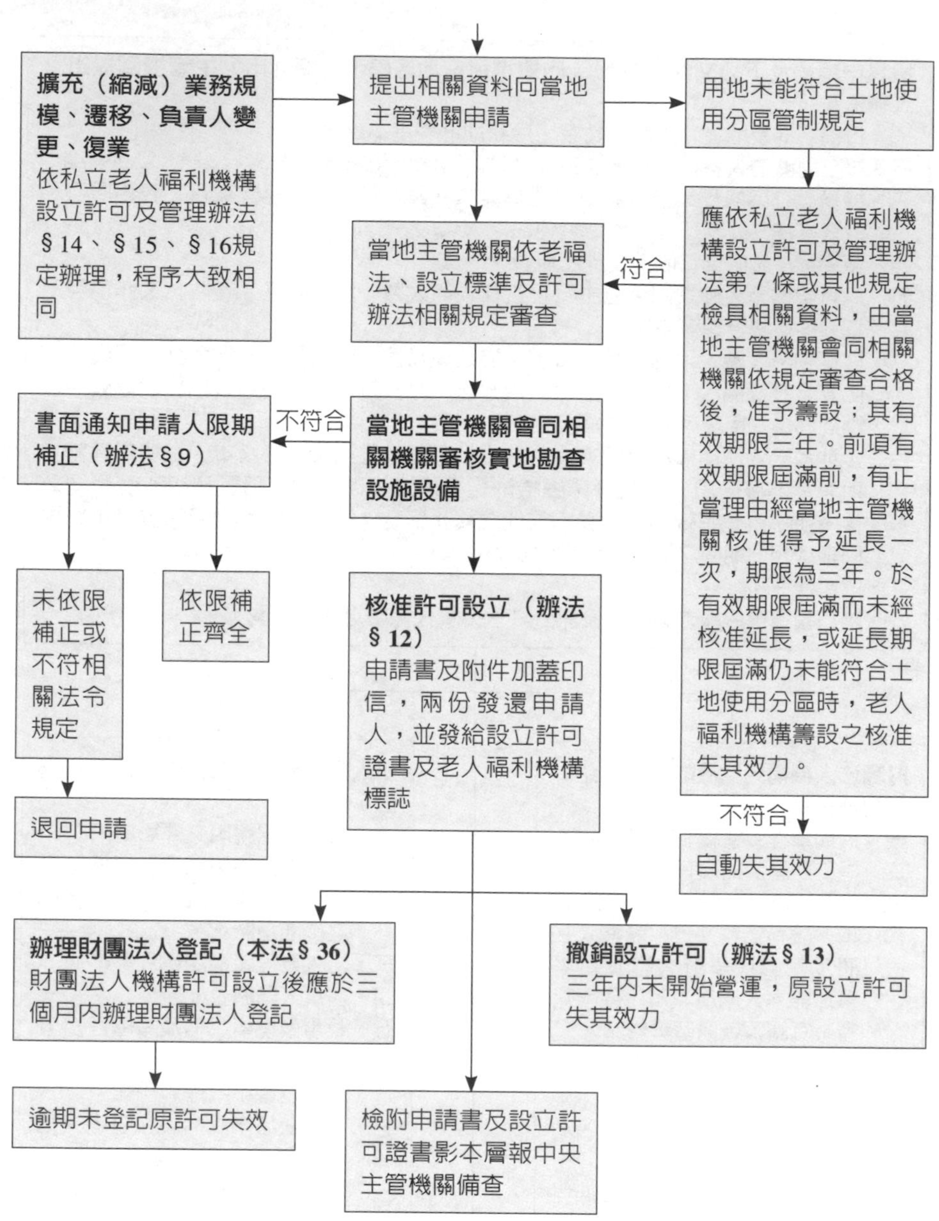

圖3-4 老人福利機構設立許可流程

註：依「老人福利法」、「私人老人福利機構設立許可及管理辦法」規定。

資料來源：內政部社會司老人福利網。http://sowf.moi.gov.tw/04/11.htm，檢索日期：2013年5月27日。

務。(3)臨時住宿服務。(4)餐飲及營養服務。(5)輔具服務。(6)心理支持服務。(7)醫事照護服務。(8)交通接送服務。(9)社會參與服務。(10)預防引發其他失能或加重失能之服務。(11)其他由中央主管機關認定以社區爲導向所提供與長照有關之服務。

依「長期照顧服務機構設立許可及管理辦法」及「長期照顧服務機構設立標準」，業務負責人資格如下：

1.師級以上醫事人員、社會工作師：具有二年以上長期照顧服務（以下簡稱長照服務）相關工作經驗。
2.護理師或護士：(1)護理師：具二年以上臨床護理相關工作經驗。(2)護士：具四年以上臨床護理相關工作經驗。
3.專科以上學校醫事人員相關科、系、所畢業，或社會工作、公共衛生、醫務管理、老人照顧或長期照顧相關科、系、所、學位學程畢業：具三年以上長照服務相關工作經驗。
4.專科以上學校，前款以外科、系、所、學位學程畢業，領有照顧服務員技術士證者：具四年以上長照服務相關工作經驗。
5.高級中等學校護理、老人照顧相關科、組畢業：具五年以上長照服務相關工作經驗。
6.照顧服務員技術士：具七年以上專任照顧服務員相關工作經驗。
7.家庭托顧業務負責人，應具五百小時以上照顧服務經驗。

依「長期照顧服務機構設立許可及管理辦法」及「長期照顧服務機構設立標準」，硬體空間設置標準如下：

1.建築物之設計、構造及設備，應符合「建築法」及其相關法規規定，並顧及長照服務使用者之無障礙環境及特殊需要。
2.建築物有良好通風及充足光線。

3.消防安全設備、防火管理、防焰物品之消防安全事項，符合「消防法」及其相關法規規定。
4.用地符合土地使用管制相關法規規定。
5.飲用水供應充足，並符合飲用水水質標準。
6.維持環境整潔及衛生，並有病媒及孳生源防治之適當措施。
7.其他法規有規定者，依其規定辦理。

申請籌設許可計畫書包括幾個重點：

1.「申請單位的簡介」，要展現過去的經驗（資歷）、財務及營運能力。
2.「申請地點的評估」，說明爲何要設立在此處，要包含需求與資源的評估。
3.「服務經營計畫」（三年營運計畫）。

衛福部及各縣市政府長照管理中心都有格式範本可參考。

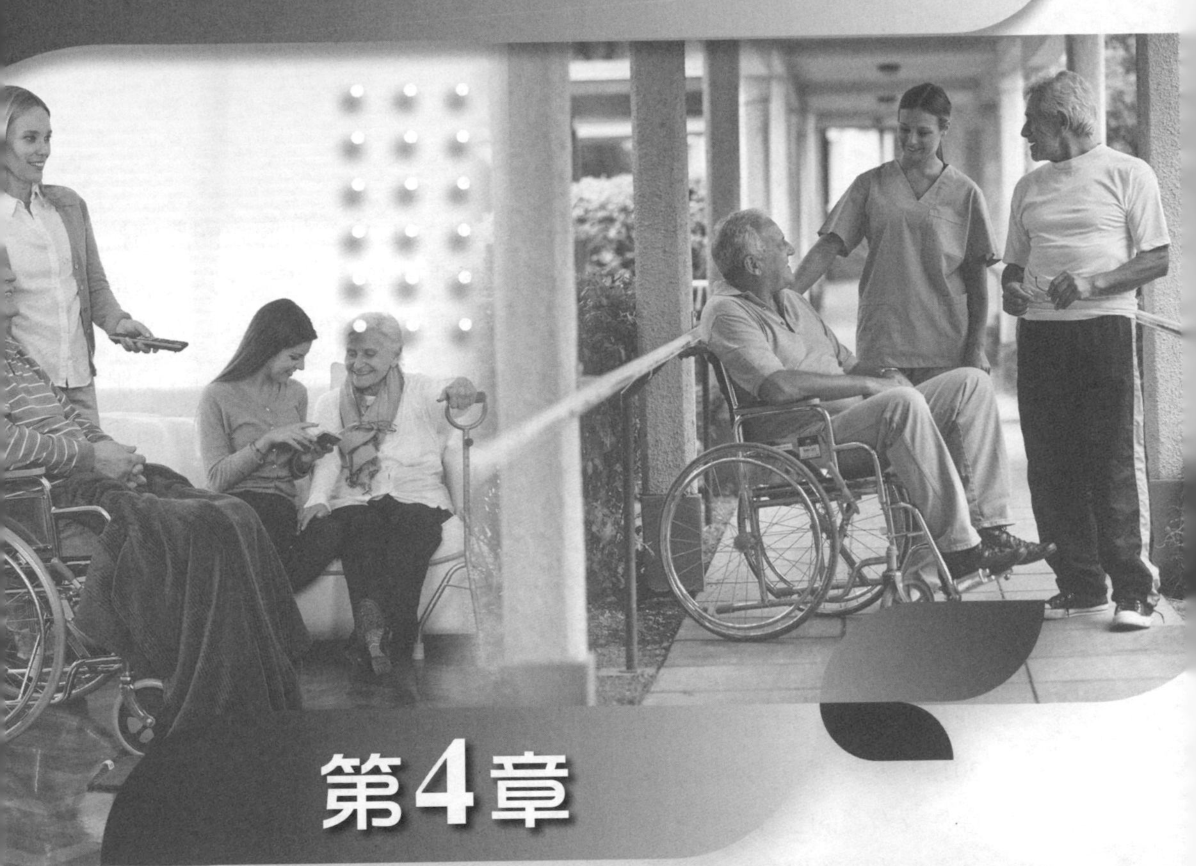

第4章

長照機構人事管理

- 長照機構行政組織與編制
- 長照機構人事配置
- 長照機構人事制度與規章
- 長照機構專業倫理
- 長照機構健康照護制度
- 附件**4-1**　長瑞護理之家定型化契約

相較於醫療照護，長期照護內涵當中含有專業性照護的比例較低，其中個人照顧與社會服務的層面是偏非專業或半專業，以及偏重個人偏好與生活品質的部分，這與醫療照顧的專業化及照護品質並不完全相同。醫療照護會採用顧客導向（customer-direction）模式的服務觀念，而我國長照機構服務則採取提供者導向（agency-direction）模式來安排照護的人力。提供者導向模式是由居家照護機構設有護理人員、社工員、照護員、其他醫技人員或護佐等訓練與監督，再提供人力給服務使用者，通常是關切失能者的脆弱、依賴、醫療不穩定性與安全需要等服務計畫。顧客導向模式可採取實物或現金給付，以及對家庭照顧者的支持或津貼方式，讓使用者可自由選擇，其優點可降低行政成本，增加使用者自主性及有彈性回應民眾需求（徐慧娟，2013）。政策專家會關切自己提供服務是否有足夠的專業人力、勞動條件及看護的工作條件，然而Schore等人（2006）卻指出現金給付自行聘僱的顧客導向模式滿意度較高。

台灣目前所採取長照服務仍以傳統提供者模式的機構照顧為主，機構服務涉及3P原則：人事（personnel）、方案（program）及硬體（physical plant）。

人事管理（personnel management）、服務方案規則（service program planning）及硬體設施與設備（physical plant）是決定高品質機構之三大要件。長照機構的人事管理過程可分為計畫（planning）、組織（organizing）、人事（staffing）及領導（leading）（陳素珍，2000；郭靜晃，2012）。

計畫也就是整個機構的籌備，包括選址、規模、照護模式、相關資源、訂定機構目標及做決策；組織是將機構工作整理及執行運作，包括人員、採購和行政作業；人事包括新進員工之甄選、分配、訓練及評估；領導是機構事務之帶領，影響他人過程達到團體之目標。人事管理是決定運作的要素之一，通常除了硬體設備之外，其是軟體運

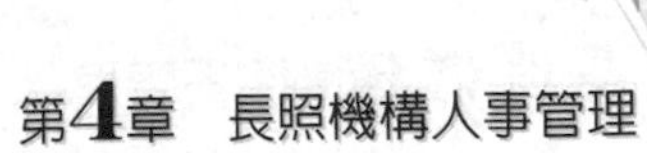

作中最耗成本的，過程複雜，需要相關制度之建置。長照機構之運作組成要素很多，其中又以人力資源最爲關鍵，也是組織最大的問題來源。本章將長照機構之人事管理分爲：行政組織與編制、人事配制、人事制度與規章、專業倫理、健康照護制度等五節。

第一節　長照機構行政組織與編制

欲知道長照機構的經營成敗，一方面要瞭解收案對象，另一方面要設置有系統而適當的行政組織。適當的長照機構行政組織應視其規模大小及工作需要而定。本節將根據長照機構行政組織編制及私立長照機構董事會組織，以護理之家爲例，分述如後。

現行護理之家按其設立主體可分爲政府設立（公立）和私立兩種。而私立以床數（50床及以上）來區分，又可分爲法人組織及私立兩種。以下分別說明其行政組織及工作人員編制。「長期照顧服務法」及「長期照顧服務機構法人條例」陸續公布施行，已將機構住宿型及綜合型服務由長照法人提供，長照社團法人的社員可由持份比率有表決權及控制權，非以公益爲目的長照社團法人可以分潤70%，持份可以自由轉讓而擁有出場機制，營利法人得以社員身分投資長照社團法人並當選三分之一席次的董事，以及長照法人的機構不動產得選擇以長期租賃來營運。

一、長照福利機構之類型與人數規定

護理之家、安養機構、長期照護機構皆依1997年6月新修訂的「老人福利法」第九條所規定成立之養護機構。

長期照護、養護機構及小型養護機構之比較如下：

(一)設施標準

根據1997年6月修訂的「老人福利法」第九條規定，老人養護機構可分爲長期照護、養護機構、安養機構、文康機構及服務機構五大類，而新的「老人福利機構設立標準」也於1998年6月17日頒布，使得老人養護機構的設置有了新的標準，而新的設立標準也將小型機構納入該法規中，使原先台北市、高雄市及各縣市自行頒定的小型社區養護機構的設置、輔導標準等均因應新法的標準而有所修改或調整。現就長期照護機構、養護機構及小型安養機構的相關法規內容整理如下（**表4-1**）：

表4-1　老人養護機構之比較

類別	長期照護機構	養護機構	小型安養機構
依據法規	老人福利機構設立標準（2012）	老人福利機構設立標準（87.6.17）	老人福利機構設立標準（87.6.17）
收容數	應具50人以上，300人以下之規模。而小型長期照護機構應具備5床以上未滿50床之規模。	應具50人以上，300人以下之規模。	應具備5床以上未滿50床之規模。
護理站設備	1.準備室、工作檯。 2.護理記錄、藥品及醫療器材存放櫃。 3.應有之急救設備。 4.輪椅、汙物處理設備。	應具備有基本的急救設備、準備室、工作檯、治療車、護理記錄櫃、藥品及醫療器材存放櫃。	應具備有基本的急救設備、護理記錄、被褥、床單存放櫃及雜物收藏設施。

資料來源：作者整理。

除了上述的法規外，在機構的設置方面仍須符合下列法規的規定：

1.建築物之設計、構造與設備，應符合「建築法」及相關法令規定，並應具無障礙空間。

2.消防安全設備、防火管理、防焰物品等消防安全事項應符合「消防法」及有關法令規定。

3.用地應符合土地使用管制相關法律規定。

4.用水供應須符合飲用水水質標準。

5.環境衛生應具適當之防治措施。

6.其他法令有規定者，依該法令規定辦理。

(二)工作人員的規定

長照機構中相關工作人員的規定如**表4-2**。

二、公立護理之家行政組織及編制

政府設立（公立）護理之家係由縣市、鄉鎮市獨立設立之護理之家。其行政組織及工作人員編制如**圖4-1**。

表4-2　老人養護機構工作人員之規定

類別	長期照護機構	養護機構	小型安養機構
院長（主任）	應置1人。 職責：綜理機構業務，督導其機構所屬護理人員及其他人員應善盡業務上必要注意之事項。	應置1人。 職責：綜理機構業務。	應置1人。 職責：綜理機構業務。
護理人員	1.隨時保持至少1位護理人員值班。 2.每照護15位住民應置1人，負責辦理護理業務。 3.設有日間照護者，提供20人之服務量時，應增1人。	1.隨時保持至少1位護理人員值班。 2.每照護20位住民應置1人。 3.職責：負責辦理護理業務與記錄。	1.得以兼任或特約方式辦理。 2.機構內至少保持至少有1位護理人員值班。
服務人員	1.每照護5位住民應置1人。 2.職責：負責住民日常生活照顧。	1.每照護8位住民應置1人。 2.職責：負責住民日常生活照顧。	1.每照護8位住民應置1人。 2.職責：負責住民日常生活照顧。 3.機構內隨時保持至少1位服務人員值班。

資料來源：作者整理。

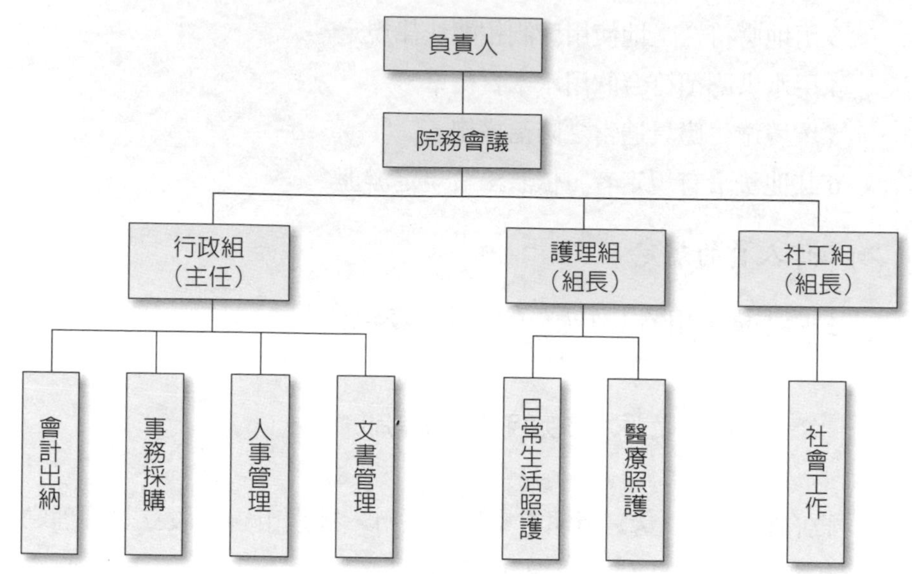

圖4-1　政府設立（公立）護理之家行政組織及工作人員編制

資料來源：作者整理。

三、私立護理之家

(一)私立護理之家

私立護理之家（長照福利機構）係由私人企業單位、私人或團體專設之護理之家。依99床為依據，99床以下為私立機構，而100床及以上得設財團法人，其組織系統參見**圖4-2**、**圖4-3**。

(二)私立財團法人護理之家

依「老人福利法」之規定：護理之家的床位在100床及以上，得設財團法人組織。因此，此種機構之組成要有董事會之職權，其組織系統參見**圖4-4**。

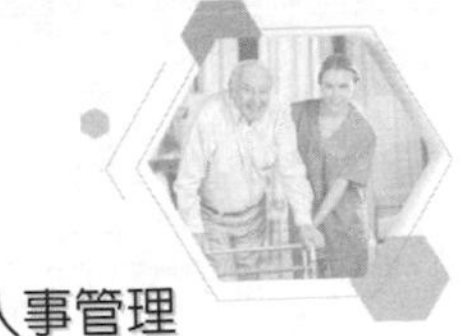

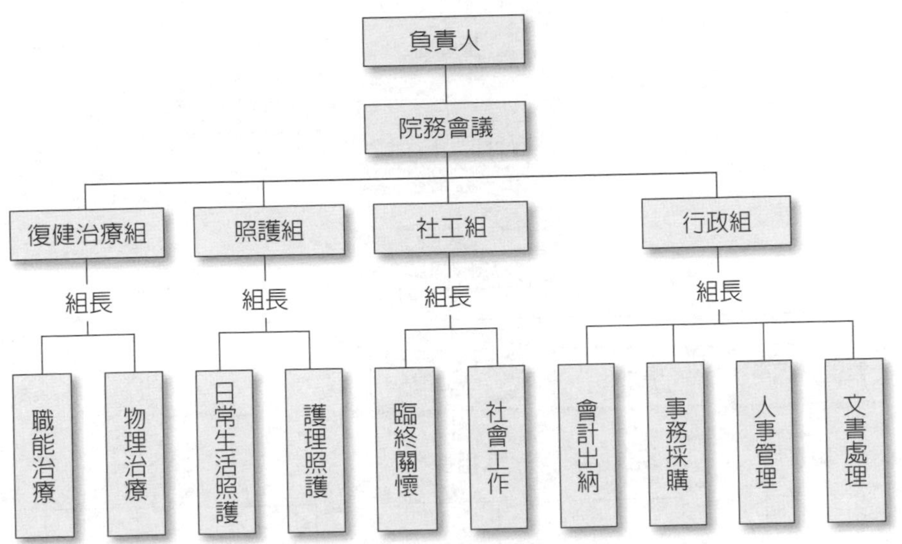

圖4-2　私立護理之家行政組織系統圖

資料來源：作者整理。

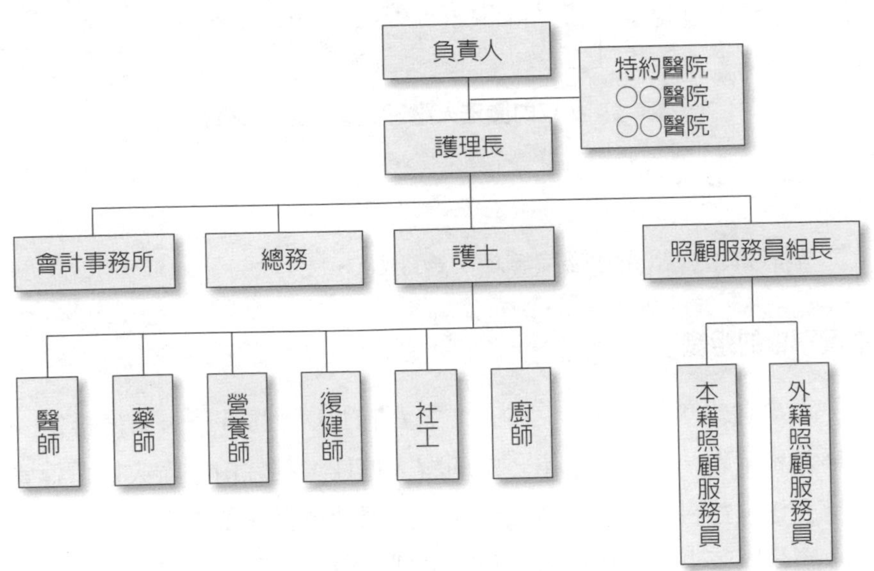

圖4-3　私立護理之家組織架構圖

資料來源：作者所經營的護理之家。

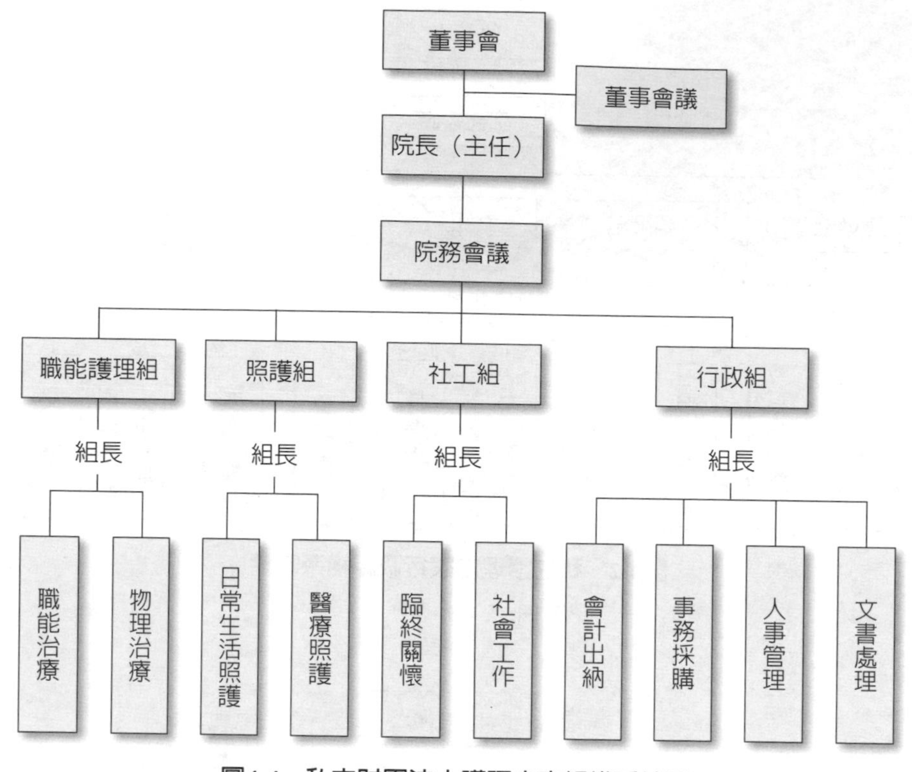

圖4-4　私立財團法人護理之家組織系統圖

資料來源：作者整理。

至於董事會組織及職權等項，說明如下：

◆董事會的組織

董事會之董事組成9～15人，並互推1人為董事長，並得推2～4人為常務董事。第一位董事，由創辦人擔任，其餘由創辦人遴選適當人員充任，並召開董事會成立會議，遴選董事長。董事會成立三十日內，應檢同董事會組織章程、董事名冊、董事受聘同意書及董事會成立會議記錄等文件，報請主管社政（或衛政）機構核備。

◆**董事會職權**

私立護理之家董事會的職權如下：

1.董事會組織章程之制定及修訂。
2.董事之選聘及解聘。
3.院長（主任）之選聘及解聘。
4.機構發展計畫及報告之審核。
5.基金之保管及運用。
6.經費之籌備。
7.預算決算之審核。
8.財務之監督。

◆**董事會議**

護理之家董事會每半年應召開常會兩次，必要時得召開臨時會。董事會由董事長召集，並為主席。

第二節 長照機構人事配置

一、人員的配置

長照福利機構主要工作者為護理人員、醫師、照顧服務員、復健師、社工員、廚工及行政事務人員。本節以護理之家為例，其分類之功能及人員配置參見**表4-3**。護理之家工作人員的配置分述如下：

1.照顧人員：護理之家之照顧人員可分為護理人員及照顧服務人員。護理人員每15床至少要有1人，二十四小時均應有護理人員值班，設有日間照顧者，每登記提供12人之服務量，應增置1人。照顧服務人員，每5床應有1人以上。

2.醫療人員：護理之家之醫療人員包括醫師、物理治療人員、藥師及職能治療人員。

3.社會工作人員：以100床為設限，未滿100床者應指定專人負責社會服務工作；100～200床以下者，應設有1人執行社會工作業務，200床以上，至少應有2人執行社會工作業務。

4.其他：視業務需要置專任營養師、廚師、司機、會計及出納人員。

表4-3　護理之家功能及人員配置

類別	護理之家	長期照護型	養護型	失智照顧型	安養型
服務對象	1.罹患慢性病須長期護理之病人。 2.出院後須繼續護理之病人。	以照顧罹患長期慢性疾病且需要醫護服務之住民為目的。	以照顧生活自理能力缺損需他人照顧之住民或需鼻胃管、導尿管護理服務需求之住民為目的。	以神經科、精神科等專科醫師診斷為失智中度以上，具行為能力，且需照顧之住民。	以需要他人照顧或無扶養義務之親屬或扶養義務之親屬無扶養能力之住民為目的。
申請資格限制	公立、私立（財團法人、獨立型態）	公立、私立（財團法人、小型）	公立、私立（財團法人、小型）	公立、私立（財團法人、小型）	公立、私立（財團法人、小型）
醫師	視業務需要得置專任或特約醫師。	視業務需要得置專任或特約醫師。	視業務需要得置專任或特約醫師。	視業務需要得置專任或特約醫師。	視業務需要得置專任或特約醫師。
護理人員	1.每15床至少應有1人。 2.二十四小時均應有護理人員值班。 3.設有日間照護者，按登記提供服務量，每登記提供20人之服務量，應增置1人。	隨時保持至少有1位護理人員值班。每照護15位住民應置1人。若設有日間照護者，每提供20人之服務量，應增置1人。	隨時保持至少有1位護理人員值班。每養護20位住民應置1人。	隨時保持至少有1位護理人員值班。每養護20位住民應置1人。	隨時保持至少有1位護理人員值班。

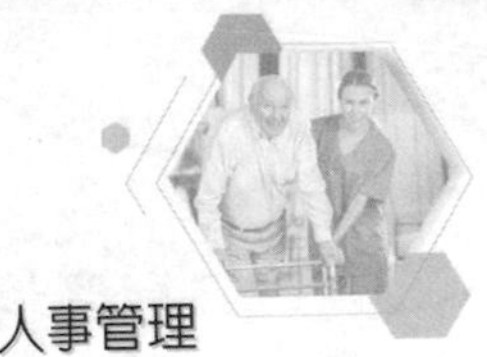

（續）表4-3　護理之家功能及人員配置

類別	護理之家	長期照護型	養護型	失智照顧型	安養型
藥師	視業務需要得以專任或特約方式辦理。	視業務需要得以專任或特約方式辦理。	視業務需要得以專任或特約方式辦理。	視業務需要得以專任或特約方式辦理。	視業務需要得以專任或特約方式辦理。
物理治療人員	視業務需要得以專任或特約方式辦理。	視業務需要得以專任或特約方式辦理。	視業務需要得以專任或特約方式辦理。	視業務需要得以專任或特約方式辦理。	視業務需要得以專任或特約方式辦理。
職能治療人員	視業務需要得以專任或特約方式辦理。	視業務需要得以專任或特約方式辦理。	視業務需要得以專任或特約方式辦理。	視業務需要得以專任或特約方式辦理。	視業務需要得以專任或特約方式辦理。
服務人員	每5床應有1人以上。	每照護5位住民應置1人。	每養護8位住民應置1人。	每3人應設置1人。	每安養15位住民應置1人。
社會工作人員	1.未滿100床者，應指定專人負責社會服務工作。 2.100～200床以下者，應有1人。 3.200床以上者，至少應有2人。	1.未滿100人者，應設置1人負責社會服務工作，但49人以下者，以專任或特約方式辦理。 2.100人以上，每100人應增設1人。	1.大型：未滿100人者，應設置1人負責社會服務工作，但49人以下者，以專任或特約方式辦理。 2.小型：視業務需要得以專任或特約方式辦理。	未滿100人者，應設置1人負責社會服務工作，但49人以下者，以專任或特約方式辦理。	1.大型：至少應置1人，每安養80位住民應增置1位。 2.小型：視業務需要得以專任或特約方式辦理。
其他	1.應有指定人員管理護理紀錄。 2.視業務需要得置專任或特約醫師、營養師、職能治療師、物理治療師。	視業務需要得置專任或特約醫師、營養師、職能治療師、物理治療師。	1.大型：視業務需要得置行政人員、專任或特約營養師或其他工作人員。 2.小型：視業務需要得置專任或特約社會工作人員及其他必要人員。	視業務需要得置專任或特約醫師、營養師、職能治療師、物理治療師。	1.大型：視業務需要得置行政人員、專任或特約營養師或其他工作人員。 2.小型：視業務需要得置專任或特約社會工作人員及其他必要人員。

資料來源：作者整理。

二、提供的服務

長照機構提供專業的照顧服務，也就是將上列之人員以住民爲中心形成一個專業團隊（**圖4-5**）。而專業團隊成員所提供的服務內容，分述如下：

1.醫師：(1)提供醫療諮詢服務；(2)依報備時間巡診重整醫囑；(3)確保醫囑被執行；(4)評估住民治療成果；(5)參與跨專業團隊聯繫會議。

2.護理人員：(1)執行常規護理作業；(2)住民身體功能之維持及促進；(3)侵入性技術之執行；(4)預防意外發生；(5)提供衛教服

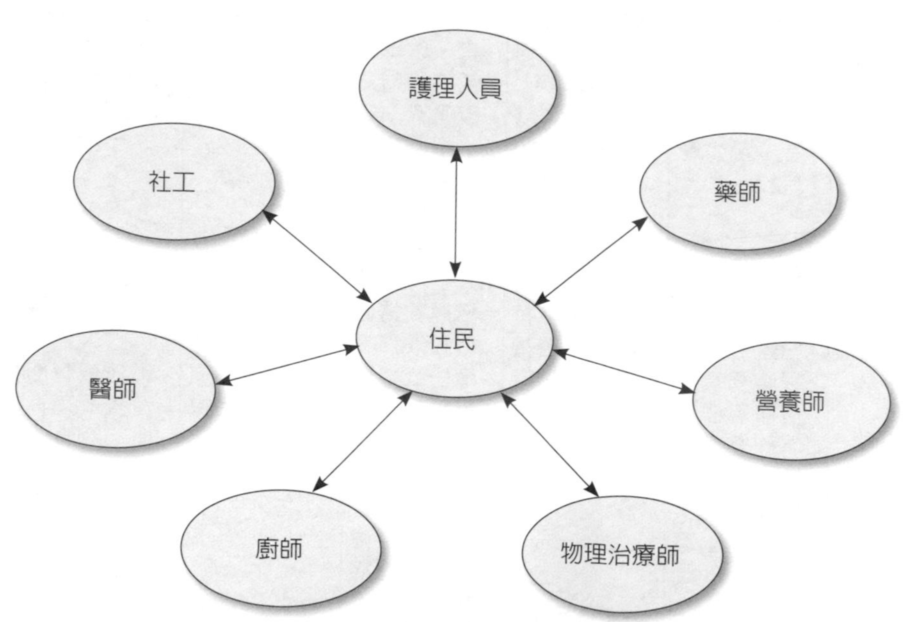

圖4-5　專業團隊成員

資料來源：作者整理。

務；(6)參與跨專業團隊聯繫會議。

3.藥師：(1)住民用藥建議提供；(2)藥物管理規範制訂；(3)住民藥物使用評估；(4)提供藥物諮詢服務；(5)慢性處方箋取藥；(6)參與跨專業團隊聯繫會議。

4.營養師：(1)營養手冊制訂；(2)循環菜單設計；(3)住民營養評估、飲食設計；(4)提供營養諮詢服務；(5)住民身體營養狀況監測；(6)參與跨專業團隊聯繫會議。

5.物理治療師：(1)提供住民復健治療服務；(2)復健需求評估完成；(3)復健治療計畫執行；(4)提供復健諮詢服務；(5)參與跨專業團隊聯繫會議。

6.廚師：(1)住民膳食調理；(2)廚房清潔維護；(3)配合營養師建議製作個別化住民飲食；(4)參與跨專業團隊聯繫會議。

7.社工：(1)活動設計帶領；(2)住民輔導適應；(3)福利諮詢提供；(4)社會資源連結；(5)參與跨專業團隊聯繫會議。

第三節　長照機構人事制度與規章

人事管理是指機構之資源運作，包括人力、物力、財力、資訊及組織可運用之資源。人事管理涉及人的運作與管理，包括人事甄選、訓練、發展、考核、薪資、福利等組織運作，也是一門專業管理，所以需要建立各種制度、頒訂規則以定爲民主化之管理，且明確規定勞資雙方之權利與義務，以提高工作效率及確保人員權益。如果有涉及臨時工作人員、相關權益常會依「勞動基準法」第七十條暨相關法令執行。

一般在長照機構聘用人員有：

1.專任負責人（主任）：主要在綜理院務之行政、養護、衛生保健，以及董事長交辦事務推展、督導及管理業務之人員。
2.各科專業人員：綜理照護活動之需所僱用按月支領薪水之人員。
3.照顧服務員：綜理照護活動之托育及協助護理人員執行照護活動之業務，按月支領薪水之人員。
4.駕駛：爲因應院務交通需要所僱用按月支領薪水之人員。
5.廚工：爲因應環境衛生安全及餐飲業務正常運作之需所僱用按月支領薪水之人員。
6.護理人員：爲因應住民衛生、保健或照護之需所僱用按月支領薪水之人員。
7.社工人員：當機構超過相當人數，依法僱用綜理住民及家屬相關各項福利之調查、申請之工作人員，並按月支領薪水。

由於一般人事管理過程複雜，故在機構中仍須制定相關制度。下列是以護理之家爲範例：

一、員工聘任制度

員工聘任制度是指員工之受僱及解僱相關事項，其有關之規則如下：

1.有下列各款情事之一者，不得僱用爲正式人員：
(1)曾受僱於本院（護理之家），未經奉准擅自離職或因工作不力、操守不良等因素經解僱者。
(2)曾犯內亂、外患、貪汙經判刑確定或通緝有案，尙未結案者。犯本款前段以外之罪，判處有期徒刑以上之刑確定，尙未執行或執行未畢者。但受緩刑宣告者，不在此限。

(3)褫奪公權尚未復權者。

(4)曾危害或滋擾，造成本院（護理之家）重大損害者。

(5)禁治產或有精神官能症者或患法定傳染性疾病者。

(6)對於所擔任之工作確不能勝任者。

2.本院（護理之家）依業務需要聘用人員，應訂立定期或不定期勞動契約。其工作年資自受僱於本院（護理之家）之日起計算。

3.新任聘用人員應於僱用通知書送達後七日內到職，無正當理由逾期未到職者，解除僱用契約。但有特殊重大事由，經本院（護理之家）同意延期到職者，不在此限。

4.新任聘用人員應親至本院（護理之家）僱用單位辦理到職手續，並繳交下列證件：

(1)最近三個月內二吋彩色相片一張（製發識別證）。

(2)國民身分證之正本（核對後退還）、最高學歷影本。

(3)醫療機構或教學醫院之身體檢查表（三個月內）。

(4)聘用人員履歷表（貼本人最近三個月內脫帽正面二吋光面半身照片）二份。

(5)全戶戶籍謄本乙份。

(6)其他依規定應繳驗之書件，如良民證、前一工作離職證明（無工作經驗者除外）。聘用人員辦妥到職手續後，應詳閱本工作規則並依僱用業務需求簽訂勞動契約。

5.本院（護理之家）因組織調整、業務移撥、法令變動或其他業務需要，得變更勞動契約之工作內容，並得依聘用人員之體能及技術，調整、調任或外派其工作或要求變更工作地點，聘用人員無正當理由不得拒絕。

6.聘用人員奉派調整職務，應於生效日前辦妥移交及接交，並應於受派次日內到職；拒絕到職或未經本院（護理之家）同意逾期到職者，終止勞動契約。

7.聘用人員退休、資遣、辭職或解僱，應於勞動契約終止日起三日內辦妥離職及移交手續；經管財物短缺或移交不清者，應依法賠償，拒絕賠償者，由本院（護理之家）起訴求償；聘用人員之主管如怠於執行求償作業，應負行政責任。

8.聘用人員擬提前終止勞動契約自行辭職者，應以書面於離職三十日前預告本院（護理之家），並依前條規定辦妥移交及離職手續。

9.除本院（護理之家）有「勞動基準法」第十四條第一項情形者，聘用人員不得未經預告終止勞動契約。但臨時人員有「勞動基準法」第十二條第一項情形者，本院（護理之家）不經預告終止勞動契約。

10.本院（護理之家）終止勞動契約之預告期間，依「勞動基準法」第十六條之規定認定。臨時人員違反「勞動基準法」第十二條或依第十五條規定終止勞動契約或定期勞動契約期滿離職者，不得向本院所請求加發預告期間工資及資遣費。

11.聘用人員經辦妥移交手續離職者，得申請發給服務證明書。

二、薪資

本院（護理之家）工作人員之薪資是針對員工金錢性報酬及福利報酬，並依法提供職工之勞工保險及全民健保。其中之規定如下：

1.聘用人員之工資以薪點計算，其薪點標準依「本院約用人員支給報酬標準表」依其核定之標準發給。聘用人員之工資，依簽訂之勞動契約定之，但不得低於法定基本工資。工作時間每日少於八小時者，其工資得按工作時間比例計算之。

2.基本工資係指「本院約用人員支給報酬標準表」在正常工作期間內所得之報酬；但其延長工作時間之工資及休假日、例假日工作加給之工資均不計入。

3.平均工資依照「勞動基準法」第二條第四款及「勞動基準法施行細則」第二條及第十條之規定計算之。

4.聘用人員工資以直接給付爲原則。但下列項目應由本院所自工資中代爲扣繳：

(1)勞工保險及全民健康保險之自付額及依「勞工退休金條例」自願另行提繳之退休金。

(2)依強制執行法、行政執行法或其他法令應代爲扣繳者。

(3)臨時人員請求或同意由本院（護理之家）代爲扣繳者。

5.聘用人員工資依下列方式及標準給付：

(1)除勞動契約另有約定者外，應於當月十日一次發給上月工資。但工資由中央機關補助經費支付者，依補助款撥入且得予動支之日起十日內發給。

(2)新進人員自就職之日起薪，並依實際在職日數支給；在職期間死亡者，亦同。離職人員以離職前一日爲最後支薪之日。

三、工時及休假制度

本院（護理之家）爲了保障院所之運作與員工之工作和休假及相關福利，有必要制定相關制度。本院（護理之家）工作人員每日工作時間，是依「勞動基準法」第三十條規定。有關工時及休假制度之相關規則如下：

1.因業務需要、性質特殊並經院長（主任）、董事會指派或專案核准加班者，給補休假。但應於加班日之次日起六個月內補休完畢，不得支領加班費。前項補休標準等事宜，由本院（護理之家）與聘用人員協商後，函頒公告統一規定。

2.聘用人員每日正常工作時間不得超過八小時，繼續工作四小時者，應有三十分鐘之休息。但其工作性質有連續性或急迫性情況，本院（護理之家）得在工作時間內，另行調配其休息時間。

3.聘用人員出差或請假，應於離開工作任所前覓妥代理人員並經主管人員核准。

4.聘用人員於紀念日、勞動節日及其他中央主管機關規定應放假之日均予休假。但依規定實施差勤管理之聘用人員，除勞動節日放假外，其餘紀念日及其他中央主管機關規定應放假之日不再放假。

5.聘用人員繼續工作滿一定期間者，每年應依「勞動基準法」第三十八條規定給予特別休假，每次特別休假，應至少半日。

6.特別休假應於年度終結或終止契約前，依其應休之日數，如數休畢，不另發給不休假工資。

7.因天災、事變或突發事件，本院（護理之家）認爲有繼續工作之必要時，得依「勞動基準法」第三十二條規定，停止第三十七條至第三十八條所訂勞工假期。

8.聘用人員請假、休假均應事先申請核准，未經核准離開工作任所者，以曠職論；但遇緊急事故或急病，得於事發時先行向單位主管報備並代辦請假手續。於返回工作任所後，應補陳事故證明、醫療機構或健保醫院診斷書；病假在二日以上者，亦同。未依前項但書規定提出證明或揑造請假原因經查屬實者，視同曠職。曠職未達一日者，按曠職時數及八小時之比例扣減工資。

9.因婚、喪、疾病或其他正當事由得請假，並依據勞工請假規則辦理。勞工請假規則未規定者，依「勞動基準法」暨「兩性工作平等法」之規定辦理。勞工請假規則規定之公傷病假及公假，依下列各款辦理：

(1)公傷病假：依據行政院勞工委員會頒布之「勞工保險被保險人因執行職務而致傷病審查準則」辦理。

(2)公假：

・奉派參加本市或各級政府召集之集會或活動，經主管核准者。

・經主管核准參加與職務有關之訓練、進修者。

・主管人員奉派出差、考察。

・參加兵役召集。

・經主管以上人員核准，依法定義務出席作證、答辯者。

・因法定傳染病經各級衛生主管機關認定應強制隔離者，但因可歸責於當事人事由而罹病者，不在此限。

公假期間工資照發，但適逢例假日、紀念日、民俗節日或勞動節日，不另補假，亦不加發工資。

10.照顧服務員、駕駛員及廚工不得派遣出差。

11.事假、普通傷病假、婚假或喪假期間，如遇例假日、紀念日、勞動節日及其他由中央主管機規定應放假之日，除延長假期在一個月以上者外，不計入請假期間。

12.特別休假：服務滿一定期間者（以到職日爲計算基準），每年依下列規定給予特別休假，休假期間支全薪，列計全勤。

(1)服務滿一年以上三年未滿者，七日。

(2)服務滿三年以上五年未滿者，十日。

(3)服務滿五年以上十年未滿者，十四日。

(4)服務滿十年以上者，每一年加給一日，加至三十日爲止。

(5)特別休假每次以半日爲計算單位。但累計休假天數不得超過可休假天數之總天數。

(6)離職時當年度未休畢天數則算未休假獎金，超休部分以事假抵充。

13.請假分為事假、普通傷病假、婚假、產假、陪產假、喪假、公假及公傷病假八種，其給假規定參見**表4-4**。

表4-4　八種假別之給假相關規定

假別	請假原因	給假日數	證明文件	請假方式	薪資
事假	因事必須本人親自辦理	每月不超過三日，全年累計以十四日為限		不滿一小時以一小時計算，滿一小時以後以半小時計算	不支薪
普通傷病假	因普通傷害、疾病必須治療或修養者	全年累計不得超過三十日為限	一次請假一天（含）以下附門診收據，連續兩天由主管依病況給假，三天以上須附醫院診斷證明書	不滿一小時以一小時計算，滿一小時以後以半小時計算	當年度未超過三十日，以工資二分之一發給
婚假	本人結婚	八日（含訂婚假一日）	喜帖或結婚證書	除訂婚一日，須三個月內連續請完為原則	支工資、列全勤
產假	女性同仁分娩前後	八週（含例假日）	出生證明	連續一次請完為原則	發放伙食津貼、職務加給
	女性同仁妊娠三個月以上流產者	四週（含例假日）	醫院診斷證明書	連續一次請完為原則	
	女性同仁懷孕未滿三個月流產者	三天	醫院診斷證明書	連續一次請完為原則	支工資、列全勤
陪產假	男性同仁其妻生產	三天	出生證明	於生產日前後二週內請完	支工資、列全勤
喪假	父母、養父母、繼父母、配偶喪亡	八天	訃文、死亡證明或戶籍謄本	1.以日為單位 2.於發生日起百日內分次請完	支工資、列全勤

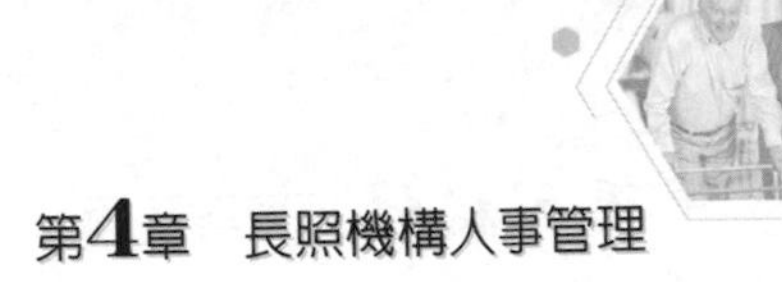

（續）表4-4 八種假別之給假相關規定

假別	請假原因	給假日數	證明文件	請假方式	薪資
	祖父母、外祖父母、子女、配偶之父母、配偶之養父母或繼父母喪亡	六天			
	兄弟姊妹喪亡、配偶之祖父母、配偶之外祖父母	三天			
公假	因公奉派參加職務相關之專業執照考試、訓練、兵役召集	所需時間	相關證件	1.參加專業考試如有缺考者，以事假論 2.特殊事由申請公假者，須經專案呈核 3.兵役召集係指後備軍人點召及役男體檢	支工資、列全勤
公傷病假	凡有下列情事之一者得請公傷病假： 1.因執行公務而致傷病 2.因職業災害而致傷病	實際所需天數	1.公立醫院診斷證明書 2.勞保工傷給付核准函	依職業災害傷病補償及撫卹辦法辦理	

勞動部於2015年12月16日頒布「勞動基準法」修訂版，其中八十四條之一規定：（另行約定之工作者）經中央主管機關核定公告之工作者，得由勞雇雙方另行約定，工作時間、例假、休假、女性夜間工作，並報請當地主管機構關核備，不受第三十條、第三十二條、第三十六條、第三十七條、第四十九條規定之限制。

一、監督、管理人員或責任制專業人員。

二、監視性或間歇性之工作。

三、其他性質特殊之工作。

前預約定應以書面爲之，並應參考本法所定之基準且不得損及勞工之健康及福祉。

基於勞動部並未針對「勞動基準法」第八十四條之一的工時訂定標準，而交由各縣市自行決定。以大台北地區爲例，台北市於2011年6月21日經市政會議通過。長照機構工作人員、托育工作人員及社會福利機構工作人員類屬社會服務工作人員，審核標準每日正常工作時間不得超過10小時，連同延長工時不得超過12小時，4週正常連同延長工時不得超過260小時。同時，勞工局呼籲雇主應檢視勞工排班狀況，調整至符合法令規範的工時，不然會依法罰款。

四、退休制度

照護人員退休制度是人事管理系統更新替換的重要依據。退休制度是指工作人員工作一定年限，達到一定年齡後，或因特殊情境而不得不終止工作，退出工作崗位時可以獲得一定金額，以作爲其在職貢獻的報酬或維持日後生活之用所訂的制度。相關制度包括退休撫卹、退休要件、法令依據，參見規定如下：

1.聘用人員有下列情事之一者，得自請退休：

(1)工作十五年以上年滿55歲者。

(2)工作二十五年以上者。

2.聘用人員有下列情事之一者，強制其退休：

(1)年滿65歲者。

(2)心神喪失或身體殘廢不堪勝任工作者。

前項第一款所規定之年齡，對於擔任具有危險、堅強體力等特殊性質之工作者，得由本院（護理之家）主管報董事會予以調整。但不得少於55歲。

3.退休金給予標準，依「勞工退休金條例」規定辦理。

4.本院（護理之家）臨時人員2010年3月1日適用「勞動基準法」前，其勞動契約曾有間斷者，工作年資自最後一次僱用日起算，併計入年資。2010年3月1日之後間斷者，依「勞動基準法」相關規定計算其年資。經本院（護理之家）同意辦理留職停薪者，其留職停薪期間之年資，不予合併計算。

5.退休金給予，於核准或強制退休生效日並辦妥離職移交手續後三十日內一次發給。

6.聘用人員工作年資採計，以實際提繳退休金之年資為準。年資中斷者，其前後提繳年資合併計算。

7.聘用人員，其遺屬或其指定之請領人請領退休金之請求權，自得請領日之次日起，因五年間不行使而消滅。

五、考績制度

考績制度之功能爲效率及服務等表現（performance）之評估。通常考核是由主管（負責人或主任）或機構管理者對照護人員或其他工作人員之工作及作業效果之評價。相關規則如下：

1.聘用人員對內應認眞工作，愛惜公物，減少損耗，提高品質，對外應保守業務或職務上的機密。其管理、考核、升遷、獎懲等有關人事審議事項，除法令另有規定外，應由本院（護理之家）考績審議委員會依有關規定審議，並經董事長核定後發布。

2.除勞動契約或本院（護理之家）另行規定者外，聘用人員上、下班應依「本院（護理之家）差勤管理要點」規定辦理。

3.聘用人員之平時考核，應隨時根據具體事實，詳加記錄，如有合於獎懲標準之事蹟，應予以獎勵或懲處。獎勵分嘉獎、記功、記大功；懲處分申誡、記過、記大過。其規定如下：

(1)有下列事蹟之一者，予以嘉獎：

・工作勤奮，服務認眞，有具體表現者。

・依限完成重要工作，成績良好者。

・服務周到，態度和藹，爲機關爭取榮譽者。

・其他行爲足資表率者。

(2) 有下列事蹟之一者，予以記功：

・經辦業務有特殊表現，成績優異者。

・執行業務，其行爲足資楷模者。

・臨財不苟或拒受賄賂，足資楷模者。

・其他重要事蹟或行爲足資楷模者。

(3) 有下列事蹟之一者，予以記大功：

・提供改善方案，經採納實施，確有績效者。

・適時消弭意外事件或重大變故之發生，事蹟卓越者。

・辦理臨時重大業務，圓滿達成，成績特優者。

・其他具有特殊功績或行爲足資風範者。

(4) 有下列情事之一者，予以申誡：

・對所任職務懈怠或辦事敷衍，情節輕微者。

・生活欠檢，行爲散漫，影響機關信譽者。

・妨害秩序或不遵從主管人員指導者。

・其他違反服務紀律，情節輕微者。

(5) 有下列情事之一者，予以記過：

・工作不力或擅離職守，貽誤公務，情節嚴重者。

· 奢侈放蕩，賭博冶遊，品行不端者。
· 接受與業務有關之酬勞或饋贈者。
· 曠職繼續達一日，或一年內累積達三日者。
· 上班時間喝酒者。
· 其他違反機關規定，情節嚴重者。

(6)有下列情事之一者，予以記大過：

· 對經管業務，怠忽職守，致使機關蒙受重大損失者。
· 違犯法令或擾亂秩序，有確實證據者。
· 因酗酒滋事影響工作秩序者。
· 曠職繼續達二日，或一年內累積達五日者。
· 其他違反機關規定，情節重大者。

依前項規定獎懲時，應考量事實發生之原因、動機及影響程度，核定獎勵或懲處額度。一次記兩大過者，處分前應給予當事人陳述及申辯之機會。

4.聘用人員獎懲累計方式如下：

(1)嘉獎三次作爲記功一次。
(2)記功三次作爲記一大功。
(3)申誡三次作爲記過一次。
(4)記過三次作爲記一大過。

獎懲同一年度得相互抵銷，懲處累計達記兩大過或一次記兩大過者，應予解僱。

六、職災補償、撫卹、教育訓練及其他相關福利

長照機構在人事管理系統中憑藉機構資源提供職員一些保障或激勵，以增加職員對機構之認同，並幫助機構激勵成員達成機構之目標。這些相關制度之規則有：

1.聘用人員因公受傷、殘廢、死亡時，依「勞動基準法」第五十九條及其施行細則規定予以喪葬費及死亡補償或其他補償。

前項受理補償權，自得受領之日起，因二年間不行使而消滅。

受領補償之權利，不因勞工之離職而受影響，且不得讓與、抵銷、扣押或擔保。

2.聘用人員在職非職災死亡者，核給撫卹金新台幣______萬元。其遺屬受領撫卹金之順序，依「勞動基準法」第五十九條之規定辦理。

3.聘用人員之工作性質有充實知識、技能、一般涵養及取得必要之資格時，應視需要給予下列職前或在職教育訓練：

(1)安全衛生教育及預防災變之訓練。

(2)職前訓練。

(3)在職訓練。

(4)建教合作。

(5)勞工教育。

(6)其他專長訓練。

4.聘用人員均由本院（護理之家）依法令規定辦理參加勞工保險及全民健康保險。

5.本院（護理之家）得視財務狀況及衡量臨時人員需求，適當提供各項福利事項及措施，以增進聘用人員福祉及身體健康。

6.本院（護理之家）對於聘用之人員應預防職業上災害，建立適當之工作環境及福利設施。

7.聘用人員就其職務權限範圍，依法執行職務，致涉訟者，依涉訟輔助辦法之規定辦理。

第四節　長照機構專業倫理

就如同教師要有師德，醫生要有醫德，照護服務工作也有其獨特需要遵守的職業道德，這是長期照護服務工作專業價值觀的具體表現。

由於國情和發展領域之不同，加上各國對於長期照顧體系之職業道德規定也各有不同。但仔細推敲，其中仍有相當一致的看法；即長照服務這個專業，如同社會工作者的角色，其應符合社會工作職業道德的具體規定。

一、社會工作之職責與職業道德基本要素

(一)社工員之職責

隨著長照服務體系的發展，社會工作專業服務在此服務體系中愈形重要，而社會工作的工作職責也更需明確化。呂靜靜（2012）援引美國社會工作者協會（NASW）於2003年出版《長期照顧設施社會工作服務之全國性準則》（*National Standards for Social Work Services in Longterm Care Facilities*），載明社工員的職責包括：

1.入住前評估：包括從事生理、心理暨社會（biopsychosocial）評估，參與機構式照顧住民需求的跨科（別）之評量，以及新進住民的準備等。

2.需求確定及服務協調，以確保每位住民的生理、心理暨社會需求是能被滿足的。

3.參與照顧計畫的發展及複評：訂定個別化的社會服務和跨科（別）的照顧計畫，以滿足每位住民的生理、心理及社會需求。

4.協助住民和其家庭尋找並運用財務、法律、心理衛生及其他社區資源。

5.個人、家庭和團體服務之提供側重在住民生理、心理、社會的能力之維持，瞭解住民的安置及健康的情形，而服務也包括下列的協助：與住民疾病、失能、處遇相關之議題顧；財務及醫療決策；照顧的安排與期待；機構內和機構間的轉介；人際關係；社區生活；以及面對孤立、失落與死亡之因應。

6.住民妥適的照顧與治療之倡導：透過政策之發展和執行，住民、員工和家庭成員有關住民權益之訓練，並向長期照顧檢察人（Long-term Care Ombudsperson）諮詢。

7.當協助有生理、心理暨社會困難的住民獲得妥適的治療和服務時，確保健康和心理衛生社會工作服務是可獲得的，期能協助住民維持或達成最大層次的心理和心理社會之福祉。

8.在設施內，員工從事住民行爲介入時，扮演資源者的角色。

9.透過跨科（別）出院計畫及追蹤服務，讓機構住民得以安全整合至社區之中。

10.參與機構的計畫和政策發展，包括：與其他工作人員共同合作找出影響住民和家庭高品質照顧輸送之因素，如生理、心理、社會、文化與環境等因素，並參與所有新進員工的職前訓練以及機構員工的在職訓練。

11.在被需求或有需求的情況下，參與住民及家庭代表所組成的委員會之發展。

12.針對有行爲能力（competent）的住民，參與醫療人員及其他職員有關生前預囑（advance directives）及財產授權（financial powers of attorney）之討論；而對於無行爲能力的住民，則參與有關監護人及代理人之決策。

13.志工的職前訓練與督導。

14.致力於社區資源的發展：參與社區團體以倡導、規劃，及實施攸關住民健康、心理衛生及其他福利需求之方案。

15.在與認證的社會工作學院或學程合作下，督導社會工作學生的實地工作實習。

16.以獨立或協同的方式，參與研究或試辦方案。

(二)社會工作職業道德之基本要素

具體分析社會工作職業道德之基本要素可歸納如下五點：

1.責任心：即社會工作者必須以社會與個人的福利和發展爲己任；長期照護服務工作者之主要責任即是要考量住民的最佳利益。

2.道德原則：社會工作者必須恪守職業道德，對案主有責任，並爲他們守密。

3.尊重原則：社會工作者必須尊重他人，同理他人，並設身處地爲他人著想，必須尊重案主的自決權利（培養住民獨立自主的能力），讓案主有其獨特之處。

4.平等：社會工作者服務他人與社會，不因種族、貧富、性別等因素而有差別待遇。

5.合作：社會工作者之間、社會工作與其他專業應相互合作，爲案主謀取最大福祉，並提升工作效能。

劉家勇考察日本長期照顧機構，將社工人員的主要工作內容及其專業角色，運用個案研究方法形式SWOT的分析（**表4-5**），將有助於機構審視社工人員工作目標之考核。

表4-5　社會人員主要工作內容及專業角色之SWOT分析表

	有助於達成社工目標之工作內容	有害於達成社工目標之工作內容
內部組織角色	**優勢（Strengths）** ‧諮商者：對機構入住者的諮商、會談與服務活動。 ‧資源媒合者：聯結社區資源，轉介案主的服務整合行動。	**劣勢（Weaknesses）** ‧紀錄者：社工專業角色的邊緣化，僅「紀錄」機構內案主的情況，卻無資源作處遇並解決問題。 ‧配合者：依據組織或團隊需要而活動，而不一定能堅定地從案主立場出發。
外部環境角色	**機會（Opportunities）** ‧賦權者：藉由串聯機構內外資源，提供機構案主及案主之重要他人作決定的能力。 ‧協調者：與其他專業人員溝通、合作，共同促進案主的最大利益。	**威脅（Threats）** ‧被動應對者：案主多具有非自願性特質，且社工服務內容多為事後處遇，而非事前的積極預防。 ‧衝突者：外界對社工角色的定位不清；業餘者及非社工專業人員的取代。

資料來源：劉家勇（2013）。

二、長期照護工作之專業準則

另以專業教育者的角色，其應努力達到最高的專業標準和高品質的目標。為達到此一目標，長期照護服務工作者更應遵守下列的專業準則：

1.態度：真誠對待住民，給住民及工作夥伴正向積極的援助，並且樂意謀求住民最佳利益。

2.進取的精神：創新、進取並真誠擁護住民的權利及利益，積極地為住民服務。

3.保密性：對住民及其家庭的內在與外在的溝通訊息和評語，應給予保密。

4.衣著打扮：須配合禮儀，除非有特別的規定，否則穿著打扮應適合工作性質及機構，且合宜的衣著打扮可獲得住民們的尊敬。

5.尊重：做最佳的決定，站穩立場，親切的解釋，對個案尊重，對工作夥伴尊敬，相對地你將會獲得別人的尊敬及喜歡。

6.責任感：對個人的工作態度和任務負責。

7.同情心：給予個案同情心，但並不意味寬容，瞭解住民需求，並伴隨對住民的照顧和關懷。

8.遵守倫理守則：Pickett（1993）提出人群服務專業人員應遵守下列守則：

(1)對所有私人訊息保密，包括住民和他們家庭資訊的記錄。

(2)尊重住民和他們家庭的人權和合法性。

(3)根據行政區域或機構政策以保護個案的健康、安全和幸福感。

(4)能夠辨別各種不同角色照顧人員的職責。

(5)跟隨主管的指示，並且輔以其他觀察行事。

(6)保持出席紀錄的規則，依指示的時間到達；如果不能出席，應及早通知機構人員。

(7)對不同文化和個別的兒童、青少年及老人表示尊重。

(8)表現忠貞、信賴、眞誠和其他標準的倫理守則。

(9)根據命令和不同的行政程序辦事。

三、長期照護服務專業倫理價值觀之培養

照護服務工作者已有立法規定並正式成爲一種專業，在養護服務專業教育中，專業倫理價值觀的養成是一種重要的工作。長照福利開宗明義即定義所有長照福利工作者應以住民最佳利益爲考量，尤其對

這些身心受到影響、缺乏自主能力的住民們，照護服務工作人員恪守專業倫理守則就顯得更爲重要。

近幾年來，台灣長照機構照護人員的專業化已漸受到關切，這可從長照機構服務人員資格標準提升，以及過去長照福利專業人員及其主管資格要點訂定及培訓，瞭解這個專業已持續在發展中。在社會變遷中，吾人可發現養護服務不斷地在改變，長照照護人員必須要跟得上時代。照護服務工作專業價值觀的培養及專業倫理的恪守，是未來長照機構人員教育及發展中應融爲一體的，這也是照顧及服務理論實務的融合。未來長期照護服務之專業倫理價值觀的培養應從下列三方面著手：

(一)長期照護服務理論的指導與教育

長期照護服務不是本著具有愛心、耐心，對住民「有做即好」的照護行爲，或本著人道及慈善心即可；照護服務是一門專業，其凝聚了全人發展專業理論之深層思考，並本著全人發展理論基礎，採用專業技能來爲住民謀取最佳的成長與發展。長期照護服務專業價值觀是專業人員對住民、家庭、社區本質的理性思考，這種專業不能只靠感性、個人經驗來建立，而是應藉由理論之指導，再加上個人實務的結合，幫助這些正欲從事這門領域的工作者進一步認識及接受此種專業價值觀。

(二)落實實務的實踐

專業倫理價值觀必須靠不斷地、反覆地實踐，並成爲個人思維及行爲之定性（habituation），專業行爲才能得以發揮。在專業價值觀培養過程中，力行實踐是不可少的。

(三)發揮自我不斷地再教育之功能

時代在變遷，充實技能是必要的，長期照護人員應學習更多有關自己及教學的知識，以各種不同方法來跟上潮流。照護服務工作價值觀教育不能是被動的、灌輸的；相對地，要發揮主動及自我教育的功能。工作人員的進修，如會談、工作坊、教學觀摩、開研討會，都可以協助照護人員增進教保品質。

長期照護服務主要工作是照顧與服務，這是一門要求有道德行爲的複雜工作與專業，身爲照護人員，除了擁有專業的知能之外，還必須具有專業價值觀及服從各專業所規範的專業倫理守則，以確保照護的品質，進而爲住民謀取最佳的利益與福利。

第五節　長照機構健康照護制度

一般而言，人事管理過程繁複，其中包括：職務分享、甄選制度、退休制度、培訓制度、報酬制度、考績制度。但長照機構主要是掌管住民的健康照護，而健康照護又涉及專業人員的專業規範以及住民及家屬的權利，所以本節將介紹長照機構的照護制度，並以作者經營的護理之家爲例，分別介紹相關之表單。

一、住民

影響住民的權益及照護品質除了機構硬體環境之外，再來就是工作人員的態度、專業及服務品質。除了上列之因子外，接下來就是有制度性的健康照護準備，包括：

1.住民及家庭評估表：此評估表爲住民的基本資料、過去病史、身分、語言、宗教信仰、生活習慣、家系圖等（**表4-6**）。
2.新住民體格檢查表：體格檢查表有助於醫療人員瞭解新住民的病史資料（**表4-7**）。

3.新住民報到表：報到表包括入機構前的準備、報到的證件查核、契約書簽訂、證件保存方式、藥品管理、費用繳交方式及家屬之配合事項等（**表4-8**）。

4.定型化契約：為了保障院方及家屬之間的權利，依兩方同意照護事宜，依法律契約的內容條款履行（**附件4-1**）。

5.住民入住交班卡：此交班卡是用以幫助護理及照護人員瞭解住民在入住前及入住後的生活及照護處理情形，有助於醫療及照護銜接（**表4-9**、**表4-10**、**表4-11**）。

二、護理工作人員

1.在職教育：護理工作人員是一門照護的專業，但專業知識日新月異，工作人員要不斷更新知識及技能，提升專業素養，因此工作人員的在職進修與在職教育（on job training）是必要的（**表4-12**、**表4-13**）。

2.護理工作服務流程：為了使護理工作有系統性，故服務的SOP流程的制定是必要的（**圖4-6**）。

3.護理人員作業流程倡導：為依個案的需求差異提供不同的處置計畫，因此護理人員執行個別服務計畫（Individual Service Plan, ISP）是必要的。為了要有計畫的服務依據，其SOP流程更能提供護理人員的服務依據（**表4-14**、**表4-15**、**表4-16**）。

4.護理記錄：護理記錄如同工作日誌，一方面可作為個案之護理記錄，另一方面也可作為不同護理工作人員的工作交接參考（**表4-17**）。

5.藥事服務：藥事服務書乃是醫院所開的處方箋及給藥記錄單。其工作內容可參見**表4-18**。

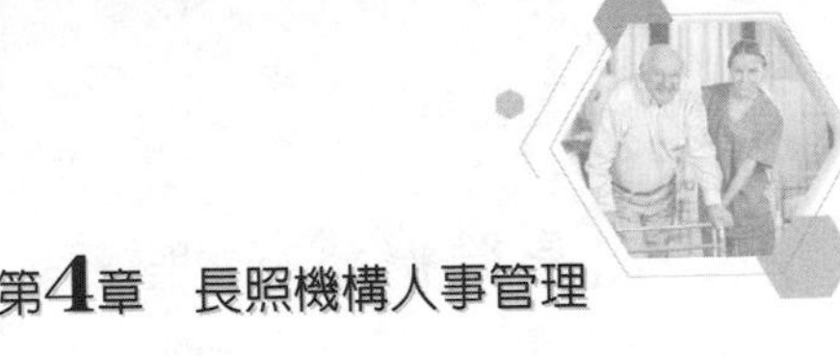

表4-6　長瑞護理之家住民及家庭評估表

入住日期：____年____月____日

<table>
<tr><td colspan="8">一、住民基本資料（護理人員）</td></tr>
<tr><td>姓名</td><td></td><td>性別</td><td>□男 □女</td><td>出生年月日</td><td colspan="3">民前____年____月____日
民國____年____月____日
實足____歲</td></tr>
<tr><td>身分證字號</td><td colspan="2"></td><td>籍貫</td><td>____省____縣(市)</td><td>出生地</td><td colspan="2"></td></tr>
<tr><td>戶籍地址</td><td colspan="7">____市(縣)____區____里____鄰____路(街)
____段____巷____弄____號____樓</td></tr>
<tr><td>通訊地址</td><td colspan="7">____市(縣)____區____里____鄰____路(街)
____段____巷____弄____號____樓</td></tr>
<tr><td>轉介來源</td><td colspan="7">□案家主動電話申請　□親友介紹，介紹人：____
□____醫院轉介，聯絡人：____
□____社福中心轉介，主責社工員：____
□____其他機構轉介，主責社工員或負責人：____</td></tr>
<tr><td>疾病診斷</td><td colspan="7"></td></tr>
<tr><td>平日就醫地點</td><td colspan="7"></td></tr>
<tr><td colspan="8">個案至機構前居住：□自宅 □____醫院 □其他機構</td></tr>
<tr><td>身分</td><td colspan="7">□低收入戶：　□ 0類 □ 1類 □ 2類 □ 3類 □ 4類
□領有身心障礙手冊，障別：____ 等級：____
□領有重大傷病卡 □榮民 □榮眷 □一般 □其他：____</td></tr>
<tr><td>使用語言</td><td colspan="7">□國語 □台語 □客家語 □英語 □原住民 □日文 □其他：____</td></tr>
<tr><td>教育程度</td><td colspan="7">□不識字 □識字 □小學 □初中 □高中 □大專／大學
□研究所 □博士</td></tr>
</table>

（續）表4-6　長瑞護理之家住民及家庭評估表

<table>
<tr><td>宗教信仰</td><td colspan="4">□無　□佛教　□道教　□天主教　□基督教　□其他：________</td></tr>
<tr><td>婚姻狀況</td><td colspan="4">□未婚　□已婚　□離婚　□再婚　□鰥（妻亡）　□寡（夫亡）
□其他：________</td></tr>
<tr><td>菸酒習慣</td><td colspan="4">菸——□不曾　□曾經（菸齡______年；_____天／支）
目前情形——□不抽　□抽（_____天／支）
酒——□不曾　□曾經（酒齡______年；_____天／瓶）
目前情形——□不喝　□喝（_____天／瓶）</td></tr>
<tr><td>曾任工作</td><td colspan="4">□自由業　□工　□商　□公教人員　□軍警　□藝術工作者　□神職人員
□服務業　□其他：________</td></tr>
<tr><td>專長嗜好休閒活動</td><td colspan="4">□書法　□繪畫　□棋奕　□國劇　□歌唱　□球類運動　□登山　□電影
□茶藝　□園藝　□陶藝　□手工藝　□烹調　□篆刻　□其他：______</td></tr>
<tr><td>管路</td><td colspan="4">□無　□鼻胃管　□導尿管　□氣切</td></tr>
<tr><td>家族病史</td><td colspan="4">□高血壓　□糖尿病　□氣喘　□精神疾病　□其他：________</td></tr>
<tr><td>罹患者</td><td colspan="4"></td></tr>
<tr><td rowspan="3">緊急聯絡人</td><td>姓名</td><td>與案主關係</td><td>住址</td><td>電話</td></tr>
<tr><td></td><td></td><td></td><td></td></tr>
<tr><td></td><td></td><td></td><td></td></tr>
<tr><td colspan="5">家庭圖譜（以 family tree 畫出直系三代）</td></tr>
</table>

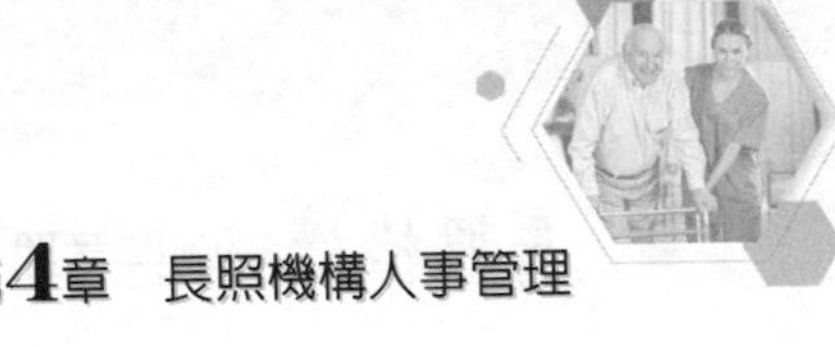

（續）表4-6　長瑞護理之家住民及家庭評估表

<table>
<tr><td colspan="2">住院原因（轉介原因）：</td></tr>
<tr><td colspan="2">出院診斷：</td></tr>
<tr><td colspan="2">病史：</td></tr>
<tr><td colspan="2">出院治療過程：</td></tr>
<tr><td colspan="2">其他特殊事項：</td></tr>
<tr><td colspan="2">二、家庭狀況（社工）</td></tr>
<tr><td>家庭成員現況</td><td>□父　□母　□兄弟＿＿人　□姊妹＿＿人　□配偶　□兒子＿＿人
□女兒＿＿人　□其他：＿＿＿＿＿＿＿＿</td></tr>
<tr><td>同住者</td><td>□單獨居住　□與配偶同住　□與子女同住（固定住 輪住）
□與孫子女同住　□與其他親戚同住　□與朋友同位</td></tr>
<tr><td>角色關係</td><td>家庭成員關係：□和諧　□普通　□衝突　□無法評估　□家庭決策者：＿
與人互動情形：□良好　□普通　□差　□暴力行為：＿＿＿＿</td></tr>
<tr><td>主要照顧者</td><td>姓名：　關係：　年齡：　工作：</td></tr>
<tr><td rowspan="3">經濟負擔者</td><td>姓名：　關係：　年齡：　工作：</td></tr>
<tr><td>月收入：＿＿＿＿元／月，養護費用負擔部分：＿＿＿＿元／月</td></tr>
<tr><td>姓名：　關係：　年齡：　工作：</td></tr>
</table>

（續）表4-6　長瑞護理之家住民及家庭評估表

<table>
<tr><td rowspan="3"></td><td colspan="3">月收入：＿＿＿＿＿元／月，養護費用負擔部分：＿＿＿＿＿元／月</td></tr>
<tr><td colspan="3">姓名：＿＿＿＿ 關係：＿＿＿＿ 年齡：＿＿＿＿ 工作：＿＿＿＿</td></tr>
<tr><td colspan="3">月收入：＿＿＿＿＿元／月，養護費用負擔部分：＿＿＿＿＿元／月</td></tr>
<tr><td>補助狀況</td><td colspan="3">☐ 中低／低收入戶補助：＿＿＿＿＿元／月
☐ 身心障礙補助：＿＿＿＿＿元／月
☐ 退休金／撫恤金：＿＿＿＿＿元／月
☐ 老人年金：＿＿＿＿＿元／月
☐ 托育養護補助：＿＿＿＿＿元／月
☐ 收容安置補助：＿＿＿＿＿元／月</td></tr>
<tr><td>家系圖</td><td></td><td>生態圖</td><td></td></tr>
<tr><td>說明</td><td colspan="3"></td></tr>
</table>

退住日期：　　年　　月　　日

退住原因：☐送醫院　☐轉其他機構　☐死亡　☐家屬帶回　☐其他：＿＿＿＿＿

負責護理人員：＿＿＿＿＿

社　　工：＿＿＿＿＿

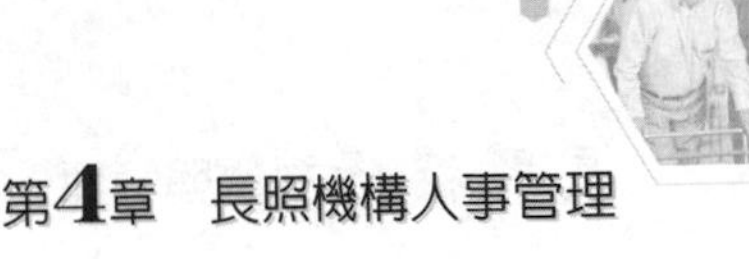

表4-7 長瑞護理之家住民體格檢查表

檢查日期：___年___月___日

<table>
<tr><td>姓名</td><td></td><td>性別</td><td></td><td>籍貫</td><td>____省</td><td>縣市</td><td>出生</td><td>___年___月___日</td></tr>
<tr><td>住址</td><td colspan="6"></td><td>電話</td><td></td></tr>
<tr><td rowspan="2">照片黏貼處</td><td colspan="3">身分證統一編號</td><td colspan="5"></td></tr>
<tr><td colspan="5">檢查結果

醫院　　　　　（簽章）</td><td colspan="3">檢查機關

（加蓋印信）</td></tr>
<tr><td colspan="9">①身高：_____公分　②體重：_____公斤____③胸圍：呼____公分　吸____公分</td></tr>
<tr><td colspan="9">④色盲：　⑤視力：裸視____左____右　⑥眼疾：左____雙眼____
矯正____左____右　右____視力____</td></tr>
<tr><td colspan="9">⑦聽力：　左　右　⑧耳：</td></tr>
<tr><td colspan="9">⑨喉：　⑩鼻：</td></tr>
<tr><td colspan="9">⑪牙齒：左87654321　12345678右　○齲齒　∮阻生牙
87654321　12345678　×缺損</td></tr>
<tr><td colspan="9">⑫心臟：　⑬血壓：　mmHG</td></tr>
<tr><td colspan="9">⑭呼吸系統：　⑮腹部：</td></tr>
<tr><td colspan="9">⑯淋巴腺：　⑰關節：</td></tr>
<tr><td colspan="9">⑱四肢：　⑲疝氣：</td></tr>
<tr><td colspan="9">⑳畸型：　㉑神經系統：</td></tr>
<tr><td colspan="9">㉒精神狀態：　㉓傳染性疾病：</td></tr>
<tr><td colspan="9">㉔病名診斷：（請註明是否「癱瘓」、行動方便否？）</td></tr>
<tr><td colspan="9">㉕胸部X光檢查（結核）：（__年__月__日　片號____）　（務必檢查）</td></tr>
<tr><td colspan="9">㉖梅毒血清反應：（務必檢查）　㉗血型：　型</td></tr>
<tr><td colspan="9">㉘血色素：　紅血素：　白血球：</td></tr>
<tr><td colspan="9">㉙大便：（桿菌性痢疾及阿米巴痢疾、寄生蟲）：　（務必檢查）</td></tr>
<tr><td colspan="9">㉚小便：</td></tr>
<tr><td colspan="9">㉛肝功能檢查：　㉜B型肝炎：　（務必檢查）</td></tr>
<tr><td colspan="9">㉝其他：AIDS　（務必檢查）</td></tr>
</table>

表4-8　長瑞護理之家新住民報到表

姓名：＿＿＿＿＿＿出生年月日：＿＿＿＿ 性別：＿＿＿＿入住時間：＿＿＿＿＿＿

壹、新進住民入機構前準備

□準備契約 □寢室整理與環境清潔 □知會室友

□知會相關工作人員：護理人員、照顧人員

貳、進住報到

一、證件查驗

□身分證 □健保卡 □病歷摘要 □三個月內體檢表

□低收入戶或中低收入戶證明 □身心障礙手冊 □重大傷病卡

二、契約書簽訂

□定型化契約 □入住生活公約 □住民家屬委託處理醫療照顧同意書

三、證件存管方式

身分證 □社工員 □護理人員 □長者 □家屬 □其他

健保卡 □社工員 □護理人員 □長者 □家屬 □其他

病歷摘要 □社工員 □護理人員 □長者 □家屬 □其他

契約書 □社工員 □護理人員 □長者 □家屬 □其他

低收入戶或中低收入戶證明 □社工員 □護理人員 □長者 □家屬 □其他

身心障礙手冊 □社工員 □護理人員 □長者 □家屬 □其他

四、藥品管理

□處方

□藥品名稱

參、繳交費用

□保證金費用：收繳 □開具收據

□照顧費用 ：收繳 □開具收據

肆、家屬配合事項說明

□家屬探訪注意事項 □請假規定 □緊急送醫配合事項

□其他

負責人員： 完成日期：

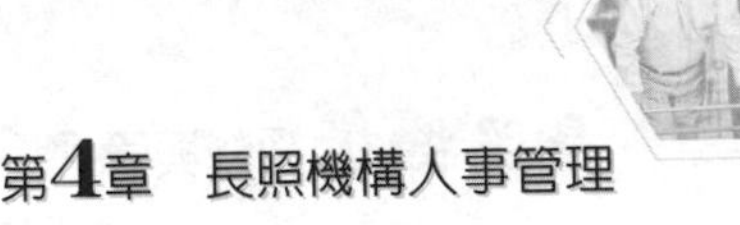

表4-9　長瑞護理之家——住民入住交班卡(1)

預入住日期：______上午、下午；叫車：（　）時間：______；家屬自送來（　）

姓名：________；性別：____；聯絡人：________電話：______________

來源：家中（　）地址：________；醫院：_______（名稱）_______（病房號）

診斷：

管路：有□無□；NG日期：__,__Fr, Foley　日期：__,__Fr, Tr　日期：Fr,收案：耕莘□慧安□

O_2 use：有□無□ N/C O_2 use：有□流量：____，Mask O_2 use：有□流量：_____

傷口：有□無□ 部位：_____，切結書□，照相□

是否約束：有□無□，同意書□

帶藥：_________天，是否轉耕莘□本子□，吃藥丸□藥粉□

過敏史：皆無□ 食物□例：_____，藥物□例：_____

病摘：有□無□ 備註：下次返診再帶回□

入住體檢六大項：有□無□ 備註：公司檢驗□ 備註：下次返診再帶回□

返診單：有□無□　健保卡：有□無□　殘障手冊（正本）：有□無□

連續處方：有□無□ Fax光田：有□無□

復健：有□無□ 中醫推拿□本子□ 自費復健□本子□　Qw2.4電療□本子□

自備：有□無□　輪椅□氣墊床□便盆椅□助行器□枴杖□其他_____□ 本子□

由口進食：有□無□ 乾飯□稀飯□，正常□剪碎□打泥□　阿姨□白板□

健康食品：有□無□ 備註：____________________，切結書□

貴重物品：有□無□ 備註：____________________

備註：

表4-10　長瑞護理之家——住民入住交班卡(2)

<table>
<tr><td colspan="2">床號：</td><td colspan="2">姓名：</td><td>入住日期：</td></tr>
<tr><td colspan="2">聯絡人：</td><td colspan="2">電話：</td><td>住民生日：</td></tr>
<tr><td rowspan="2">就醫選擇</td><td>OPD：</td><td colspan="2">管路留置：（管徑日期）</td><td rowspan="6">DNR：　□全拒
　　　　□除
過敏：　□藥物
______
______
______
　　　　□食物
______
　　　　□無
飲食：　□管罐______
　　　　熱量______
　　　　水量____C.C
　　　　□普通______
　　　　□碎食
　　　　□打泥稀飯
限水：　□無
　　　　□有______C.C</td></tr>
<tr><td>ER：</td><td rowspan="4">NG______
Tr.______
Foley
(1)__Fr.___
(2)__Fr.___
Cystofix
(1)__Fr.___
(2)__Fr.___
其他：
___Fr.____
其他：
___Fr.____
氧療：</td><td rowspan="4">Fr.______
Fr.______

Fr.______
Fr.______

Fr.______
Fr.______

Fr.______

Fr.______</td></tr>
<tr><td colspan="2">診斷：</td></tr>
<tr><td colspan="2">禁忌：</td></tr>
<tr><td colspan="2">家屬：（貴重物品）</td></tr>
<tr><td colspan="5">**檢驗報告**</td></tr>
<tr><td>日期</td><td colspan="4">結果（異常值請以紅筆書寫）</td></tr>
<tr><td></td><td colspan="4"></td></tr>
<tr><td></td><td colspan="4"></td></tr>
<tr><td></td><td colspan="4"></td></tr>
<tr><td></td><td colspan="4"></td></tr>
<tr><td></td><td colspan="4"></td></tr>
<tr><td>日期</td><td colspan="4">就醫紀錄（請簡短描述）</td></tr>
<tr><td></td><td colspan="4"></td></tr>
<tr><td></td><td colspan="4"></td></tr>
<tr><td></td><td colspan="4"></td></tr>
<tr><td></td><td colspan="4"></td></tr>
<tr><td></td><td colspan="4"></td></tr>
</table>

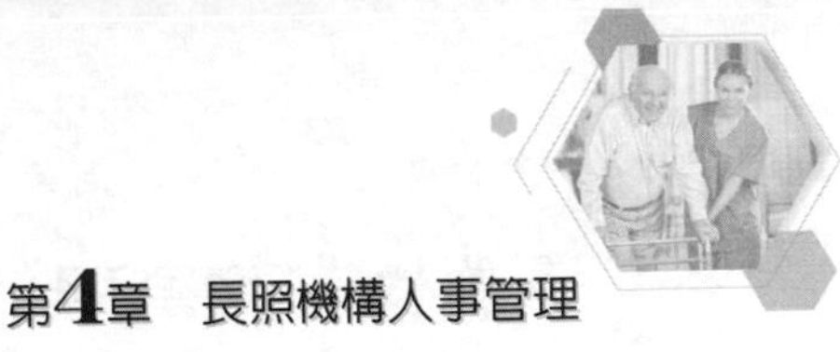

表4-11　長瑞護理之家——住民入住交班卡(3)

白班	小夜	大夜
/	/	/ , I/O/
/	/	/ I/O/
/	/	/ I/O/
/	/	/ I/O/
/	/	/ I/O/
/	/	/ I/O/
/	/	/ I/O/
/	/	/ I/O/
	床號 / 姓名：	/

表4-12　長瑞護理之家護理人員201×年在職進修

上課對象：全體護理人員

日期	課程名稱	時數	授課者
201×-01-05	機構評鑑檢驗六大項目(一) B型肝炎抗原抗體，VDRL，AIDS	2	劉○鳳
201×-01-15	老人癡呆症、良性前列腺、白內障	1	林○如
201×-02-03	機構評鑑檢驗六大項目(一) A型肝炎，阿米巴及桿菌痢疾，TB	2	郭○鈴
201×-02-15	抽痰技術	1	李○慧
201×-03-10	多重抗藥性結核病	1	高○芸
201×-03-15	專業品質（給藥、跌倒、壓瘡）	1	郭○鈴
201×-04-02	傷口護理、消毒鍋之使用	1	劉○佩
201×-04-06	職場性騷擾	2	許○真
201×-04-15	專業護理倫理	2	邱○娟
201×-05-15	護理倫理人員法規	2	劉○佩
201×-05-28	高血脂	2	林○如
201×-06-20	針扎處理流程	2	徐○莎
201×-06-25	設備儀器之操作過程	2	高○芸
201×-07-01	洗手	2	林○如
201×-07-26	糖尿病、退化性關節、心臟病	2	邱○娟
201×-07-30	危機管理措施	2	郭○鈴
201×-08-01	IICP護理指導	1	林○如
201×-08-15	照護糾紛相關內容	2	劉○佩
201×-09-01	何謂紫尿症、住民安全維護	1	邱○娟
201×-09-15	預防感染及避免院內感染	2	劉○鳳
201×-10-01	攝護腺肥大的成因	1	許○真
201×-10-15	高血壓、骨質疏鬆、帕金森氏症、中風	2	高○芸
201×-11-01	勞工安全教育	1	徐○莎
201×-11-15	如何維護住民權利	1	劉○鳳
201×-12-01	申訴	1	許○真
總計		37	

1.長期照護總時數：22
2.感染控制總時數：8
3.護理專業品質：2
4.護理法規：2
5.護理倫理：2
6.住民權利及安全總時數：2
7.危機管理總時數：2
8.照護糾紛總時數：2
9.意外事件防範總時數：2
10.設備儀器總時數：2
11.性別議題：2

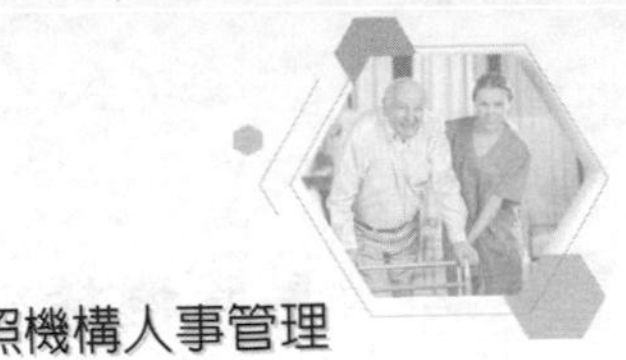

表4-13 長瑞護理之家201×年度照護員在職教育課程表

上課時間：上午9：00（星期二） 上課對象：全體照顧服務人員
上課方式：講義示範、回復示範

日期	課程名稱	時數	授課者
201×-01-29	勞工安全教育、意外災害	2	邱○娟
201×-02-05	簡易藥物、常見皮膚藥膏簡介、協助更衣（正確穿脫衣褲法）	1	劉○佩
201×-02-19	洗手（包括乾洗手及溼洗手）	2	高○芸
201×-02-26	翻身、拍背、擺位技術	2	許○文
201×-03-05	住民權利維護	2	李○慧
201×-03-19	口腔清潔、臉部清潔、刮鬍子、清耳朵、剪鼻毛、指甲護理（手指甲、腳趾甲）	2	郭○鈴
201×-04-09	尿管護理、尿套使用、尿袋尿管固定法	2	劉○鳳
201×-04-23	急救概念、異物哽塞處理	2	林○如
201×-05-07	鼻胃管灌食、餵飯（餵藥）、check NG位置	2	許○真
201×-05-21	危機處理	2	邱○娟
201×-06-04	冷熱運用、氣切護理及正確更換氣切固定帶	1	劉○佩
201×-06-18	疥瘡（宣導、處理流程）	1	高○芸
201×-07-09	灌腸技術（使用甘油球、軟便塞劑）、會陰沖洗	2	徐○莎
201×-07-23	測量生命徵象（正常值、判斷處理及儀器使用方式）	1	郭○鈴
201×-08-06	化痰、抽痰（口、鼻、氣切）	2	劉○鳳
201×-08-20	約束（輪椅安全帶、四肢約束、拳擊、腰部）	2	林○如
201×-09-03	TB（宣導、處理流程）	1	許○真
201×-09-10	性騷擾申訴流程	2	李○慧
201×-09-17	無菌技術	1	邱○娟
201×-10-08	類流感（宣導、處理流程）	1	劉○佩
201×-10-22	疥瘡（宣導、處理流程）	1	高○芸
201×-11-05	浴室沐浴、浴室洗頭	2	徐○莎
201×-11-19	申訴流程	2	郭○鈴
201×-12-10	住民院內的安全教育	2	劉○鳳
201×-12-24	照護糾紛	2	林○如
總計		42	

1.長期照護總時數：22
2.危機管理總時數：4
3.意外事件防範總時數：2
4.設備儀器總時數：2
5.藥物教育總時數：2
6.住民安全及權利總時數：6
7.感染控制總時數：12
8.勞工安全教育總時數：2
9.照護糾紛：2
10.性別議題：2

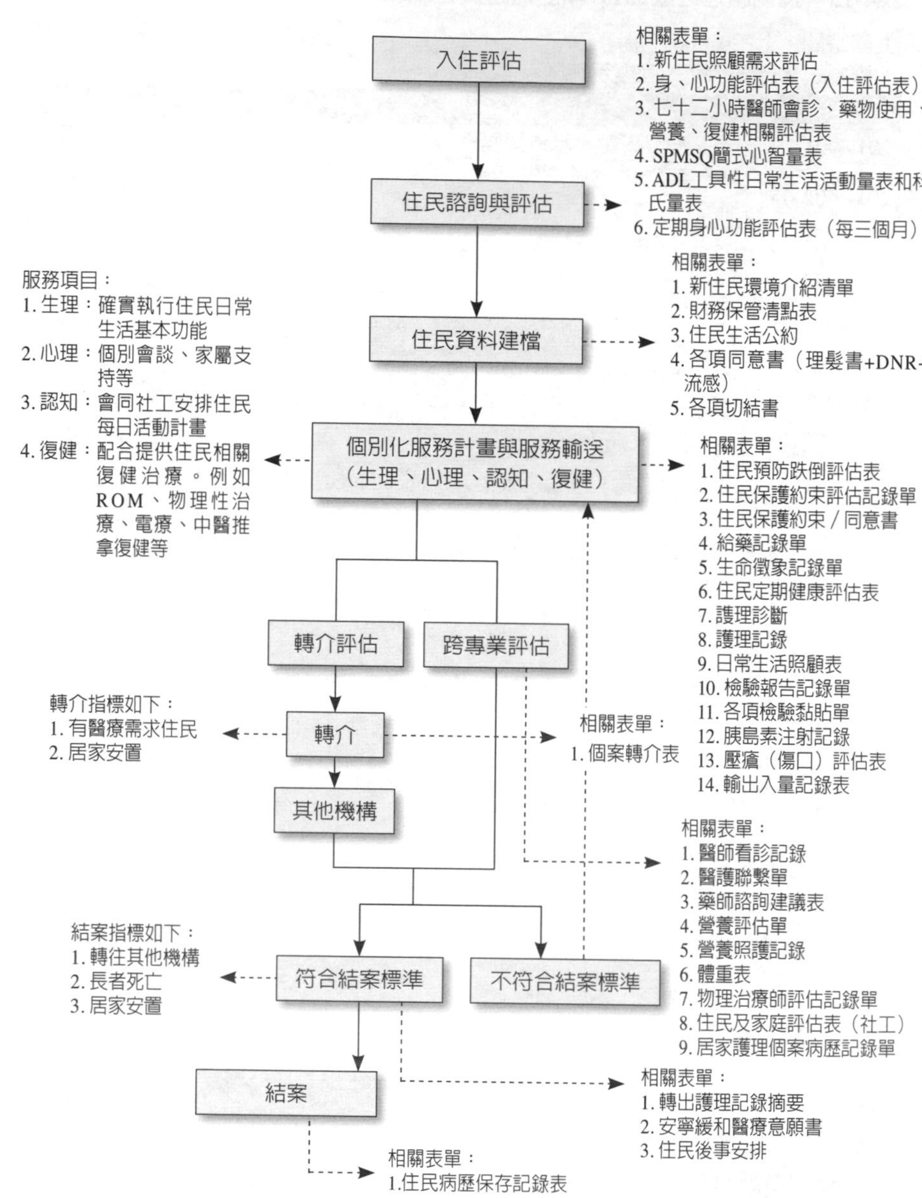

圖4-6　長瑞護理之家新住民入住護理工作服務流程

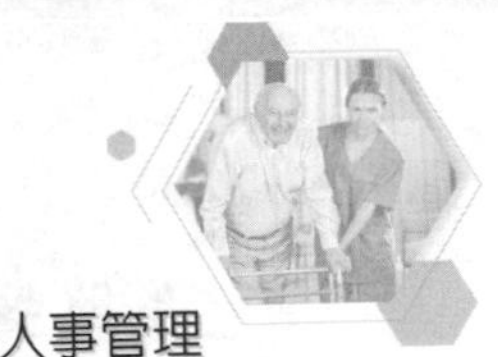

表4-14　長瑞護理之家護理工作服務指導書(1)

文件名稱	入住評估工作流程圖	文件編號	
版次日期	A版	頁數	第1頁／共1頁

1.目的：

長瑞護理之家之護理人員服務流程，將個案入住評估工作書面化及標準化，以作為護理執行之依據。

2.適用範圍：

適用於長瑞護理之家護理人員新個案入住之評估服務。

3.作業流程：

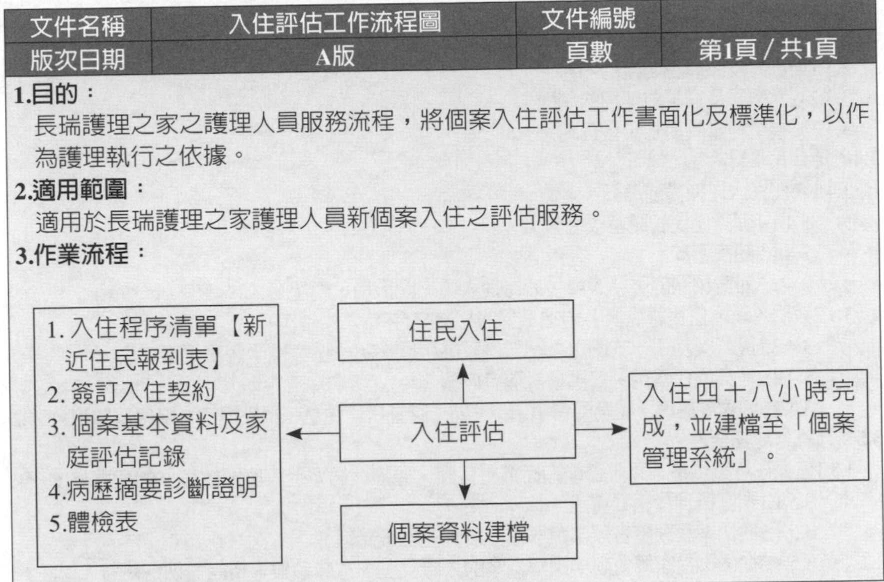

表4-15　長瑞護理之家護理工作服務指導書(2)

文件名稱	入住評估工作說明指導書	文件編號	
版次日期	A版	頁數	第1頁／共2頁

1.目的：

將護理工作中之個案入住評估程序書面化及標準化，以作為本機構在執行「個別管理」之接案評估業務及護理人員執行工作之依據。

2.適用範圍：

適用於長瑞護理之家護理作業之個案入住評估服務內容，對象來源包含其他機構轉介及自行主動求助之個案。

3.作業流程：

護理人員每日進行接案動作，啓動個管的服務工作。

3.1接案來源：

3.1.1經其他機構轉介、醫院轉介及自行求助之個案，由護理人員進行「入住評估表單」篩案。

3.2收案時間：

3.2.1行政人員於新住民入住前7日，先行將住民資料於AM9：00～PM10：00至「住民管理系統」完成新住民個案之基本資料。

3.2.1.1護理人員於新住民入住前日PM10：00前，至「住民管理系統」完成新住民個案之基本資料整理並匯出表格。

3.2.1.2護理人員於新住民入住日AM12：00～PM7：00將新住民入院完成備料。

3.2.2護理人員於上班時間隨時接收日間入住之個案。

3.3入住契約：

3.3.1與個案及家屬說明契約內容。

3.3.2回應個案及家屬對契約的問題。

3.3.3給與契約審閱期七天後簽約。

3.4新進住民報到表：

3.4.1新住民入住機構前準備：

3.4.1.1確認住民的寢室環境整潔。

3.4.1.2知會室友。

3.4.1.3知會相關的服務人員，如護理人員、照服員、廚工。

3.4.2說明「新進住民報到表」中須準備的相關文件。

3.4.2.1簽訂契約，一式兩份，一份給家屬帶回，另一份存檔至個案檔案夾中。

3.4.2.2繳交入住費用，會請會計開立收據。

3.4.2.3與家屬說明「家屬配合事項」，如：家屬探訪注意、請假規定、緊急送醫配合事項。

3.5住民及家庭評估表：

3.5.1住民在意識清楚下有表達能力時進行會談，蒐集「個案及家庭評估表」的相關基本資料。

3.5.1.1家庭概況及相關資訊。

3.5.1.2從個案及家屬會談中瞭解家庭概況並做成紀錄。

3.5.1.3從個案及家屬會談中瞭解個案的人際互動、社會參與等項目並做成紀錄。

3.5.2住民無法接受會談時，將進行家屬會談，蒐集「個案及家庭評估表」的相關基本資料。

3.5.3會談前準備：

3.5.3.1填入個案現有的基本資料。

3.5.3.2將表格項目閱讀過一次，使會談能更加流暢。

3.5.3.3進行會談。

3.5.3.4在會談時一邊提問一邊記錄，注意力仍要在個案身上。

3.5.3.5紀錄項目。

3.5.3.6個案基本資料：

3.5.3.6.1轉介來源、使用語言、教育程度、宗教信仰、婚姻狀況、曾任工作、專長嗜好、休閒活動、緊急聯絡人。

3.5.3.6.2家庭概況。

3.5.3.6.3家庭成員、角色關係、同住者、主要照顧者、經濟負擔者、補助狀況。

3.5.3.6.4繪製家系圖並分析。

3.5.3.6.5完成「個案及家庭評估表」、「新進住民報到表」歸檔，分作書面檔電子檔。

3.5.3.7將書面「個案及家庭評估表」歸檔至個案檔案夾中。

3.5.3.8將書面的「新進住民報到表」建檔至「皇〇住民管理系統」。

3.6病歷摘要&診斷證明：

3.6.1病歷的資料及相關身分證明。

3.6.1.1從家屬、機構或醫院中取得個案的病史及相關身分證明。

3.7體檢表：

3.7.1體檢的資料及相關身分證明。

3.7.1.1從家屬、機構或醫院中取得個案的檢驗及相關身分證明。

3.8擬訂「個案資料建檔」。

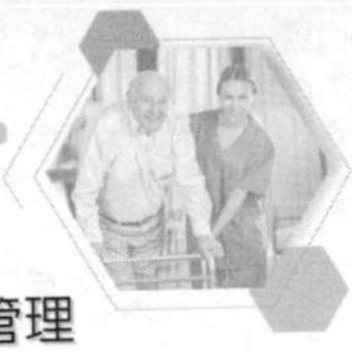

表4-16 長瑞護理之家護理人員作業流程指導

文件名稱	個別化服務計畫與服務輸送流程圖	文件編號	
版次日期	A版	頁數	第1頁／共1頁

1.目的：

將依個案的需求差異給予不同處遇計畫之流程，作為護理人員執行個別服務計畫與服務輸送之服務依據。

2.適用範圍：

適用於長瑞照顧機構入住之所有住民，建立一套個別化之服務計畫。

3.作業流程：

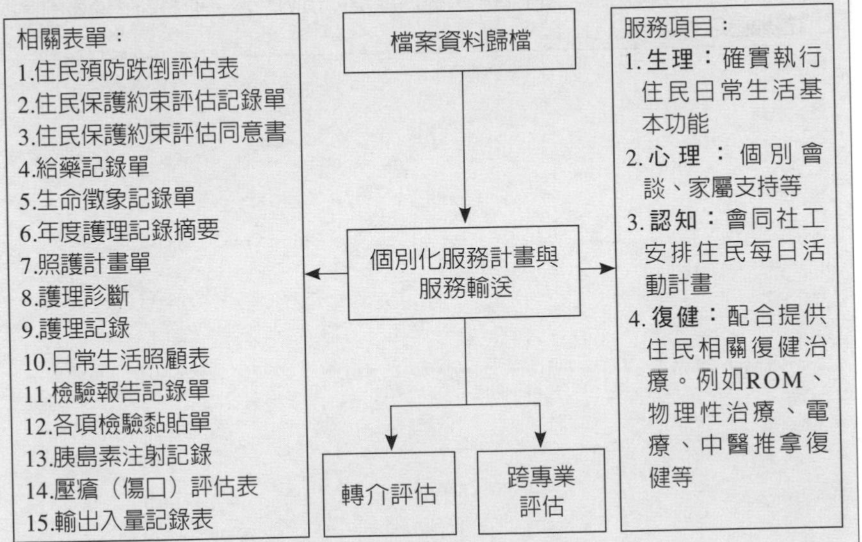

檔案資料歸檔 → 個別化服務計畫與服務輸送 → 轉介評估、跨專業評估

(個別化服務計畫與服務輸送 ← 相關表單；→ 服務項目)

相關表單：

1.住民預防跌倒評估表
2.住民保護約束評估記錄單
3.住民保護約束評估同意書
4.給藥記錄單
5.生命徵象記錄單
6.年度護理記錄摘要
7.照護計畫單
8.護理診斷
9.護理記錄
10.日常生活照顧表
11.檢驗報告記錄單
12.各項檢驗黏貼單
13.胰島素注射記錄
14.壓瘡（傷口）評估表
15.輸出入量記錄表

服務項目：

1. 生理：確實執行住民日常生活基本功能
2. 心理：個別會談、家屬支持等
3. 認知：會同社工安排住民每日活動計畫
4. 復健：配合提供住民相關復健治療。例如ROM、物理性治療、電療、中醫推拿復健等

表4-17 長瑞護理之家護理記錄

姓名			床號
日期	時間	焦點	護理記錄

表4-18　長瑞護理之家藥事服務工作內容

1.將醫院所開的處方箋黏貼於醫囑單上，將此處方箋與藥物做好核對： ◆處方箋核對——藥袋上姓名、藥物及藥名、時間、用法、劑量。 ◆處方箋核對——給藥記錄單。 藥物按給藥盒上姓名及床號放回藥盒中，原藥盒所剩下藥物全部清出，不可留在藥盒內。 2.急救藥品應放於急救車第一抽屜中，並設定藥品量，定期點班，並及時補充不足量。藥品管理若有不正確事宜，特約藥師應記錄，寫出改善措施交給院長或護理長，而院長或護理長應給藥師回函改善結果。 3.護理人員若發現藥品有嚴重不良反應出現，應立刻會診醫師或藥師。諮詢醫師有責任探討藥物不良反應之因果關係，提供處理或預防方法，並將病歷通報到全國或各地區之通報中心。

附件4-1　長瑞護理之家定型化契約

一般護理之家（委託型）定型化契約範本

簽約前注意事項：

一、住民家屬或委託人辦理住民進住機構時，有權將契約書攜回詳細審視，並應有至少五日之契約審閱期，機構業者應遵守下列事項：

(一)依「消費者保護法」第十一條之一規定，業者與消費者簽約前，應提供三十日以內合理期間，供消費者審閱全部條款內容。業者違反上述規定者，其條款不構成契約之內容。但消費者得主張該等條款仍構成契約之內容。本契約之合理審閱期間定為五日，但消費者要求更長期間時（但限於三十日以內），機構亦應同意之。

(二)機構宜準備簽收簿，供住民家屬或委託人索取契約範本時，請其簽收，以備需要時證明消費者曾於簽約前行使契約審閱權。

(三)機構應告知消費者有關本契約一切權利義務事項，除應提供契約條款外，並應同時交付另行收費基準等文件。

二、機構應確保廣告內容之真實，以及重要交易資訊公開及透明化，其對消費者所負之義務不得低於廣告之內容。契約內容不得違背法令強制禁止之規定或公序良俗，亦不得違反誠信原則或平等互惠原則。

三、由於機構是群體生活，住民入住前應提供體檢文件，體檢項目至少包含：胸部X光檢查、糞便檢查（桿菌性痢疾及阿米巴痢疾），以供機構參考。

四、本契約範本僅供機構及住民參考。本約雖為定型化契約之一種，惟住民家屬或委託人仍得針對個別狀況，要求機構業者增刪修改，機構不得以本契約內容為主管機關所定為由，主張無法修改，亦不得為有利於己之修正後宣稱為政府機關版本，而主張不得修改。

五、機構應提供當地衛生主管機關申訴專線。直撥專線：_____。

契約內容

（封面）契約審閱權

本契約於中華民國○○年○月○日經受照顧委託人攜回審閱○日（契約審閱期間至少五日）委託人簽章：

護理之家簽章：

（內文）

立契約書人

護理之家：（以下簡稱甲方）
委託人：（以下簡稱乙方）
住民：（以下簡稱丙方）
茲為丙方長期照護事宜，經甲、乙雙方同意依本契約條款履行並簽立條款如下：

第一條（護理之家設置位置符合法定要件內容及服務對象）
甲方提供本機構坐落於____縣（市）鄉（鎮、市、區）____路____段____巷____弄____號____室，約____平方公尺之____人房暨第十條所定之服務，供丙方進住使用，乙方則依第五條所定收費標準繳費。
甲方應確保建築物符合建築法及消防法有關公共安全之相關規定，其設備亦應合乎護理機構設置之標準（開業執照及投保公共意外責任險證明文件揭示適當地點供乙方參閱，並主動提示）。
甲方服務對象如下：一、罹患慢性病須長期護理之病人。二、出院後須繼續護理之病人。

第二條（契約生效日）
除另有約定外，本契約自簽訂之日起生效。

第三條（費用繳納）
乙方應繳納保證金及長期照護費，其數額及繳費方式如下：
一、保證金：乙方應於訂立契約時，一次繳足保證金新台幣________元（最高不得逾二個月長期照護費）予甲方，甲方應以機構名義於金融機構設立專戶儲存保證金，並將專戶影本交付乙方收執。乙方欠繳長期照護費或其他費用，或對甲方負損害賠償責任時，甲方得定____日（不得少於七日）以上之期限通知乙方繳納，逾期仍不繳納者，甲方得於保證金內扣抵，其不足數乙方仍應依第七條補足。
二、長期照護費：每月________元整，乙方最遲應於丙方進住之日依當月進住日數繳納，並於嗣後每月____日按月繳納。本款長期照護費，包括膳食費每月________元、照顧費每月________元等，惟不含第六條所應自行負擔費用。

第四條（轉床換房處理）
丙方進住後得提出換房之要求，並由甲、乙雙方（或甲、乙、丙三方）協調後為之。
甲方因照顧之需要，得調整丙方之住房，惟應先徵得乙、丙方之同意。
丙方因前二項情形換房者，乙方應依換房後之標準繳費。

第五條（收費標準）
護理機構之收費應依照直轄市、縣（市）主管機關核定之收費標準（如附件一）收取，調整亦同。

第六條（自行負擔費用）
乙方應自行負擔丙方之下列費用：
一、個人日用品、營養品、紙尿褲、看護墊、醫療耗材等消耗品。
二、私用電話之裝機費及通話費。

三、其他因丙方個人原因所生之費用。

第七條（保證金之補足）

保證金扣抵達二分之一時，甲方得定一個月以上之期限通知乙方補足。乙方逾期仍不補足者，甲方得終止契約。

第八條（退還膳食費）

丙方因病就醫或其他正當理由而於機構外生活，經辦妥甲方所規定之手續且連續外住三日以上者，得按實際院外生活日數請求無息退還每日＿＿＿＿元之膳食費。但甲、乙雙方另有約定，較有利於丙方者，從其約定。

乙方應負擔丙方外送就醫或住院期間所需醫療、交通費用及僱請看護人員之費用。

第九條（契約終止）

丙方應於約定進住日或契約生效日起＿＿日內進住。如無正當理由逾期仍未進住者，甲方得終止契約，並得將乙方已繳當月之長期照護費用依逾期日數按日扣除＿＿＿＿元後無息退還。但最高不得逾當月已繳長期照護費用之百分之十。

乙方得隨時終止契約，甲方不得拒絕。乙方應依實際進住日數按日支付甲方每日＿＿＿＿元。

甲方應乙、丙方之特殊請求而為進住之購置，因前二項契約終止所生之損害，得請求乙方賠償。

終止契約時，在尚未洽得依法或依契約應負照顧之人前，甲方仍應對丙方負照護義務。

第十條（應提供之服務）

甲方至少應提供生活服務、休閒服務、專業等服務，其服務細目數量等內容如附件二。

乙方於締約時，如有提供醫療資料記載醫囑事項，甲方應依照醫囑事項辦理。

第十一條（約束準則）

丙方有下列行為之一，甲方經勸阻、疏導無法制止，且無其他替代照顧措施者，甲方徵得乙方或丙方或丙方家屬同意，並經醫師診斷或有臨床護理工作3年以上護理人員得參酌醫師既往診斷紀錄，得於必要時經評估有約束之必要後，應依附件三之準則使用適當約束物品：一、丙方有傷害自己或他人之行為。二、丙方常有跌倒或其他情事，而有安全顧慮之虞。

第十二條（緊急突發事故處理流程）

甲方應訂定急、重傷病或其他緊急突發事故處理流程，並懸掛或張貼於明顯處所。

丙方發生前項傷病事故時，甲方負有依前項處理流程處理之義務。

甲方違反前項義務致丙方受有損害時，應對丙方負賠償責任。

乙方亦得依相關法律規定，向甲方請求損害賠償。

第十三條（緊急聯絡人之指定）

就丙方急、重傷病、緊急事故處理或其他必要之長期照護事項之通知，乙方及丙方共同指定＿＿為緊急聯絡人，如丙方無法共同指定時，由乙方單獨指定之。

緊急聯絡人，就前項所定事項負有妥善處理之義務。
緊急聯絡人經甲方通知後未及時處理或甲方依緊急聯絡人之處所、電話或傳真而無法聯絡者，甲方應依當時情形為必要之處置，緊急聯絡人、乙方、丙方或其繼承人無正當理由者，不得提出異議。

第十四條（毀損設施之處理）
因可歸責於乙方或丙方之事由，致毀損甲方所提供之設施者，乙方應負損害賠償責任，甲方得檢附單據向乙方請求賠償或於乙方繳納之保證金內扣抵。

第十五條（設施變更之處理）
乙方或丙方經甲方同意變更其所提供之設備，或另行增設新設施者，其費用應由乙方自行負責。
於契約期滿或終止時，除契約另有約定外，乙方應恢復原狀，但該等經變更或新增之設施非毀損不能分離或分離需費過鉅者，甲方得為必要之處理。

第十六條（可歸責於乙方或住民事由之終止契約）
乙方於訂立契約時，以詐術使甲方誤信丙方符合進住條件，或為其他虛偽之意思表示，使甲方誤信而有受損害之虞者，甲方得終止契約。
丙方入住機構有下列情形之一者，甲方得終止契約：
一、健康狀況改變，致不符合進住條件者。但甲方於契約終止後，經乙方或丙方或其家屬、緊急聯絡人請求者，應協助轉介丙方至適當機構。
二、受有期徒刑以上刑之宣告確定，而未諭知緩刑或未准易科罰金者。
三、如無保證金時，乙方積欠長期照護費用達一個月之總額，經甲方催告，仍未繳費者。
四、違反甲方規定留宿親友，經勸導三次仍不改善者。
五、故意毀損甲方之設備或物品且情節重大者。
六、違反規定使用甲方設備，致妨礙公共安全或衛生，情節嚴重者。
七、與其他住民發生嚴重爭執或干擾他人，經甲方以換房或其他方式勸解仍未改善，致影響其他住民生活者。
丙方有前項第五款及第六款之情事時，經甲方制止未改善者，甲方始得終止契約。
前項終止權，自甲方知有終止原因時起，一年間不行使而消滅。

第十七條（終止契約之限制）
甲方非因第七條、第九條第一項或前條所定情形之一，不得終止契約。
當契約終止後，丙（乙）方若有老人福利法第四十一條、第四十二條或身心障礙者權益保障法第七十五條、第七十七條之原因者，甲方應通報地方政府（社政單位）依法予以適當安置，在地方政府未適當安置前，甲方仍需繼續照顧．

第十八條（乙方逕行終止契約）
有下列情事之一者，乙方得逕行終止契約：
一、甲方或其使用人於訂立契約時為虛偽之意思表示，使乙方或丙方誤信而有受損害之虞者。
二、甲方之受僱人或其使用人對於丙方實施暴行或有重大侮辱之行為者。
三、甲方之受僱人、使用人或其他住民患有法定傳染病，有傳染之虞者。但甲

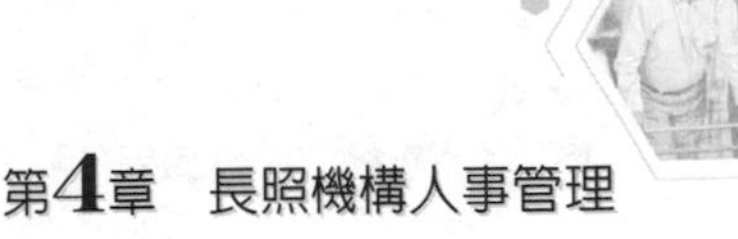

方已將該受僱人、使用人或住民送醫診治，並證明已無傳染之虞者，不在此限。

四、甲方提供丙方居住或生活之處所，有危害丙方之安全或健康之虞者。

前項契約終止後，乙方或丙方若有損害，得向甲方請求損害賠償。

第十九條（契約終止時費用之結算處理）

契約終止時，甲方應於丙方遷出長期照護處所後三日內，將乙方所繳保證金扣除乙方積欠之費用或乙方應負擔之損害賠償之餘額，無息返還之。

契約終止時，甲方應將乙方已繳當月長期照護費按契約終止後之日數比例退還之。

第二十條（契約終止，照護處所清理責任）

乙方於契約終止時，應協助丙方於七日內騰空遷出長期照護處所，並按日支付長期照護費用。如不按期遷出者，甲方得按遲延遷出日數向乙方請求長期照護費，並酌收違約金（不得逾每日長期照護費之百分之十），至遷出之日為止，乙方不得異議。

丙方於遷出長期照護處所後，所遺留之物品甲方應妥為保管，並應催告乙方或丙方於〇天以內（不得少於三十日）取回，逾期仍未取回時，甲方得任意處置，乙方及丙方均不得異議。

第二十一條（住民死亡其遺體遺物處理）

丙方於契約存續期間死亡者，丙方之遺體及其遺留財物依其所立遺囑處理之。

甲方非因故意或重大過失不知丙方立有包括遺體處置之遺囑或有嗣後撤回遺囑之全部或一部或有民法所定視為撤回之事由者，乙方、緊急聯絡人、丙方繼承人或遺囑執行人就甲方對於丙方遺體所為之處置不得異議。

丙方無第一項之遺囑者，乙方或緊急聯絡人或丙方繼承人或家屬於甲方通知十二小時內應儘速領回丙方之遺體，逾時未領回者，甲方得將遺體逕送殯儀館暫厝。但意外死亡者，甲方應即報警轉請檢察官辦理相驗手續。

甲方依前三項規定處理丙方遺體所需必要費用，得於保證金或丙方遺留之財產扣抵之，如有不足，甲方得請求乙方或丙方繼承人償還。

無第一項之遺囑而丙方繼承人未依甲方所定期限____天以內（不得少於三十日）處理遺物時，甲方得依民法及有關法令規定處理之。

第二十二條（法院管轄）

因本契約所生之訴訟，甲乙雙方同意以甲方所在地之地方法院為第一審管轄法院。惟不得排除消費者保護法及民事訴訟法有關法院管轄之規定。

第二十三條（附件及進住規定之效力）

甲、乙雙方依本契約所訂附件以及經乙方審閱之進住規定，視為契約之一部分，與本契約有同一效力。

第二十四條（契約協議補充）

本契約未盡事宜，悉依相關法令處理，並得由甲、乙雙方隨時協議以書面補充之。

第二十五條（契約書之收執）

本契約書一式____份，經甲、乙雙方簽名或蓋章後生效，各執一份為憑。如送法院公證，其所需費用除另有約定外，由甲、乙雙方平均分擔。

契約當事人
甲方（護理之家名稱）：
代表人或負責護理人員：
國民身分證統一編號：
機構統一編號：
住址：
電話：
電子郵件信箱：
網址：
乙方：
國民身分證統一編號：
聯絡處所：
聯絡電話：
行動電話：
傳真號碼：
電子郵件信箱：
契約關係人
丙方
國民身分證統一編號：
聯絡處所：
聯絡電話：
行動電話：
傳真號碼：
電子郵件信箱
緊急聯絡人：
國民身分證統一編號：
聯絡處所：
聯絡電話：
行動電話：
傳真號碼：
電子郵件信箱：

中華民國　　　　　　　年　　　　　　　月　　　　　　　日

附件一　（第五條）收費標準

○○直轄市或縣（市）主管機關核定之護理之家收費標準表。

附件二　（第十條）服務項目

一、生活服務

細目　數量　備註

(一)膳食
(二)居住環境整理
(三)個人身體照顧
(四)聯繫親友
(五)被服洗滌
(六)其它（須另計費用項目應予註明）

二、休閒服務

細目　數量　備註

(一)書報
(二)雜誌
(三)電視
(四)音樂
(五)慶生會
(六)文康活動
(七)戶外活動
(八)其他有益身心健康之活動

三、專業服務（請針對機構提供之服務內容勾選）

(一)社工輔導或相關社會福利諮詢

1.□有住民適應輔導措施，並有紀錄。
2.□個案資料建檔與管理，並應確守保密原則予以必要保密措施；必要外借時，應有個案資料借閱辦法，並有周詳的借閱紀錄。
3.□有個案評估及服務計畫，確實依計畫執行，並紀錄於個案紀錄中。
4.□有辦理個案研討並有紀錄。
5.□針對住民興趣每月（年）辦理____次各類文康活動。
6.□針對住民需要，運用團體工作提供住民治療性或支持性團體活動，並有團體工作紀錄、自我與成員、過程及結果評估紀錄。
7.□已開拓社區資源，並可隨時支援。
8.□有聯繫電話，並隨時與住民或家屬聯繫且詳細紀錄住民行蹤。有諮詢服務，並有專門部門負責且有紀錄。

(二)護理服務

1.□對臥床住民每____小時翻身一次，並有紀錄。

2.□長期照護住民夏天每週至少洗澡____次；冬天每週至少洗澡____次，以及每日做晨間護理。

3.□每日為住民至少量____次體溫，體溫紀錄保持完整，並依疾病管制局規定通報。

4.□每____小時帶失禁住民如廁或偵測大小便失禁情形。

5.□有住民發燒處理通報作業流程，且有專人負責處理確實執行紀錄完整。

6.□有需求評估與照護計畫，並依需要定期評估及修正，應有評估記錄，並確實執行。

7.□有周全之活動時間表，並依時間表執行。

8.□住民藥物包裝或容器，具有清楚標示姓名、性別、床位、服用時間或餐別等置放於護理站，藥品有清楚標示，並按指示給住民服用。

9.□協助住民每年接受流感疫苗或其他疫苗預防注射。

(三)醫療服務

1.□住民服用之處方用藥應由藥師按處方調劑，並由護理人員依醫囑發給。

2.□住民應每年定期接受健康檢查，入院時有體檢證明文件。

3.□醫療支援服務。

4.□復健之服務。

(四)營養服務

1.□按照營養人員或膳食委員會提供有變化之菜單，營養均衡。

2.□依照營養師意見提供特殊飲食。

3.□機構負責膳食的廚工領有餐飲技術士執照且定時接受健康檢查。

4.□營養諮詢。

(五)住民衛教與醫療保健之指導

(六)其它（須另計費用項目應予註明）

附件三 （第十一條）使用約束準則與同意書

丙方有下列行為之一，甲方經勸阻、疏導無法制止，且無其他替代照顧措施者，甲方徵得乙方或丙方或丙方家屬同意，並經醫師診斷或有臨床護理工作3年以上護理人員參酌醫師既往診斷紀錄，得於必要時經評估有約束之必要後，應依附件三之準則使用適當約束物品：一、丙方有傷害自己或他人之行為。二、丙方常有跌倒或其他情事，而有安全顧慮之虞。

護理之家之照顧（護）應以無約束或最少約束為原則，若確有約束之必要，必須向住民或住民家屬說明，應事先取得住民或住民家屬的同意，並簽定約束同意書，且應留意下列各項準則：

(一)不可使用裝上鎖的約束物品，並應留意約束物品使用方式、種類、約束部位，以避免住民意外受傷。

(二)使用約束物品的時間應儘量減少，且尺碼必須合適，並確保盡量減低對該住民可能造成的不適。

(三)必要時檢討是否有需要繼續使用約束。

(四)為該住民約束應妥當穿戴及扣好約束物品，以確保其安全及舒適，並須定時轉換姿勢。

(五)使用約束的方法，必須以在火警及其他緊急情況下可迅速解除約束物品為準。

(六)使用約束期間，至少每隔兩小時予以解開約束，使其舒緩，防止約束物品因移位而引致該名住民的血液循環及呼吸受阻，並檢查住民受制於約束物品的情況，並加以記錄。

(七)約束的使用是為了防範住民自傷或傷人，絕對不可以作為懲罰、替代照顧住民或方便員工而使用。

(八)必須保存約束的使用記錄，以作為日後的參考與檢討。

護理之家住民【約束同意書】

＿＿＿＿＿（機構名稱）住民約束同意書

本人＿＿＿＿＿因家屬＿＿＿＿＿先生／女士有（以下請勾選）□傷害自己或他人之行為；□常有跌倒或其他情事，而有安全顧慮之虞，並經＿＿＿＿醫師（醫師簽名）診斷或有臨床護理工作3年以上護理人員參酌醫師既往診斷紀錄，得於必要時經評估有約束之必要，於生命安全優先前提下，信任其專業判斷能力並依使用約束物品準則得逕行必要約束決定權，為恐口說無憑，特立此同意書為證。

本同意書自簽訂日起三個月內有效。

立同意書人：＿＿＿＿＿＿＿＿＿＿

簽章：＿＿＿＿＿＿＿＿＿＿

國民身分證統一編號：＿＿＿＿＿＿＿＿＿＿

住址：＿＿＿＿＿＿＿＿＿＿＿＿＿＿＿＿＿＿＿＿＿＿＿＿＿＿＿＿＿＿

聯絡電話：＿＿＿＿＿＿＿＿＿＿

聯絡行動電話＿＿＿＿＿＿＿＿＿＿

電子信箱：＿＿＿＿＿＿＿＿＿＿

中華民國　　　　年　　　　月　　　　日

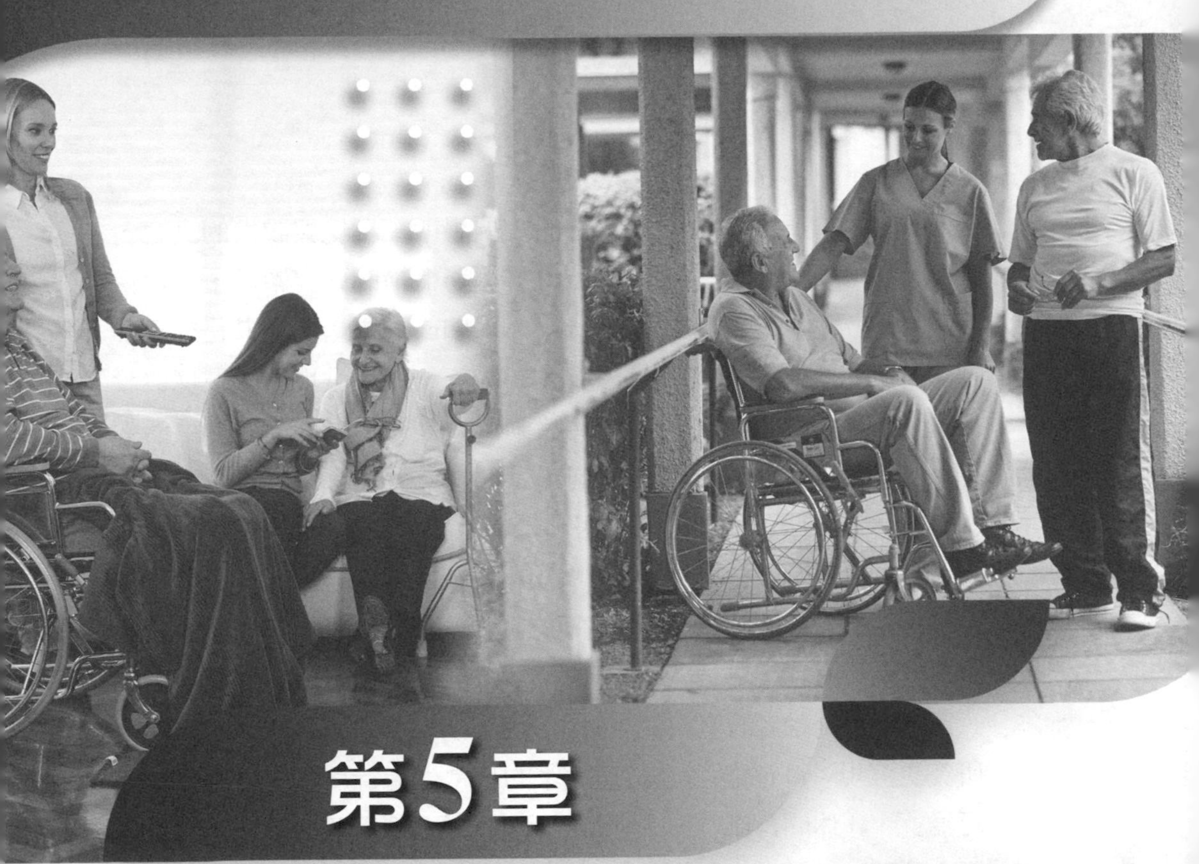

第5章

長照機構環境規則

- 機構式照護服務之歷史發展
- 長照機構之地點規則
- 長照機構之環境與高齡者
- 長照機構之物理環境組織
- 長照機構之空間與設備

長照機構爲住民安養及休憩的重要場所，環境與設備的良窳，直接影響住民的身心健康。有關人群服務機構的研究顯示，物理環境會對服務對象的行爲表現（Frost & Klein, 1979），尤其是對高齡者影響甚大。而王伶芳、曾思瑜（2006）研究亦發現：「環境與設備條件」對高齡者日常生活行爲活動影響甚大，尤其高齡者生活架構，如時間、空間與活動三面向影響其日常生活行爲模式。郭靜晃（2012）提出一個優質的人群服務機構取決於三個P：即硬體環境及規劃（physical plant）、服務方案規劃（plan of service）及人事管理（personnel management）。長期養護機構成爲高齡者入居後的生活場所，其居室單元更是高齡者重要的生活據點，因此居室空間規劃的良窳，攸關高齡者居室的生活品質。王伶芳、曾思瑜（2006）的實徵研究更發現：(1)高齡者在護理之家的日常生活行爲可概分爲「必需行爲」、「休閒行爲」、「療養行爲」、「移動行爲」及「其他」等五大項目；(2)隨著高齡者身心機能的衰退，高齡者在「必需行爲」與「療養行爲」的時間配比增高，而「休閒行爲」時間配比減少；(3)高齡者「日常生活行爲類型」可分爲「必需行爲型」、「均衡型」、「休閒行爲型」、「充實型」四種；(4)「活動領域類型」可分爲「寢室活動型」、「室內活動型」、「公共空間活動型」、「必要外出型」四種；(5)少人房住民在寢室內從事休閒活動的時間高於多人房；而多人房寢室居住人數愈多，每床面積愈小，休閒活動領域有向公共空間愈加延伸的傾向；(6)確保床位區個人領域空間及隱私性、提供溫馨舒適的家具設備，及進行個人化空間布置等，能使高齡者在寢室內的生活內容更多元化。此外，Cummings和Galambos（2002）研究指出，具意願從事老人相關領域及與老人親近感的工作人員，與老人接觸的頻率、存動的經驗、老年學技巧層次等因素會影響機構老人對老化的態度。

長照機構，尤其是護理之家，包含大量的醫療照顧，所以大部分入住者必須安置於機構中接受生活照護與治療至恢復健康爲止。對高齡者而言，他們從家庭遷移至社區中或遠離社區的長照機構，不僅是爲了解決生活居住與照顧的需要，更意謂著他們要遠離所熟悉的家庭或社區，而必須重新適應一個新的環境。所以說，機構的活動空間、生活作息規定、行政規定及環境的刺激都決定高齡者的生活品質。

第一節　機構式照護服務之歷史發展

機構式照護服務在國外最常見的型態即爲護理之家（Nursing Home），其可提供住民二十四小時全天候的照顧，因其提供服務的範圍最廣，包含整套的醫療、個人、社會生活與住宿照顧。因爲使用機構式者，必須離開其原來的居家環境，而集中居住機構之中，另方面可提供最密集的照顧，且可提供技術層級較高的服務，故被稱爲「最受束縛的照顧方式」，其照顧內容包含了整套的醫療、個人、社會生活的住宿照顧。機構式照護服務的演進，回顧各國在機構式照顧服務的演進，可發現救濟院式的收容服務爲最早期的長期照護措施，由於當時以收容低收入的功能障礙老人爲目的，因此幾乎每個國家早期均以機構集中照護的方式，提供貧病交加的民衆最基本的生存照顧。當時，一般老人的長期照護所需，幾乎全由家庭提供，正式長期照護服務之提供十分有限，此一時期，長期照護機構可以和貧民救濟劃上等號。

1950年代之後，在老人長期照護需求日趨普遍，長期照護服務的提供有兩項發展：一爲大量興建機構式的服務措施，如護理之家與養護中心，以供老人自費療養；另爲以醫院病床提供長期照護，但此種方式導致超長住院、浪費急性醫療資源等情形。此時長期照護著重機構式照護的提供。然而，各國機構式服務之使用率之差異不單純的只受到人口需要的影響，與社會政策、家庭型態、住宅政策息息相關。

1960年代「就地老化」理念崛起之後，機構式大量發展即受到質疑，如欲達到此一目標，應該盡量減少機構服務的提供，以降低機構之使用率。之後，機構式服務將朝下列幾個方向發展：

1.傳統收容生活可自理的老人機構走入歷史。

2.控制護理之家收案標準，使得機構之使用者爲高齡且重度功能障礙者（最需要者）。

3.發展小型社區化機構，使老人即使住進機構，也能留在自己的社區之內，達到「就近老化」的修正目標。

一、美國機構式照顧發展

美國早期亦將照顧老人的責任歸於子女與教會，在19世紀初開始，民衆認爲政府應照顧生活無法自理的老人，於是開始開設公立的救濟院，而1930年代，救濟金取代傳統機構收容濟貧的方式，此時救濟院沒落，興起小規模的老人院。其後陸續由醫護人員加入經營，產生大型護理之家。1974年，美國政府開始規定技術性護理機構、中度照護機構的安全措施、立法著重於品質提升。

1984年開始一股社區化的風潮，但是此舉未能降低原有的醫療浪費問題，在政府支出未減之情形下，又回頭檢視機構內問題，於1987年合併技術性護理機構與中度照護機構，此刻目標著重在保障病人權益與其生活品質。

之後，美國重視成本效性，採總額預算，給予地方選擇機構與社區式照護的彈性經濟組合，以杜絕過度使用與浪費，並嚴格審核入住護理之家等機構的標準。

二、英國機構式照護發展

英國早期將長期照護責任歸屬於宗教團體，1601年「伊莉莎白濟貧法」（The Elizabeth Poor Law）即明定各地教區負責貧病老人的照顧，但「濟貧法」的實施，實是一烙印效果，接受服務者必須喪失尊嚴，爲人詬病。1948年「國民救助法」內明文規定由地方政府提供老人之家的服務，但服務仍存在許多弊病，並在1960年喊出「社區化」的口號，開始反機構浪潮。英國主要的機構式照護有三類模式：

1.醫院：主由中央層級的National Health Service（NHS）提供。
2.護理之家：主由志願組織或私部門提供。
3.照顧之家（residential care home）。

三、日本機構式照護發展

日本早期以佛教、儒家等教道、敬老觀念爲其照顧理念，認爲老人照顧乃是家庭的責任，1932年「公共救濟法」規定照顧65歲以上生病、無親人照顧的老人，並對功能障礙者提供日常生活上的協助，然而此類救濟模式仍有限，且品質低落。1963年「老人福利法」立法規定各種老人福利服務，包含機構式、社區式服務、免費健檢、健康促進、教育、娛樂等服務。而1970年代末，機構式照護資源快速成長，在此時，居家式的照護並不受重視。1990年修訂「老人福利法」，責任下放地方政府，老人使用護理之家與老人院等審核權移交給地方政府。目前日本機構式照護的型態如下：

1.護理之家：屬福利體系，其收費標準依民衆收入而調整，床位短缺情形普遍。

2.健康照護機構：屬健康體系，為醫院到社區的中途站，乃復健護理機構。

3.老人之家：屬福利體系，有公費、自費、部分自費三類，公費屬公共救濟等性質；自費之收費昂貴，由私人企業經營。

四、台灣機構式照護發展

1980年代台灣早期長期照護亦以救濟收容機構為主，當時老年人口比在4%以下，而照顧責任歸屬個人與家庭，收容機構為家庭之外唯一的長照資源。

於1980年「老人福利法」明定四類老人福利機構：扶養機構、療養機構、休養機構、服務機構，其中療養機構以療養罹患長期慢性病或癱瘓老人為目的，可說是我國第一個法定的長期照護機構，但當時此類機構未快速發展，而是將資源投入其他三類老人福利機構。

1989年獨立型公立養護中心設立（台灣省老人養護中心），而入住條件為能夠自理生活之老人。此際，長期照護和療養機構的關係為等號，所服務的對象為貧困無依的老人。由台灣的未立案機構最早出現於1985年，意味著一般老人對於長期照護的需求成長，非只濟貧型態，這些未立案機構在90年代的發展引發出的品質、安全問題顯示決策者未能預見社會需求，及早規劃台灣的機構式照護——1990年代，於1991年公告「醫療發展基金申請作業要點」，鼓勵民間設置慢性病床，1993年公布「護理機構設置標準」，法定三類長期照護相關護理機構，包含護理之家、日間照護、居家照護機構三類機構。由於小型未立案養護機構因民間大量需求而快速增加，1997年修訂「老人福利法」，但品質低落、火災頻傳，約束機構為此次修法之重點。於公布兩年後實施。1998年改變機構補助政策，不再補助安養機構、興建，改輔導養護機構，統籌社區資源，打破以往傳統的濟貧觀念。

台灣老人安養產業之現況如下：

人口「少生少死」是形成少子高齡化社會的主因。老化是每個人都不可避免的，但是它並非是單一、個別性的社會問題。因爲除了有個人的老化問題之外，還有因人口結構變化所產生的社會老化（高齡化）問題，尤其後者可能牽動整個社會體系。因爲隨著家庭照顧功能的減弱，過去主要依賴家庭的長期照顧乃成爲社會問題。根據Kane與Kane（1987）的定義，長期照顧是針對主要照顧對象的慢性傷病所引發部分或多重身體功能喪失的障礙者，提供其所需要的醫療、護理、復健、個人、生活和社會支持等照顧（引自吳淑瓊，1998）。亦有學者指出，長期照顧是針對那些因長期疾病、生理狀況或精神狀況有障礙的人給予一段長時間的照顧，它可以是專業性的或非專業性的服務。鄭文輝等（2005）認爲長期照顧是指對日常生活自理能力受限者長期性提供生活照顧、醫療以及社會性支持性服務。

基於以上定義來看，照顧服務的內涵範圍非常廣泛。基本上，長期照顧是一種連續性照顧（a continuum of care），國內正式長期照顧服務的提供除了社會福利體系之外，還包括衛政體系及榮家體系。至於照顧服務的內涵，依照國內「老人福利法」之規定，老人照顧服務應依全人照顧概念爲出發點，則民衆所需要的照顧服務，不僅包括醫療照護，以及失能者所需的長照服務，更包括生活照顧，依照此一人口老化及其高齡社會的思維，表現出諸如「在家老化」、「在地老化」以及「機構老化」的運作型態，並建構妥善照顧管理機制辦理之。以下說明此三大類型照顧服務的內涵。

1.機構式服務：機構式服務提供全天候的技術性、生活性及住宿服務。一般而言，失能程度及依賴度較高，或無家庭照顧資源且無法以社區式照顧或居家式照顧的老人，就是機構式服務的對象。機構式服務包括住宿服務、醫護服務、復健服務、生活照顧服務、膳食服務、緊急送醫服務、社交活動服務、家屬教育服務、日間照顧服務及其他相關之機構式服務。提供機構式服務的單位包括衛政體系下的慢性病床、護理之家、安寧療護服務機構、長期照顧床等；社政體系下的長期照顧機構；榮民體系下的慢性病床及養護病床。

2.社區式服務：社區式服務輸送照顧服務至老人所在的社區中，使老人不需離開熟悉的環境仍可享受醫療護理及日常生活等照顧，包括保健服務、醫療服務、復健服務、輔具服務、心理諮商服務、日間照顧服務（day care service）、餐飲服務、家庭托顧服務及其他相關之社區式服務。由機構支援提供的喘息照顧（respite care）就可視爲社區式照顧的典範，其他還有老人住宅分租、寄宿中心、老人公寓等。

3.居家式服務：居家式服務是將醫療護理及日常生活等照顧服務輸送到老人家中。由家人或居家照服員在家中提供二十四小時的照顧也可算是居家是照顧的一環。居家式服務包括醫護服務、復健服務、身體照顧、家務服務及其他相關服務。

照顧服務屬於服務業的一環，幾乎具備一般服務業所具備的服務的無形性、生產與消費的不可分割性、不可儲存性、服務差異性、顧客在服務過程中的參與、低進入障礙等特性（劉麗文、楊軍，2002：20-23）。不過，照顧服務的服務對象限於需要照顧老人等特性族群，與一般服務業的對象顧客是有差異的。因爲服務對象的特殊性，除了必須聘任專業的技術人員之外，服務提供的範圍與收費等也必須符合相關政策與制度的規定。因此，與其他服務比較，照顧服務除了具備服務業的基本特性之外，還包括高公益性及高風險性等特性（莊秀美，2007）。

基本上，社會福利服務原本就著重日常化、無障礙、普遍化等價值的實現，因此社會福利的產品與服務的設計都應該非常體貼入微，注重每一個人的差異性。而且不僅僅針對使用服務的身心障礙者或需照顧的老人而已，應該擴展到服務對象的家庭成員。換句話說，照顧服務不是單純提供需照顧老人必要的日常生活服務而已，也必須納入需照顧老人的生活文化思考，考慮需照顧老人的個別喜好。

人口老化是當今世界各先進國家共同面臨的社會變遷經驗，我國老人人口則在二十五年間（民國82年至107年），從7.1%爬升至14.6%，預計在2025年會達到20.8%，進入超高齡社會，顯見我國老年人口快速增加之趨勢。隨著老年人口快速成長，慢性病與功能障礙的盛行率將急遽上升，相對的失能人口也將大幅增加，其所導致的長期照顧需求也隨之遽增。針對成長快速的老年人口，我國提出以健康與亞健康老人（約占老年人口83.5%），及失能老人爲對象的「高齡社會全照顧系統的規劃」，衛生福利部以老人全照顧概念爲出發點，則民眾所需要的照顧服務，不僅包括醫療照護，及失能者所需的長照服務，更包括生活照顧。所訂定的全人全照顧政策如**圖5-1**所示。

五、系統整合

任何的產業發展與服務提供，最終都需要系統整合（system integration, SI），例如資通訊產業的系統整合，會將電子產品、光電通訊、甚至生物科技產品整合，也包含軟體及硬體間的接軌整合，而形成一個具有完整協作功能的綜合性產品或服務，自然在長照銀髮的服務生態鏈也不例外。而在「長期照顧服務機構法人條例」下的「長照社團法人」新制度，就能提供「異業投資策略」在長照銀髮服務的絕佳系統整合工具，以下則依據「機構間系統整合」、「產業間系統整合」、「法規間系統整合」等三大系統整合（SI）分述說明：

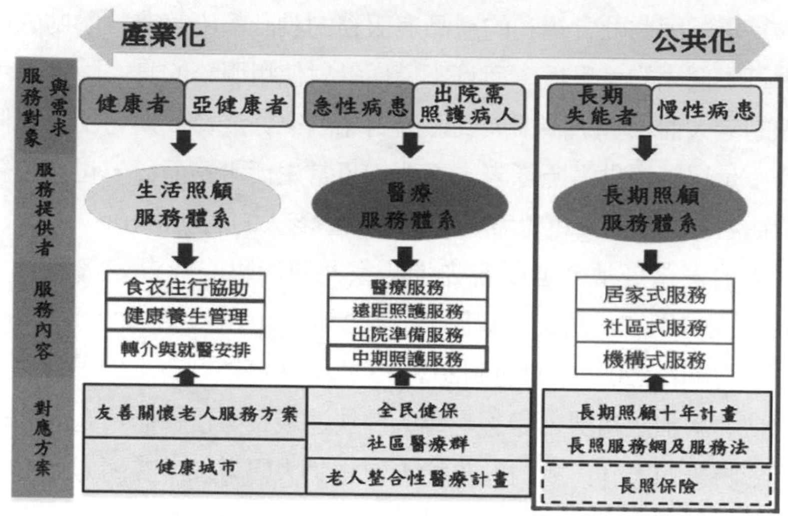

圖5-1　老人全人全照顧政策

資料來源：衛生福利部（2015）。

(一)機構間系統整合

過去小型長照機構林立，因「老人福利機構設立標準」限制私人老福機構規模須於50床以下，故機構間整合困難而難達經濟規模，而「長照機構法人條例」規範下的長照法人制度，即提供了整併小型機構的系統整合平台，長照法人依法可附設十家長照服務機構，整體規模更可達2,000床。而私人小型長照機構雖可依「長期照顧服務法」第22條但書規定，暫時獲得維持現狀的時間與空間，然長遠看來，小型長照機構仍須面臨永續經營與接班問題。故已符合「長期照顧服務機構設立許可及管理辦法」的長照服務機構，可依性質於長照法人新設時或轉銜時將機構併入長照法人，例如以機構設備來資產作價爲社員出資額，負責人則可轉爲法人社員，仍可享有實際運營及分潤權利。然而實際操作時須注意幾個問題，首先對擁有良好營業基礎的小型機構而言，將營業權及相關設備讓與的對價，對機構負責人所得稅上的影響及處理，長照機構法人或是上層的法人社員對於機構資產評價，以及營業權或商譽認列對會計財報上影響及處理。

此外，負責人出資在選擇擔任長照法人的社員，或擔任長照法人社員的股東上，雖然長照社團法人係受「長照機構法人條例」的規範，而因長照社團法人若由上層的公司法人投資，該公司法人即受「公司法」規範。亦即對擁有實際照護專業的機構負責人而言，在面對其他投資人參股時的股權稀釋效應，在新修正「公司法」制度下，例如以閉鎖型公司設立依法即有機會發行無面額股票，股東得以公司所需技術或勞務來抵充出資額，或約定股份轉讓限制或表決信託，或是發行多元種類的特別股（如複數表決權、特定事項否決權），即能鞏固管理決策權的穩定性，也增加了法律上的靈活性。故在長照法人起初設立與社員出資規劃時，機構負責人或其他投資人要選擇直接擔任長照社團法人的社員，或是長照社團法人的法人社員的股東，在財務、稅務與法務的合適性與合規性上，均須加以通盤審視。

(二)產業間系統整合

在長照銀髮的整合服務上，長照服務機構需要資通訊技術實踐（technology enablement）來增加照護品質與人力效用，而資通訊產業在開發照護服務的穿戴式、監視系統設備也需要長照機構的實踐場域，兩者需求互補而亟需產業間系統整合。例如2018年電子大廠友達頤康即與雙連安養中心合作，以ERP智慧資訊系統及互聯網技術來整合健康照護設備，打造以健康促進、遠程監護、智慧生活爲三大主軸的智慧照護方案。然而產業間系統整合主要有兩種模式，其一是業務上的契約合作關係，另一是股權上的合資併購關係，在「長照機構法人條例」施行前，資通產業與長照機構只能以業務契約合作而無法以股權投資合作，而過去「醫療法」也限制公司法人不得直接投資醫療社團法人，所幸「長照機構法人條例」已開放公司及外資投資長照社團法人，並依據投資份額擁有控制權、分潤權及轉讓權。然而實際操作時須注意幾個問題，首先在業務契約合作上，通常會以管理服務、設備租賃及不動產租賃等方式來實踐。而與「醫療法」限制醫療社團法人（即私人醫療機構）須擁有一定比率不動產的規定不同，長照服務機構依據「長照機構設立許可辦法」第12條規定，可向資產管理公司長期租用建物及土地，或是依據「促進民間參與公共建設法」進行地上權租賃，即能以資產租賃方式達成長照社團法人的輕資產規劃，對將來資本市場的評價乘數有其助益。

在股權投資合作上，則須注意股權分配與經營權控制，如上所述，策略投資人及財務投資人可選擇以長照法人的社員身分或是以長照法人的法人社員股東身分，來參與長照法人的持份投資或長照法人社員的股權投資，亦即資通訊、建築業或金融產業進入銀髮長照服務產業時，除了業務契約合作外，亦能進一步選擇以股權投資來加強合作強度。而另一方面，長照機構也能利用法人持份或法人社員股權來設計機構內員工獎酬與激勵機制，讓長照機構也能符合法人化與公司治理的精神。

(三)法規間系統整合

產業間需要系統整合，法規間更需系統整合。以健康照護產業與金融保險產業爲例，兩者都是高度法規管制的行業，無論從設立登記、運營範圍到資本規模都須先經許可。過去因受限於「醫療法」規定，公司法人不得以股權投資醫療社團法人，而須以管顧、租賃或聯採等契約模式來結合醫療機構進入資本市場。目前在長照服務與金融產業的法規系統整合上，2018年初的「長照機構法人條例」已開放營利公司及外資法人投資相關長照事業服務，而「保險法」第146條之5及「保險業資金辦理專案運用公共及社會福利事業投資管理辦法」相關法規亦於2018年同步修正，放寬保險業對長照事業的投資比率及擔任董監的限制，出資比例以不超過該長照社團法人實收資本額45%為原則，並得擔任不超過1/3的長照法人董事，就是長照法規與保險法規間系統整合與無縫接軌的最佳釋例。

然而實際操作時須注意幾個問題，因對於保險業者而言，即使依據長照社團法人的新制度，在法規上已能對長照機構法人進行權益投資，但在投資決策上，仍需考慮長照法人70%利潤分配的投資效益；此外以保險業者的資金部位而言，仍需先待小型長照機構或長照社團法人進行大規模的整併活動後，保險業者才會進行下一波的整體併購以達到投資部位的管理效益。而在保險業務推廣面上，金管會雖於2015年7月修正「人身保險商品審查應注意事項」，開放了長照服務的實物給付型保險商品，然而實務推廣仍有其困難，例如保費金額的精算評估，長照機構分級的給付標準，甚至是照顧存活延長可能的道德風險，都還需要進一步克服。

一個法規制度的新變動，常能引領一個商業模式的創新（Regulatory Driven Innovation），故無論長照機構負責人或是相關產業領導人，都須重視法規制度變動以建立新型態的商業模式，故須對長照法人制度的意義與操作，深刻理解並謹慎運用，因為在產業競爭下，不能對應轉型則只能等待淘汰。而長照社團法人的新制度，就是一個能讓長照服務升級與企業轉型整合的一個良好操作載具，而能適時讓長照機構規模化、資通健康產業化、長照服務市場化、銀髮選擇自主化（蘇嘉瑞，2019）。

第二節　長照機構之地點規則

選擇適當的院址，除了法令規定（如山地、偏遠、原住民地區，因本身場合有其立案申請困難者，可透過專案報請中央主管機關同意始得辦理），在選擇上必須考量不少因素，尤其新設立院所更須盡量迎合環境之要求。在選擇長照機構時最好臨近住民所熟悉的社區，交通方便（靠近大眾運輸車站最好）以方便家人隨時探望，設置無障礙空間，社區資源（尤其是醫療機構）是否充足等皆是必要的考量焦點。

當然，長照機構之地點規劃最重要的是4A原則：可接近性（accessibility）、方便性（availability）、經費可承擔性（affordability），以及機構的品質與責任（accountability）。

1. 可接近性：機構設置除了在需求人數眾多的社區外，交通方便性以及日後機構擴展的潛力皆要加以考量。
2. 方便性：係指機構在行政上隨時可方便住民及其家人的探望，服務方案應要適合住民的個別化需求以及住民與家人或其他之互動情境。
3. 經費可承擔性：因社會變遷影響家庭結構及家庭功能，甚至造成人口海嘯的社會（少子化及老年化）。而護理之家又要肩負家人般的醫療照顧，平均收費也要兩萬多，更優質的環境甚至超過四萬，實在是一般家庭沉重的經濟負擔。
4. 機構的品質與責任：由於我國從1997年邁入高齡化社會，在短短二十年間老年人口大增，使得相關法令及行政部門無法有充分時間因應高齡者需求之困擾。而我國相關長照機構之環境規劃理念則大多沿用國外的理論架構或操作模式逕行移植，尤其

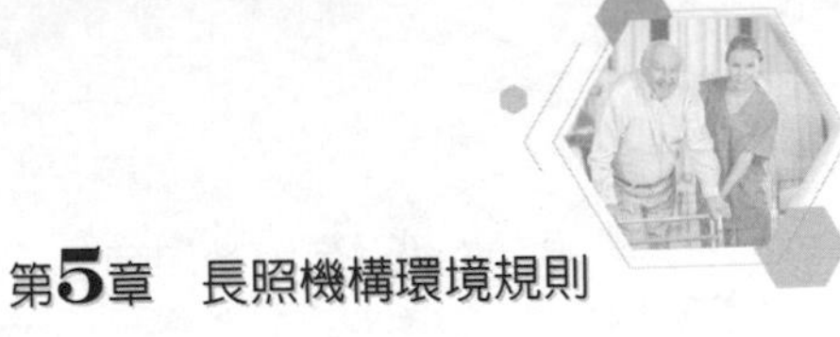

對設備的擴充與增加，或者採用更精美的裝修設計或裝潢，常常會忽略住民的多方需求。所以，機構經營及行政的人性化及品質才是住民的福祉所在。

除了地點的選擇之外，經費考量以及環境對住民身心健康之影響，如通風、空氣以及光線等問題，無障礙空間、方便、安全之原則也是重要的考量之一；此外，機構往後的發展性更是必要的考量重點。

第三節　長照機構之環境與高齡者

國內長照機構最多的類型是醫院附設型的護理之家。相較於獨立型態的護理之家而言，大部分的醫院附設護理之家都利用原有之病房改建而成，具有醫療資源充足的優勢（中華民國長期照護專業協會，2002）。王伶芳、曾思瑜（2006）引用「時間地理學」的理論，發現護理之家的高齡者對於機構空間領域與設備條件之不同，而有不同的日常生活行爲。本節即以高齡者爲例，著重於住民之日常生活行爲與機構環境之關係。

一、影響機構高齡者日常生活行為之因素分析

探究入居高齡者在機構中與個人環境之關係，大多認爲高齡者社交（環境與休閒之關係）是影響入居高齡者健康與行爲之因素（Balets, 1982; Moos & Lemke, 1996），並也證實實質環境和建築對高齡者個人和其社交行爲有所影響，甚至影響其照護品質及滿意度（王伶芳、曾思瑜，2006：27）。茲就個人、環境及政策三方面分做說明：

1.在個人特徵方面：住民的身體動作能力、活動喜好與健康是影響住民間親近關係的重要因素。

2.在環境特徵方面：機構活動場合的可接近性社交——娛樂設備的支援、安全性等因素可預測住民參與活動的程度（Rocio Fernandez-Ballesteros et al., 1996）。此外，長照機構如有良好的環境設計（如似家的結構），將有助於提升住民的認知能力以及參與活動之意願。

3.在機構照護政策方面：機構的行政管理政策如有促進住民獨立性和自治性，更會促進住民與機構人員發展更親近的關係（Rocio Fernandez-Ballesteros et al., 1996）。

二、領域性對高齡者居住行為之因素分析

領域性有減少衝突、促進個人歸屬的功能，並有助於順利的調整社會互動，此關係已在幼兒園機構的空間規劃（郭靜晃，2012）及老人的長照機構被證實（Altman, 1975; Haber, 1980）。

領域空間如能符合使用者安全性、健康性、便利性及舒適性的居住環境，將有助於住民正向使用空間環境，以促進社交行為，減少獨處行為。此外，Altman（1975）研究發現，空間領域劃分的概念，將有助於住民隱私的調節，及增進住民對居住環境的依附感，進而建立互動機制。

三、時間地理學

時間地理學是一門結合地理學與社會學的視角來探討人與「活動—時間—空間」三者關係的學科。此概念由瑞典學者T. Hagerstrand在1970年所提出個人與社會群體的活動與生活，均有時間與空間上的特

性。所以時間地理學的研究目的在於分析個人生活之活動，並藉此改變其活動的質與量，力求藉由個人的行爲線索性研究，總結出不同人群與不同行爲系統的關係，進而更加準確把握不同類型的人群對於空間組織的不同生活需求，及對於生活品質和易居性等問題提供可靠的依據（柴彥威、龔茸，2000）。

第四節　長照機構之物理環境組織

一、長期護理之家居室空間的特性

長期養護機構是個案入居後，除了家以外的重要生活場所。機構中的居室成爲個案主要的生活據點，居室的功能不單僅是休息睡覺而已，許多日常生活行爲都在居室進行，例如飲食、休憩、如廁、清潔、儲物、會客等。一天二十四小時待在居室的時間，依據不同身心機能之個案會影響其使用居室的時間與用途。唯有小規模化才容易使來自同一生活背景或同一社會階層的族群，而具有共同的「家」的經驗和感覺。因此居室空間規劃的完善與否，對居住於長期養護機構的住民之生活品質有極大的影響。

長期照護機構之空間與設施之研究，陳茂柏（1991）與曾思瑜（2002）提出居室規劃與設計，爲因應高齡者身心機能退化導致的行動不便，故須著重於安全性、方便性、私密性、舒適性與照護便利性之特殊需求。循此觀點，陳政雄（1999）倡導高齡者照護環境應具備與「安全」、「安心」及「安定」三個基本條件相呼應。意指居住場所能考量個案身心狀況，空間組織良好，且符合無障礙的環境及能預防意外事故；亦可滿足其生活需求，兼具舒適與便利，並提供個案自立自主以維護其尊嚴的居住環境。阮清怡（1993）及黃耀榮與楊漢泉（1996）之研究指出，居室空間與設備以具備睡眠、個人物品存放、床邊活動及親屬探訪等日常生活基本需求爲原則，因此建議居室空間應包括有睡眠區、小客廳、陽台、浴廁、儲藏空間、簡易食物料理區。雖然，目前長期養護機構之居室空間組成現況，僅是一張個人床、床頭櫃、衣櫃及一套共用之浴廁間，但居室爲住民的日常生活據點，空間單元之組成必須能滿足其日常生活行爲，所以期許未來長期養護機構之居室單元設計能加入小客廳、陽台、浴廁、儲藏空間、簡易食物料理區等規劃。

居室功能與用途之探討，曾思瑜（2002）將護理之家寢室使用行爲分類爲飲食、排泄、清潔、儲物、休閒等，其使用行爲分類亦吻合上述居室單元之組成建議，進而形成生活單元（或照護單元）。

林春玲、翁彩瓊（2010）綜理既往文獻，考量個案身心機能狀況與居室空間使用者行爲，將長期養護機構之居室空間特性加以分析，其範圍涵蓋居室使用對象、空間使用者需求行爲、居室空間單元、居室提供使用者主要功能與用途、居室環境規劃考量構面。細項內容如下：

1.居室使用對象：包括入居個案與照護者。

2.空間使用者需求行爲：入居個案居室使用行爲與照護者之操作空間需求。

3.居室空間單元：應包括睡眠區、浴廁間、小客廳、陽台、儲藏空間及簡易食物料理區。

4.居室提供使用者主要功能與用途：有飲食調理、排泄、清潔修容、儲物收納、睡眠、休閒、移動、療養等。

5.居室環境規劃：須滿足使用者私密性、安全性、舒適性、便利性及照護方便性等考量構面。

二、護理之家設置法規依據

隨著台灣高齡化社會的來臨及社會結構之變遷，傳統家庭照顧高齡者的功能逐漸式微，進而使高齡者選擇長期照護機構之生活型態日漸普及，因此長期照護機構成爲高齡者除了家庭以外的重要生活場所。

依據民國111年1月13日所修訂「老人福利機構設立標準」，載明老人福利機構分爲長期照顧機構、安養機構及其他老人福利機構共三種，而長期照顧機構又分爲長期照護型、養護型及失智照顧型。茲以入居養護型長期照顧機構（以下稱爲老人長照機構）之高齡者爲研究對象，且其生活自理能力部分缺損須他人照顧之老人。該法第四條、第七條、第十條載明老人長照機構設立規模與服務設置標準，與居室空間相關規範，經整理如下：

1.設立規模：公立及財團法人養護機構以200人爲限；小型養護機構以49人爲限。
2.寢室面積：平均每人7平方公尺人以上。
3.寢室：每一寢室至多設6床（失智照顧型至多4床）；至少設一扇門，其淨寬度應在80公分以上。
4.隔間：二人以上之寢室，應具備隔離視線之屏障物；寢室間之隔間高度應與天花板密接。
5.室內床位：床邊與鄰床距離至少80公分；每床應附櫥櫃或床頭櫃，並配置緊急呼叫系統。
6.衛浴設備：至少設一扇門，其淨寬度應在80公分以上；有適合臥床或乘坐輪椅老人使用之衛浴設備，並配置緊急呼叫系統。
7.儲藏設施：有被褥、床單存放櫃及用品雜物、輪椅等儲藏設施。

8.消防設備：應符合建築及消防法；隔間牆、走道、牆壁、天花板採防火設備。

雖然上述設置法規有針對消防安全性、緊急求助、私密性、儲藏需求及出入口寬度提出起碼的規範，但卻未考量使用者（包括住民與照護者兩類）行爲需求。例如因應住民身心狀況之居室無障礙空間，或顧及照護方便性之照護者空間需求。因此未來相關法規修正，可將此納入建議範疇（林春玲、翁彩瓊，2010）。

三、住民之生活空間與行為關聯

住民的居室單元與住民行爲是有其關聯的，長照護理機構之行爲分類論述，學者陳政雄（1999）將住民的生活空間行爲，依生活時間量主要分爲「必要性」、「約束性」、「自由性」等三大類。所謂「必要性」行爲，原指動物維持生理所需的基本要求，推及於人則是指滿足個體生理需求之基本行爲，如吃飯、睡覺、盥洗、排泄等；「約束性」行爲，乃是社會對個人因身分、義務的不同，對其約束之日常生活行爲，如上班、上學、復健、就醫、整理家務等；「自由性」行爲，則是個體在現實環境中利用閒暇時間培養自己興趣之行動，亦指個人生活中除去「必要性」和「約束性」行爲外，可自由支配運用的時間，如休閒、娛樂、健身、學習等。其論述觀點比較著重個案之生理性需求，並以不同行爲區分個案居家與外出之生活型態。

「必要行爲」、「約束行爲」及「自由行爲」等三大類，其細分類整理如下：

1.必要行爲：

(1)飲食料理：三餐、點心、消夜、微波或蒸食餐點、倒開水。

(2)睡眠：睡覺、午覺、小憩。

(3)清潔修容：盥洗、洗澡、更衣、整理儀容、化妝。

(4)排泄：大小便、排便訓練。

2.約束行爲：

(1)儲物收納：儲藏收納衣物日用品、裝飾品。

(2)移動：走路、上下樓梯、搭乘電梯。

(3)療養：服藥、傷口換藥、翻身拍背、肢體復健。

3.自由行爲：休閒：興趣、宗教、人際、學習。

王伶芳（1999）與王伶芳、曾思瑜（2006）之研究指出，照護機構住民寢室生活行爲類型有別於一般人，包含有飲食、更衣、排泄、清潔、儲藏及社交等。而健康期住民的休閒活動大部分發生於客廳、餐廳、臥室，其主要活動爲會客、看電視、打電話、家人團聚、閱報、聽音樂、聽廣播等。休養活動則大部分集中於臥室，其主要活動爲睡覺、午覺、用餐。另外，其他活動尚有洗澡、排泄、洗臉、洗衣、曬衣等行爲。因此顯示生活能自理之健康期住民對居室的使用，多傾向於休憩或私密性活動。而少人房住民於寢室內從事休閒活動的時間高於多人房；多人房寢室則因居住人數愈多，其休閒活動有往公共空間延伸之傾向。但隨著住民身心機能之衰退，其於「必需行爲」與「療養行爲」的時間配比會增加，而「休閒行爲」時間配比則減少。

此外，機構空間對於照護者也有關聯，甚至更直接影響住民所接受的服務品質，例如無障礙空間。故機構空間直接影響照顧者的操作空間。

曾昶霖（2004）研究指出，照護作業項目會因照護者所扮演之照護功能而有所不同。例如照顧服務員以提供住民日常生活照顧爲主，其操作項目有協助沐浴、協助床上擦澡、更換床單、協助梳洗、整理儀容、更換衣物、協助灌食或餵食、用餐照顧、協助如廁、排泄處理、更換尿布、翻身拍背、協助上下床等行爲。而護理人員所提供之主要護理服務，則爲發現住民之健康問題，並提供其健康管理。此外，尙須控管照顧服務員所提供之日常生活照顧品質。故針對其護理服務與日常生活照護項目，包括病情監測、健康指導、翻身擺位、身體清潔、有效清除呼吸道分泌物、排泄照護、維護皮膚完整、協助換藥等。

四、照護工作所需空間場所之選擇

賴容珊（2005）研究顯示，照護者對使用助行器或輪椅活動住民之用餐照顧場所，會傾向選擇離開居室至用餐區進行，而對後期失能障礙住民則會選擇居室用餐，以減少移位操作，或移位過程中可能造成的意外事故。另外，在協助抽痰、換藥方面，照顧者需要有容納抽痰、換藥之作業空間，如果居室空間有滿足其需求，照顧者則會選擇居室進行協助抽痰、換藥之行爲。

(一)住民的空間需求

林春玲、翁彩瓊（2010）依據長期照護機構居室空間特性，依照護作業模式進一步分析住民的空間需求（**表5-1**），並說明如下：

◆移動

無論任何型態之移動，住民必須從床鋪移位以進行離床動作，故應考慮床鋪的合適高度爲45～50公分，床與鄰床間距至少寬90公分，及床尾通道淨寬至少90公分（床尾輪椅迴轉需求），以提供獨立操控輪椅之尺度。若須照顧者協助移位，床與鄰床間距須寬120公分，則床尾的通道寬須放大爲120公分。床鋪兩側寬度須足夠90公分，否則無法

表5-1　不同依賴程度之住民居室使用行為與尺度關聯表

空間單元	活動	高齡者依賴程度 完全獨立不需輔具	高齡者依賴程度 可獨立操控輪椅者	高齡者依賴程度 須依賴照護者協助	空間使用需求	尺度範圍（cm）
寢室空間	移動	✓			獨立離床空間與出入口淨寬 床鋪長205×寬98，其高度約 床鋪進出居室其門扇淨寬約	>76、80～90 45～50 >110
			✓		床與鄰床間距及床尾通道淨寬	>90
				✓	床與鄰床間距及床尾通道淨寬	>120
	飲食料理			✓	床與鄰床間距淨寬約 餐具暫放檯面高約 床旁櫃長45×寬50×高80	>76 80
	排泄			✓	照護者床邊活動空間寬 廢棄物存放垃圾桶高約	>76 50～60
	清潔修容			✓	床與鄰床間距及床尾通道淨寬 洗澡床長195×寬65×高61，床尾通道寬 洗澡床轉運其床與鄰床間距須淨寬 洗澡床轉運其居室淨寬度	>90 >105 >100 >300
	療養			✓	床與鄰床間距淨寬 提供工作車、輪椅迴轉故床尾通道寬約 工作車長55×寬49×高90	120 90～120
浴廁空間	移動	✓			獨立出入空間其門扇淨寬約	80～90
			✓		增加輪椅迴轉直徑寬約	120～150
				✓	增加照護者活動空間淨寬	170～200
	清潔修容	✓			獨立出入空間其門扇淨寬約 衣物與盥洗用具置物空間 淋浴座椅擺設空間 清潔及洗滌空間	80～90
			✓		增加輪椅迴轉直徑寬約	120～150
				✓	增加照護者活動空間淨寬	170～200
	排泄	✓			獨立出入空間其門扇淨寬約 汙物收集垃圾桶高約 置放便器區	80～90 50～60
			✓		增加輪椅迴轉直徑寬約	120～150
				✓	增加照護者活動空間淨寬	170～200

（續）表5-1　不同依賴程度之住民居室使用行為與尺度關聯表

空間單元	活動	高齡者依賴程度			空間使用需求	尺度範圍（cm）
		完全獨立不需輔具	可獨立操控輪椅者	須依賴照護者協助		
簡易食物料理區	飲食料理移動	✓			微波蒸食餐點、倒水作業深度（含檯面）、飲水機、餐具存放區	＞120
			✓		增加輪椅迴轉直徑寬約	120～150
				✓	增加照護者活動空間淨寬	170～200
儲藏空間	儲物收納移動	✓			儲藏櫃最低、最大高度 衣物寢具、藥品耗材、食品儲藏空間、紀念品收納空間	40～120
			✓		增加輪椅迴轉直徑寬約	120～150
				✓	增加照護者活動空間淨寬	170～200
小客廳	休閒飲食料理移動	✓			用餐照顧空間（含檯面）作業深度 藥品、餐具暫放檯面 展示物品空間	＞120
			✓		增加輪椅迴轉直徑寬約	120～150
				✓	增加照護者活動空間淨寬	170～200
陽台	家事移動	✓			陽台門扇淨寬 洗衣、曬衣空間	80～90

資料來源：林春玲、翁彩瓊（2010）。

提供單側肢體偏癱之失能高齡者上下床路徑（如面對床頭，左側肢體偏癱者，須利用其右側健肢由床鋪右側進行上床或離床動作）。而浴廁間的需求，門扇淨寬至少80公分，其內部須具備輪椅迴轉直徑最小淨寬120公分，若有照護者陪伴則為170公分。

◆飲食料理

於寢室空間所進行之飲食料理活動，該住民多須臥床接受照護者餵食或灌食，其床與鄰床間距至少76公分，以提供照護者通行與活動，而床頭櫃為餐具與食物之暫放空間，尺寸為長45×寬50×高80公分；小客廳與簡易食物料理區進行之飲食料理活動，其為離床行為，所需之用餐照護空間、微波或蒸食餐點及倒開水之作業深度（含檯面）須大於120公分。因應獨立操控輪椅者需求，須具備輪椅迴轉直徑最小淨寬120公分，若有照護者陪伴則爲170公分。

◆排泄

於寢室空間發生之排泄活動，多須接受照護者服務，故照護者床邊活動寬度至少76公分，其廢棄物存放垃圾桶合適高度爲50～60公分。而浴廁間的使用需求，門扇淨寬至少80公分，其內部須具備輪椅迴轉直徑最小淨寬120公分，若有照護者陪伴則爲170公分。

◆清潔修容

發生於寢室空間之清潔修容活動，多須接受照護者擦澡盥洗，故照護者加上工作車之床邊活動寬度至少90公分。而工作車尺寸爲長55×寬49×高90公分，因應床尾工作車迴轉需求，故床尾通道淨寬至少需90公分。若利用洗澡床轉運住民至公共浴室洗澡，則須考量洗澡床的轉運幅度，洗澡床長195公分加寬65公分再加迴轉幅度40公分，故床尾通道淨寬至少需105公分，則床與鄰床間距須淨寬至少100公分，其居室淨寬須大於300公分。而浴廁間的使用需求，門扇淨寬至少80公分，其內部須具備輪椅迴轉直徑最小淨寬120公分，若有照護者陪伴則爲170公分。

◆療養

多數療養活動發生於寢室空間，住民可能坐在輪椅於床邊進行療養活動，或臥床接受照護者服務，照護者幾乎全程參與其活動，故床與鄰床間距須淨寬120公分，而床尾的通道寬須爲90～120公分，以提供工作車或輪椅迴轉空間。

◆儲物收納

因應輪椅使用者儲物收納需求，其儲藏櫃最大高度爲120公分，最低高度爲40公分。而活動空間須具備輪椅迴轉直徑最小淨寬120公分，若有照護者陪伴則爲170公分。

◆休閒

多半發生於小客廳，其活動空間須具備輪椅迴轉直徑最小淨寬120公分，若有照護者陪伴則爲170公分。

(二)設施之間的間隔需求

此外，林春玲、翁彩瓊（2010）又依照護作業模式不同所產生之尺度差異，更進一步說明設施之間的間隔需求，說明如下：

◆床尾與牆壁之距離（床尾迴轉需求）

1.由住民獨立操控輪椅，其床尾通道淨寬至少90公分。
2.由照護者操控輪椅，其床尾通道淨寬需放大爲120公分。
3.由照護者單獨使用工作車，其床尾通道淨寬至少須90公分。
4.照護者操控輪椅並須兼顧工作車之使用，其床尾通道淨寬至少須90～120公分。
5.考量洗澡床之迴轉幅度，床尾通道淨寬至少需105公分。

◆床邊與鄰床之距離

1.由住民獨立操控輪椅，其床與鄰床間距淨寬至少90公分。
2.由照護者操控輪椅，其床與鄰床間距淨寬須放大爲120公分。
3.由照護者單獨使用工作車，其床與鄰床間距淨寬至少須90公分。

4.照護者操控輪椅並須兼顧工作車之使用，其床與鄰床間距淨寬至少須90～120公分。

5.考量洗澡床之迴轉幅度，其床與鄰床間距淨寬至少須100公分。

◆床邊與牆壁之距離

其照護作業之尺度需求與上述床邊與鄰床之距離尺寸相似；但針對單側肢體偏癱之失能者，為提供其健側肢體上下床路徑，床邊與牆壁之寬度須足夠90公分。

◆居室出入門扇淨寬度

1.無論提供完全獨立不須輔具者、可獨立操控輪椅者及須全程依賴照護者操控輪椅者，其門扇淨寬至少80～90公分。

2.工作車或洗澡床進出居室，其門扇淨寬至少80～90公分。

3.床鋪進出居室，其門扇淨寬須放大為110公分。

◆浴廁間輪椅迴轉直徑

1.內部須具備輪椅迴轉直徑淨寬120～150公分。

2.若有照護者陪伴則迴轉直徑淨寬170～200公分。

◆居室淨寬度

考量床鋪或洗澡床進出居室之迴轉幅度，其居室內淨寬度約300～350公分。

然而，根據「老人福利機構設立標準」與居室之空間尺度相關規範，僅標示寢室出入口至少設一扇門，其淨寬度應在80公分以上、廁所門淨寬度應在80公分以上及室內床位床邊與鄰床之距離至少80公分等。因此建議未來修正法規時，須考量下列尺度需求：

1.床尾與牆壁之距離至少120公分。

2.床邊與鄰床之距離至少120公分。

3.床邊與牆壁之距離至少120公分。

4.居室出入門淨寬度應在110公分以上。

5.浴廁內部輪椅迴轉直徑淨寬至少170公分以上。

6.居室內淨寬度至少350公分以上。

第五節　長照機構之空間與設備

長照機構之硬體設施除了土地使用合法性、好的地點，以及房舍的變更使用執照，接下來就是硬體空間的規劃。

依我國「老人福利法」、「私立老人福利機構設立許可及管理辦法」、「老人福利機構設立標準」及「護理機構分類設置標準」，機構之設施最低標準項目有：規模（床數）、寢室（病房）、物理治療室、職能治療室及其他（如健身房、宗教聚會所、觀護室、戶外空間等），讀者可詳參本書第三章第三節之空間規劃；相關規定以「老人福利機構設立標準」及「護理機構分類設置標準」內容爲主，此處不另贅述。

「長期照顧服務法」已在2015年6月公布，2017年6月開始施行，其中第三條規定：「一、長期照顧：指身心失能持續已達成或預期達六個月以上者，依其個人或其照顧者之需要，所提供之生活支持、協助、社會參與、照顧及相關之醫護服務。二、身心失能者：指身體或心智功能部分或全部喪失，致其日常生活需他人協助者。三、家庭照顧者：指於家庭中對失能者提供規律性照顧之主要親屬或家人。四、長期服務人員：指經本法所定之訓練、認證、領有證明得提供長照服務之人員。五、長照服務機構：指以提供長照服務或長照需要之評估服務爲目的，依本法規定設立之機構。六、長期照顧管理中心：指由中央主管機關指定以提供長照需要之評估及連結服務爲目的之機關（構）。七、長照服務體系：指長照人員、長照機構、財務及相關資源之發展、管理、轉介機制等構成之網絡。八、個人看護：指以個人身分受僱，於失能者家庭從事看護工作者。」

第九條規定長照服務依其提供方式，區分爲：居家式、社區式、機構住宿式、家庭照顧者支持服務、其他經中央主管機構公告之服務方式。第十二條規定機構住宿式長期照顧服務項目：(1)身體照顧服務；(2)日常生活照顧服務；(3)餐飲及營養服務；(4)住宿服務；(5)醫事照護服務；(6)輔助服務；(7)心理支持服務；(8)醫急送醫服務；(9)家屬教育服務；(10)社會參與服務；(11)預防引發其他失能或加重失能之服務；(12)其他由中央主管機關認定以入住方式所提供與長照有關之服務。第二十三條規定長照機構之設立、擴充、遷移，應事先申請主管機構許可。第二十四條規定長照機構之申請要件、設立標準、負責人資格，與其設立、擴充、遷移之申請程序、審查基準及設立許可證明應記載內容等有關事項之辦法，由中央主管機關定之。原住民族地區長照機構之設立及人員配置，中央主管機關應會商原住民族委員會定之。第二十五條規定長照機構停業、歇業、復業或許可證明登載事項變更，應於事實發生日前三十日內，報主管機構核定。前項停業期間最長不得超過一年。必要時得申請延長一次，期限爲一年；逾期應辦理歇業。前項歇業應於停業期滿之日起三十日內辦理；逾期未辦理者，主管機構得逕予廢止其設立許可。第三十條規定長照機構應設置業務負責人一人，對其機構業務負督導責任。第三十三條規定機構住宿式服務類之長照機構，應與能及時接受轉介或提供必要醫療服務之醫療機構訂定醫療服務契約。第三十四條規定機構住宿式服務類之長照機構，應投保公共意外責任險，確保長照服務使用者之生命安全。

台灣長照服務（現行的老人安養機構或老人住宅），有些老人需要協助式居住環境服務，這也是老人服務中認爲亞健康階段仍然可留在原住環境，應提供協助式居住（assisted living），讓住民能延長在原住環境之生活時間。協助式居住提供住宿、三餐、個人照顧，支持性服務，強調尊嚴，個人化選擇性，居家服務以幫忙洗澡、吃飯、洗衣、吃藥等家事服務爲主。

然而台灣這些需要協助式居家環境服務的老人，如果不能聘用外勞，只好被迫提早進入老人養護機構；此外，醫療體系推動急性後期照顧病人之出院計畫，然台灣並無中途之家之服務措施以讓急性後期病人進行復健及生活自理訓練。

未來長照2.0的ABC三級功能之服務設施顯然已將長照服務設施之功能加以整合。柑仔店係現有社區照顧關懷據點之加強版，小規模多機能日照中心係拼裝版日照環境，在小規模又安全機能不足，將造成各項服務設施相互排擠，以致無法因應服務功能而適性適用。

衛生福利部2015年公布的「長期照顧服務法」即提供機構照顧環境具備多元服務功能，達到經濟規模以足在社會提供永續服務，參酌北歐國家後所提出之綜合式長照服務（居家、社區及住宿式服務），即具有補充長照服務設施功能缺口，進而提供整合及服務輸送。

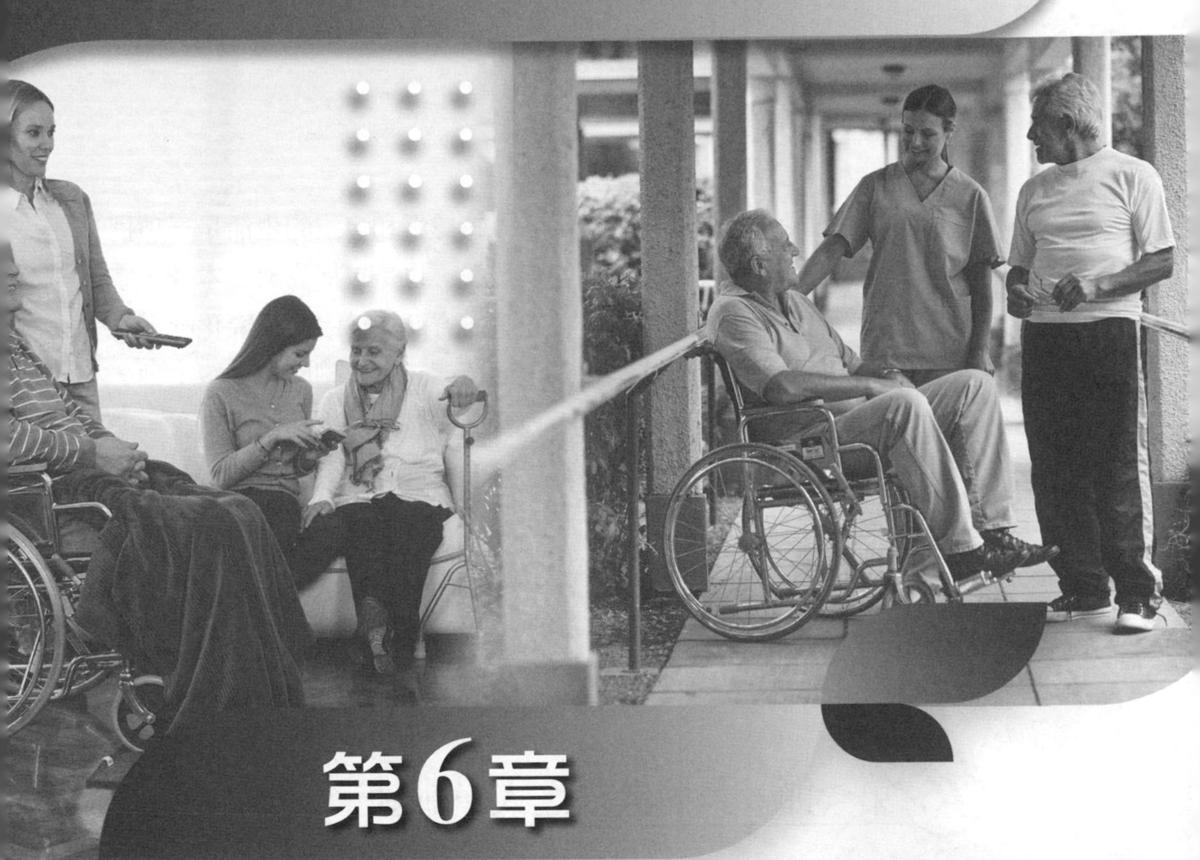

第6章

長照機構經營管理

- 長照機構之人員訓練
- 長照機構之督導管理
- 長照機構之員工激勵
- 長照機構與社區資源連結

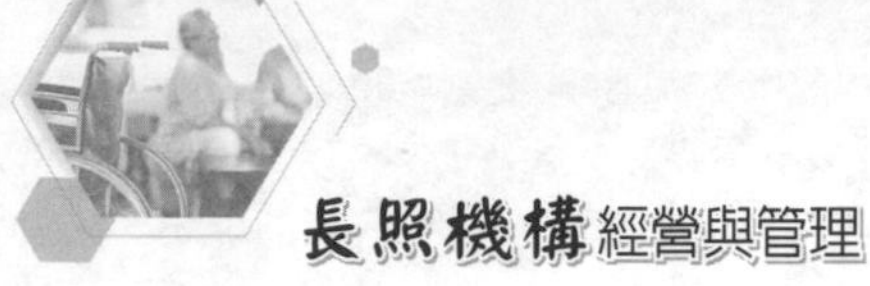

在高齡化社會當中如何讓高齡者維持尊嚴和自主的生活是一項挑戰，更是整個社會重要的發展指標與政策，也是包括高齡者本身、家庭、民間部門和政府的共同責任。在政府方面，為因應高齡化社會，內政部更以經濟安全、健康維護、生活照顧三大規劃面為政策主軸，並就老人保護、心理與社會適應、社會參與等分別推動相關措施。老人福利政策與長照機構之相關業務就有健康維護與生活照顧；此外，長照機構需要土地、房舍，空間範圍廣大，加上設備、設施，動輒投資數千萬，加上機構又有營運的經濟壓力。本章從人事管理面及案主服務面之觀點，從人員的訓練、領導者的領（督）導、員工的激勵及社區資源連結的層面，來探討長照機構的經營管理。

第一節　長照機構之人員訓練

長照機構涉及的專業人員有醫師、護理人員、營養師、復健師、物理治療師、社工師（員）及照顧服務員。這些人員除了看護人員接受丙級照護技術士技能檢定證照之外，其餘亦皆有專業的證照。

長照機構為有效推展行政，端賴全機構人員協調合作。根據「長期照顧人員訓練認證繼續教育及登錄辦法」，長照人員向政府申請長照人員認證後，會獲得一張長照人員認證證明，有效期間六年，換言之，每隔六年需要申請延長，在這六年中長照人員需修滿120積分的「繼續教育課程」，才有資格延長。

一、長照機構人員的職責

長照機構人員的主要職責，於本書第四章第二節有關人事配置部分已有部分論述，以下更再析論：

(一)主任（負責人）

長照機構主任爲機構的領導者，主持全機構行政事宜，其職責如下：

1.領導全體照護人員奉行照護法令。
2.擬訂機構工作推進計畫。
3.擬訂機構組織系統及各種章則。
4.聘請護理人員、照護人員及其他專業人員並分配工作。
5.規劃各種設備。
6.編訂住民照護大綱。
7.籌措經費。
8.編訂機構經費之預算及決算。
9.召開機構會議並執行其議決案。

(二)護理人員

1.執行常規護理作業。
2.住民身體功能之維持及促進。
3.侵入性技術之執行。
4.預防意外發生。
5.提供衛教服務。
6.參與跨專業團隊聯繫會議。

(三)醫師

1.提供醫療諮詢服務。
2.依報備時間巡診彙整醫囑。
3.確保醫囑確實執行。
4.評估住民治療成果。

5.參與跨專業團隊聯繫會議。

(四)藥師

1.住民用藥建議提供。
2.藥物管理規範制定。
3.住民藥物使用評估。
4.提供藥物諮詢服務。
5.慢性處方箋取藥。
6.參與跨專業團隊聯繫會議。

(五)營養師

1.營養手冊制定。
2.循環菜單設計。
3.住民營養評估、飲食設計。
4.提供營養諮詢服務。
5.住民身體營養狀況監測。
6.參與跨專業團隊聯繫會議。

(六)物理治療師

1.提供住民復健治療服務。
2.復健需求評估完成。
3.復健治療計畫執行。
4.提供復健諮詢服務。
5.參與跨專業團隊聯繫會議。

(七)廚師

1.住民膳食調理。

2.廚房清潔之維護。

3.配合營養師製作個別化住民飲食。

4.參與跨專業團隊聯繫會議。

(八)社工

1.活動設計帶領。

2.住民輔導適應。

3.福利諮詢提供。

4.社會資源連結。

5.參與跨專業團隊聯繫會議。

(九)照護服務員

1.承主任辦理機構住民看護工作。

2.注重住民休閒活動參與。

3.住民身體功能之維持及促進。

4.預防意外發生。

5.提供衛生服務。

6.參與跨專業團隊聯繫會議。

二、長照機構人員應有的修養

長照機構人員除了專業證照外，還要具備下列的品質：

(一)知能方面

1.能擔任照護各領域之專門知識。

2.瞭解住民發展及需求。

3.瞭解住民照護原理與方法。

4.有進修意願。

(二)理念方面

1.恪遵倫理守則。

2.有責任心。

3.有合作精神。

4.有熱忱並認定住民照護爲終身事業。

(三)技能方面

1.熟練住民照護的技術。

2.能有創新的照護方法。

3.注意高齡住民的生活照顧。

4.能瞭解住民身心健康。

(四)其他方面

1.有健康的體格。

2.無不良嗜好。

3.有耐心與愛心。

4.能和家屬保持良好的聯絡與溝通。

三、長照機構人員之進修

長照機構人員之進修，係指在職的護理人員、照顧服務員、廚師、社工人員等，於工作期間繼續受專業方面的訓練，以幫助住民照顧事業的改進。其項目略述於下：

1.閱讀書報：對於住民照護的書籍、期刊、學報，以及一般性的論述、文章、時事，應隨時閱讀，勤作筆記，以擴充個人之生活及專業知識。

2.組織座談會：定期邀請專家演講或邀請家屬舉行座談會，討論住民照護問題。

3.訪視督導：社會福利行政機構應定期派專人視導並協助機構改進，必要時可舉行示範輔導，以資其他照護人員仿效。

4.照護人員研習會：可與大專院校或基金會、社團法人的協會一起合作舉辦長照機構行政或專業服務研習會，以提供機構服務人員研習進修。

5.在職訓練：內政部或衛生署為提高長照機構工作效能，以適應住民發展需求，不定時舉辦長照機構工作人員在職訓練，有時勞委會也會辦理照護人員訓練，並輔導考取丙級技術人員證照。

6.專題研究：即對於某一照護問題（例如安全）做深入的探討。凡是在住民照護工作上所遭遇的困難問題（例如遠端照護），均可斟酌人力物力，與大專院校擇要合作研究，如行動研究、個案研究，皆是機構可行的專題研究方式。

四、長照人員繼續教育課程

為延長長照認證的效力，長照人員需要在六年期間修滿120積分的「繼續教育課程」。繼續教育課程分為四大項，分別為：(1)專業課程；(2)專業品質；(3)專業倫理；(4)專業法規。自民國111年1月1日起，機構評鑑標準規定開始要求照顧服務員「每年必須取得20小時」核心課程（6年合計120小時），故各長照機構為符合機構評鑑要求每年20小時核心課程之規定，特別按積分類別及換證比例制定一套24小時的培訓課程，定名為「長照人才培訓積分精選課程」，預計每隔三個月安排一場不同類別的訓練課程，每次上課六小時，分四天完成課程，共計24小時。希望能夠協助更多照服員完成六年換證必須有的規定積分要求，同時也能協助無法辦課的機構達成照服員每年20小時的核心訓練。繼續教育課程的第二項至第四項的合計積分最少爲24點，其中應包括消防安全、緊急應變、傳染病防治、性別敏感度合計至少10點，多元族群文化至少14點（和舊制相比增加許多）；如超過36點則以36點計。依照政府規定，第一項專業課程應依各該專門職業人員法規接受繼續教育課程性質相近者，其積分得相互認定。由於政府規定，長照人員資格認證的有效期限爲六年；也就是說，長照人員每隔六年需要申請延長長照認證卡，而在這六年間，長照人員需要修滿120積分的「繼續教育課程」，才有資格申請延長。然而長照服務資訊流通快速，知識醫療技術隨時在更新進步、專業學理因經驗累積而日新月異，長照人員也有需要透過研修政府規定的這些課程，來增進專業知識、增加競爭實力，同時也能爲被照顧者帶來更專業以及有保障的服務。許多長照相關機構、單位都有開設長照相關專業知識的課程，若是不確定自己選擇的課程是否符合政府的積分資格，可以向地方政府相關單位進行確認。

第二節　長照機構之督導管理

一、管理機能

長照機構本質是一營利組織（profit organization），或稱企業。企業或營利組織面對內部各部門、各組織間的每日例行管理公事，必須要有一套制度化的運作機制，才能達到組織要求的目標。在管理機能運作上，通常有五個程序：規劃、組織、用人、執行、控制（李南賢，2000）。

1.規劃：即執行工作的第一步驟，舉凡長照機構的床位、提供何種服務及定價皆是規劃的範圍。

2.組織：長照機構涉及很多人的事務，包括住民的看護需求滿足以及專業人員的任務分配，皆要事先做完善的組織規劃。

3.用人：當組織架構規劃好，硬體環境也已完成，接下來就是進用各組負責人，並依職務性質召聘人才，以適當的人放在對的位置，才能發揮組織最大的用人（staffing）效果。

4.執行：任何事情不能只有規劃層面，其事務的推動，一定要透過執行，才能瞭解規劃層面的良窳。而執行力一定要有當機立斷的領導者，所以執行（acting）就是整個經營的行動力。

5.控制：所有管理機能最重要及最終的目的，就是控制（controlling）。

前四項是管理的工具或戰術，其目的是要操作，而操作的方向就是控制。經營企業如同學開飛機，可以在模擬室練習，但直飛上天之後，如何找到方向及安全降落，便需要控制。企業主管的職務就是要控制員工朝向企業獲利的方向前進。管理的本質是科學的，管理必須運用邏輯分析的技術做系統的觀察、分析，才能完成組織任務。管理是一門藝術，尤其面對人的運用，常用的方法如溝通、領導統御、協調及激勵等方法。唯有提升人的品質，才能掌控機構營運方向，並提升服務之效能與品質。

二、員工督導

員工督導的方式，要依員工的特性、需求、工作方式與屬性等來安排與設計。督導並不是只在發生問題時才需要進行；即便員工的服

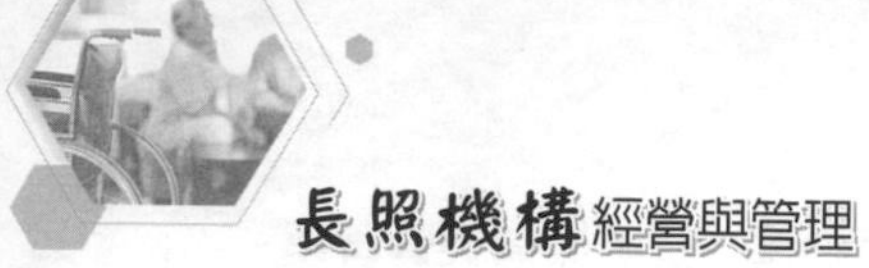

務狀況穩定且沒有提出問題時，也可以安排督導，以利服務品質的改善。督導者及員工均可提出督導的要求。督導的方式可以分爲正式督導與非正式督導兩種（何慧卿，2010），分述如下：

(一)正式督導

正式督導是指在有特定主題的情境下進行。通常正式督導討論的議題是以員工的工作內容、服務對象的情形等居多。若借助專業人員的督導形式，則正式的員工督導形式可以分爲三種：

1.個別督導：所謂的個別督導，是指一員工督導與一位員工以面對面的方式，在正式情境中進行督導，較適用於新手員工或經驗尙淺的員工。藉由此種方式較能引導其說出內心的困擾，並共同討論解決之道。

2.團體督導：團體督導是指一員工督導同時與兩位以上的員工，在正式的情境中針對特定主題進行面對面的督導。對督導而言，此法較節省時間，可同時督導多位員工；對員工而言，則可增加與其他員工的互動與經驗交流。

3.同儕督導：由員工自發性組成督導團體，在正式的情境中進行特定主題的討論。此團體可能跨組織或跨機構進行，藉由資深員工的分享或員工彼此的督促達到督導的目的。然而，在此種督導方式中，員工督導並沒有參與。

通常正式督導可以瞭解員工服務的狀況、服務對象在接受服務後的現況以及回應，並提升員工的服務態度、知識與能力。因此督導的內容也應以此爲主，並可透過讀書會等教育訓練形式來幫助員工。

(二)非正式督導

非正式督導是指經由非正式的情境進行員工督導，以瞭解員工服務的狀況。例如：在員工服務前、後，透過與員工的聊天互動，或是電話聯繫、信件、卡片、E-mail、Line等書面或網路的方式，得到員工服務的相關訊息。一般而言，非正式督導也可視爲一種與員工聯繫感情的方式，或是激勵員工的方法。非正式督導也因爲在員工較無壓力的情況下發生，能讓員工感受到督導的關懷。

督導制度運作需定期（至少有3個月）召開行政聯繫會議、討論事項應包含服務品質及工作改善等內容。長照服務機構內部要訂有督導機制，並依督導機制規定期程執行，且有記錄，評鑑時配合文件檢閱及現場訪談呈現。

第三節　長照機構之員工激勵

激勵（motivation）一詞源於拉丁文的movere，爲移動的意思，乃是透過誘因以刺激人們採取行動，亦即行爲受到激發及引導的過程。激勵有三個層次，即：需求→目標導向行爲→需求的滿足。

員工激勵是指透過各種有效的手段，對員工的各種需要予以不同程度的滿足或者限制，以激發員工的需要、動機、慾望，從而使員工形成某一特定目標，並在追求這一目標的過程中保持高昂的情緒和持續的積極狀態，充分挖掘潛力，全力達到預期目標的過程。

一、員工激勵的特點

激勵是對員工潛能的開發，它完全不同於自然資源和資本資源的開發，無法用精確的計算來進行預測、計畫和控制。員工激勵有以下幾個特點（王惠忠，2004）：

1.激勵的結果不能事先感知：激勵是以人的心理作爲激勵的出發點，激勵的過程是人的心理活動過程，而人的心理活動不可能憑直觀感知，只能透過其導致的行爲表現來感知。

2.激勵產生的動機行爲是動態變化的：從認識的角度來看，激勵產生的動機行爲不是固定不變的，而是受多種主客觀因素的制約，在不同的條件下，其表現不同。因此，必須以動態的觀點認識這一問題。

3.激勵手段是因人而異的：從激勵的對象來看，由於激勵的對象有差異，所以人的需要也千差萬別，從而決定了不同的人對激勵的滿足程度和心理承受能力也各不相同。因此要求對不同的人採取不同的激勵手段。

4.激勵的作用是有限度的：從激勵的程度上看，激勵不能超過人的生理和能力限度，應該講究適度的原則。激勵的目的是使人的潛力得到最大限度的發揮。但是，人的潛力不是無限的，受到生理因素和自身條件的限制，所以不同的人發揮的能力是不同的。

二、員工激勵的作用

員工激勵的作用有以下三點：

1.有利於形成員工的凝聚力：組織的特點，是把不同的人統一在共同的組織目標之下，使之爲實現目標而努力。因此，組織的成長與發展壯大，有賴於組織成員的凝聚力。激勵則是形成凝聚力的一種基本方式。透過激勵，可以使人們理解和接受組織目標，認同並追求組織目標，使組織目標成爲組織成員的信念，進而轉化爲組織成員的動機，並推動員工爲實現組織目標而努力。

2.有利於提升員工的自主性和主動性：個人的行爲不可避免地帶有個人利益的動機，利益是調節員工行爲的重要因素。透過激勵，可以使員工認識到實現組織最大效益的同時，也可以爲自己帶來利益，從而將員工的個人目標與組織目標統一起來。兩者統一的程度愈大，員工的工作自覺性就愈強，其工作的主動性和創造性也愈能得到發揮。

3.有利於員工開發潛力和保持積極狀態：在客觀條件基本相同的前提下，員工的工作績效與能力和激勵水準有關。透過激勵，可以使員工充分挖掘潛力，利用各種機會提高自己的工作能力，這是提高和保持高水準績效的重要條件。另外，透過激勵，還可以激勵員工持之以恆的工作熱情。

三、員工激勵的機制

員工激勵是一個過程，這個過程在一定的機制下產生作用。員工激勵機制是激勵的各項活動在運行中的相互作用、相互制約，及其與激勵效果之間內在聯繫的綜合機能。**圖6-1**反映了員工激勵的過程和機制（王惠忠，2004）。

圖6-1中表明，當人產生需要而未得到滿足時，會產生一種心理上的緊張不安，當遇到能夠滿足需要的目標時，即認爲達到目標的條件時，這種緊張不安的心理就會轉化爲動機，並且在動機的推動下，向目標前進。目標達到以後，需要得到了滿足，緊張不安的心理狀態就會消除。隨後，由於人的慾望所起的作用，又會產生新的需要，引發新的動機和行爲，這是一個循環。還有一條路線就是，行動的結果可能無法達到目標，這個時候不同的人在不同的環境條件下，可能會採取不同的態度，有人會採取積極的態度、主動撤退，或者找其他的需

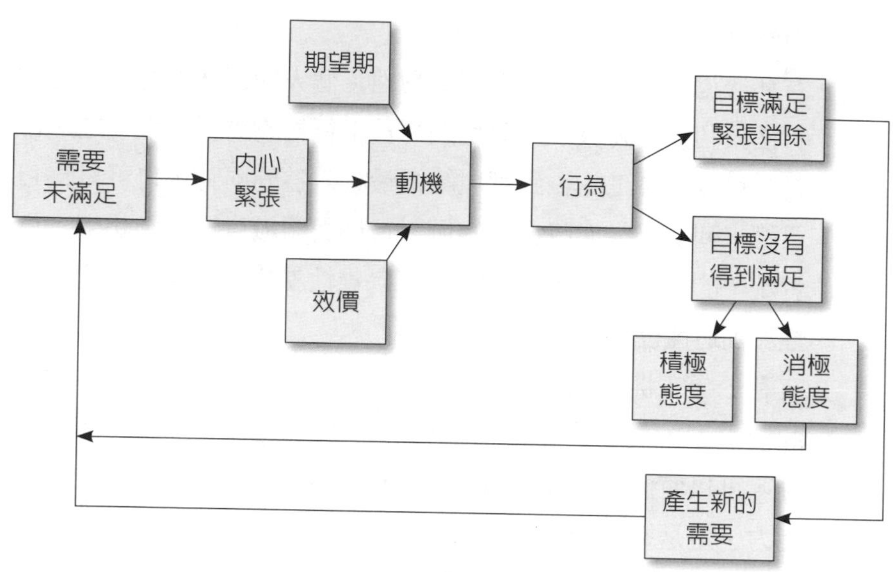

圖6-1　員工激勵的過程和機制

資料來源：藥明傑主編（1999）。

要進行替代。

身爲一個機構主管，爲了促使員工達到控制、朝向企業獲利的方向，主管必須要有戰術（領導統御）以及工具（激勵），以達到「工欲善其事，必先利其器」的目標。企業組織最大的資產是人，如何用人更是企業獲利的最重要戰略。主管在找到對的人之後，必須深入瞭解員工的需求，再應用激勵策略，以達到員工的個人成長及潛能開發。一個好的企業激勵目標是滿足員工需求，朝組織目標前進，並能確認員工與機構皆能獲得滿足，達到雙贏之目標（**圖6-2**）。

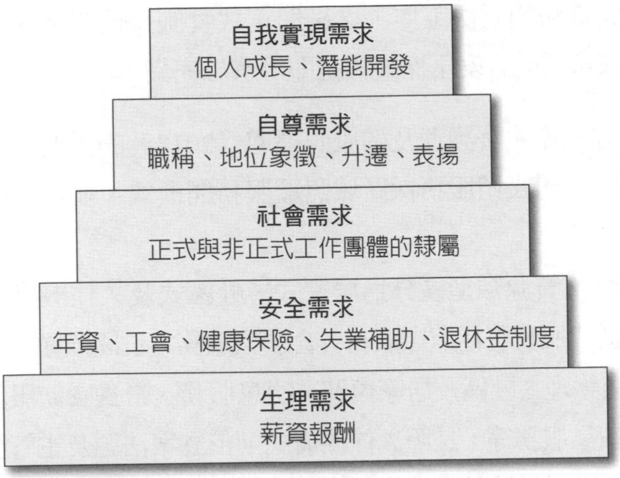

自我實現需求 個人成長、潛能開發
自尊需求 職稱、地位象徵、升遷、表揚
社會需求 正式與非正式工作團體的隸屬
安全需求 年資、工會、健康保險、失業補助、退休金制度
生理需求 薪資報酬

圖6-2　Maslow需求在工作職場之應用

資料來源：作者整理。

第四節　長照機構與社區資源連結

2008年後我國長照制度之規劃係採三階段逐步施行：

1.第一階段：長期照顧十年計畫（2007～2016年）爲長期照護服務模式與服務量能的基礎建立時間，自2008年開始全面推動，爲建構我國長照制度及長期照護網絡前驅性計畫。

2.第二階段：長照服務網計畫（2013～2016年）爲建立我國長照服務體系，充足我國長照服務量能，使服務普及化，作爲長照保險實施的基礎，長照服務網均須加速推動，並擴大及加強各類照護人力的培訓，以強化長照專業人員之照護量能。

3.第三階段：長期照護保險（2016年以後），當第一階段長照十年計畫及第二階段長照服務網計畫順利運行後，將啓動長期照護保險法的立法工作，之後即正式實施長期照護保險，屆時整個國家的社會安全保護網絡即得趨於完備。

依行政院衛生署護理及健康照護處（2013）的長期照護服務網計畫，未來將台灣長照服務採區域照顧服務網模式，並以在地老化爲目標（**表6-1**）。

長照服務資源類型區分爲居家式、社區式及入住機構式三類。居家式及社區式服務包括照顧服務（含居家服務、日間照顧、家庭托顧服務）、居家護理、社區及居家復健、喘息服務、營養餐飲服務、交通接送服務及輔具服務等；長照入住機構式則依立案法源及主管機關，包含衛政、社政及退輔體系之機構。有關精神障礙的服務資源，已納入國民心理健康促進計畫第二章落實精神疾病防治與照護服務整體規劃。

表6-1　長照區域之服務資源規劃

	社區式	居家式	入住機構式
22大區	1.設置長期照顧管理中心 2.至少一個輔具服務中心		1.長照床位達每萬失能人口700床以上 2.至少一個長照入住式機構 3.至少一個身障入住式機構 4.至少一個失智專區或專責機構
63次區	1.設置「長期照顧管理中心分站」 2.至少一個日照中心長照服務 3.每兩個鄰近次區至少一個可提供失智日間照顧服務單位 4.至少一處輔具服務據點或巡迴服務		1.入住機構式長照床位達每萬失能人口700床以上（低於全國平均五分之二為資源不足區） 2.每兩個鄰近次區至少建置一個身障型全日入住機構
368小區		至少一個服務據點	
	山地離島、偏遠地區設置綜合式服務		

資料來源：行政院衛生署護理及健康照護處（2013）。http://www.doh.gov.tw/CHT2006/DM/DM2.aspx?now_fod_list_no=6575&class_no=24&level_no=1，檢索日期：2013年5月27日。

以人爲中心、以社區爲基礎，達到多元、整合的連續性服務，是長照2.0政策核心價值與最終目的。爲了讓各專業的資源更加落實於長照領域，並讓長照資源明確、有效地使用在民衆身上，因此，「長期照顧服務法」及「長期照顧服務法施行細則」規定，接受醫事照護之長照服務者，應經醫師出具意見書，並由長期照顧管理中心或地方主管機關評估。衛生福利部強調，醫師意見書是提供長照服務評估參考，而非僅依醫師意見書即作爲長照需求評估與核定之用。另爲能達評估之效，同時也參酌相關團體意見，除了醫師意見書外，也採取較彈性的作法，開放其他具公信力之證明文件（病歷摘要、診斷書）等相關資料。

依「長期照顧服務法」規定，長照服務對象包括身心失能持續已達或預期達六個月以上者，依其個人或照顧者之需要，提供生活支持、協助、社會參與、照顧及相關之醫護服務。長照2.0除了彈性與擴大原有的長照服務外，並增加了向前延伸的初級預防照護，及向後銜接的出院準備服務與居家醫療服務。另外，在醫療與長照銜接部分，除原有的居家護理、居家（社區）復健服務外，也創新提供了長照出院準備服務、預防延緩失能照護、失智照護服務及社區整體照顧服務體系等計畫，這些項目均需要各專業領域（團隊）的參與及協助（衛生福利部，2017）。

長照服務網的建立，在地化爲首要考量，以區域爲單位，規劃各區域所需的長照服務設施與人力，以達成各區域長期照護資源均衡發展之目標。區域之規劃，係考量各縣市人口、面積、交通、距離及生活圈，劃分爲大區、次區及小區。由於長照資源發展社區化與在地化的特性，並由現行長照管理中心專責長照資源的整合與管理，宜以縣市政府行政區域劃分大區，故以「縣市」爲單位，劃分爲「22大區」；另爲提升長照網絡資源距離的可近性，根據民衆就醫習慣、交通時間、生活圈、人口數因素，將每一縣轄組合數個生活區域鄰近鄉鎮成爲一個次區，劃分爲「63次區」；另再考量民衆對社區式及居家式長照服務在地化的需求，小區則以「鄉鎮」爲單位，共計「368小區」。

長照服務資源發展策略如下：

1.優先發展及獎助社區式及居家式長照服務，提升占長照服務總量之五成以上。

2.逐步增加長照服務對象及內容，弱勢人口及地區優先。

3.加速發展失智症多元長期照護體系及照護措施。

4.獎助長照資源不足地區發展長照資源，以普及長照服務體系。

(1)大區：

・設立「家庭照顧者支持服務中心」。

・社區式輔具服務中心。

・入住機構式長照床位達每萬失能人口700床。

・失智入住機構式專區或專責服務單位。

(2)次區：

・照管中心或分站。

・社區式日間中心。

・鄰近次區社區式失智日間照顧服務單位。

・社區式輔具服務據點或巡迴輔具服務。

・入住機構式長照床位達每萬失能人口700床。

・鄰近次區身障型全日入住機構。

(3)小區：

・居家長照型至少一個照顧服務類或醫事服務類服務據點。

・居家身障型至少一個照顧服務類或醫事服務類服務據點。

5.建立家庭照顧者支持服務網絡：

(1)建置全國性家庭照顧者諮詢服務專線。

(2)建置全國性照顧者友善互動式平台網站。

(3)協助成立家庭照顧者支持團體。

(4)連結長照志工與家庭照顧者網絡。

6.長照人力培訓與留任：

(1)增進照顧服務員勞動條件，提升留任意願。

(2)制度化醫事專業人力及社會工作人員從事長照的教育培訓計畫。

7.榮民醫院公務預算病床轉型護理之家。

8.獎勵發展整合式或創新長照服務模式。

9.規劃設置長照基金，使長照服務永續發展。

從個體發展與社會化之層面而言，高齡者從家庭、社區到工作場域，當隨年齡老化，個體必須從職場退出，回歸家庭。在地老化（aging in place）是各國政府長照政策發展之目標，主要目的爲讓有照顧需求的高齡者留在家庭與社區的時間得以延長，這也是我國老年福利政策主推項目之一。居家照護服務不僅讓高齡者能生活在所習慣的社區，也能讓主要照顧者得到喘息時間、轉換壓力、排解情緒，因此，機構的經營者必須要瞭解當地政府的老人福利政策及措施，以及高齡者的需求。

在過去高齡者不願離家，但現今愈來愈多的高齡者選擇到老人照護或安養機構，這類高齡者以家中無法提供照護服務者居多。現代人照顧家庭的負荷往往過重，所以機構照護也儼然成爲社會發展的另一趨勢（郭靜晃、黃明發，2013）。

家庭、社會、政府三者必須肩負照顧高齡者的使命，雖然各自的影響力及功能有所不同，而且也會隨社會變遷及高齡者需求及疾病有所改變，但三者之間互動所營造的整體長期照護環境，對高齡者的生活、尊嚴具有決定性之影響。唯有結合這三種力量，發展三合一的夥伴關係，以達成支持家庭的資源系統（**圖6-3**），才能眞正提供高齡者安養及照護使命，不僅如此，機構才能達到獲利的目標。

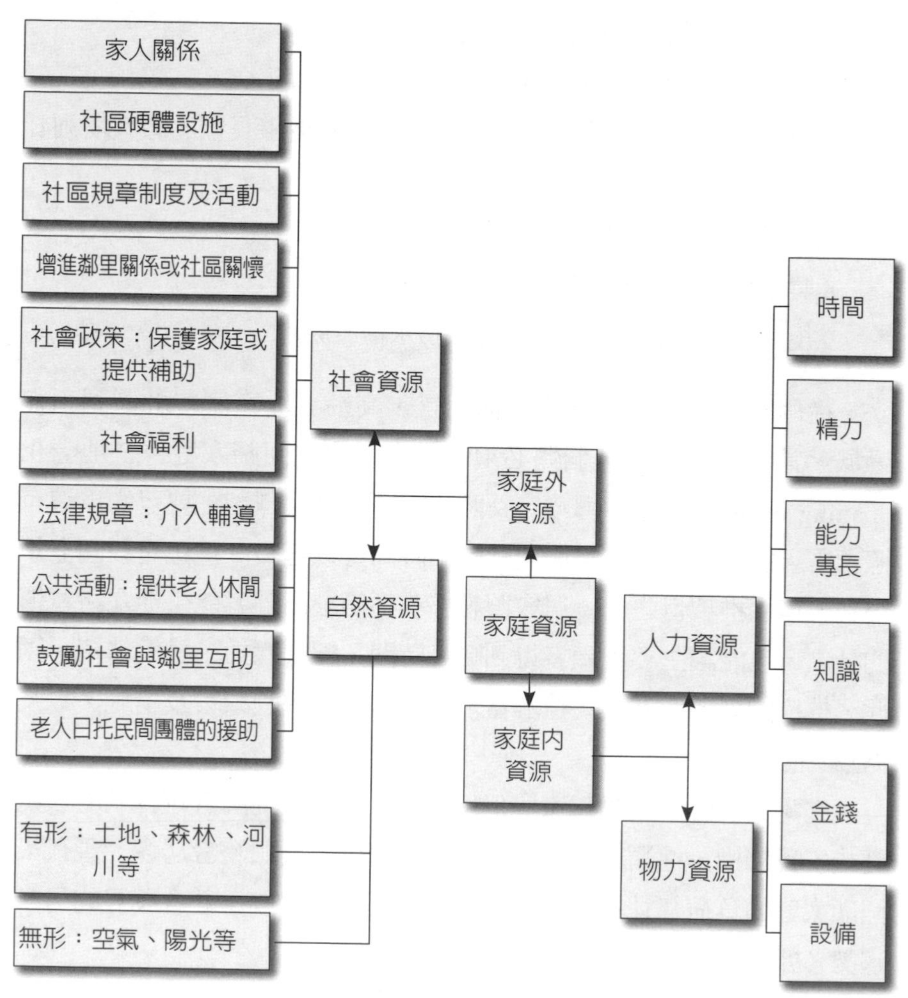

圖6-3　老人照護機構之家庭資源系統

資料來源：作者整理。

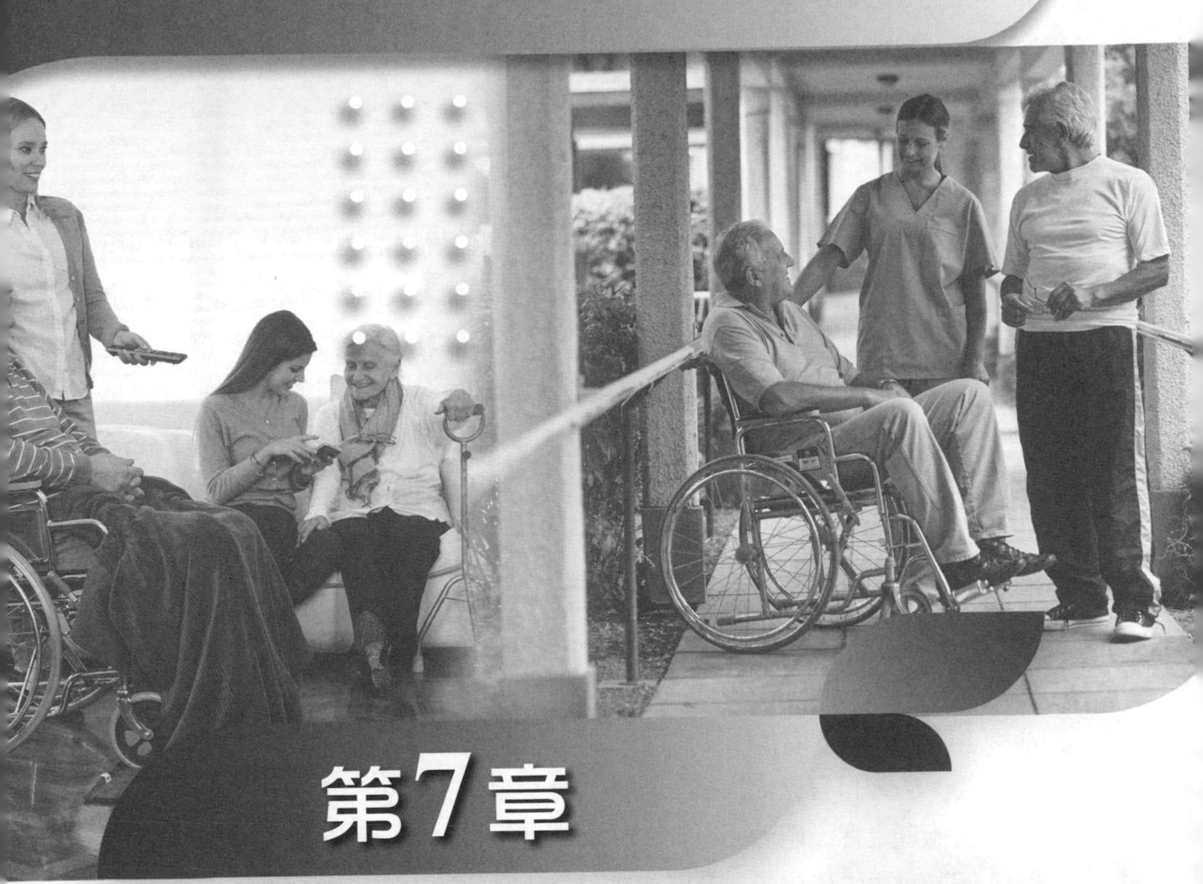

第7章

長照機構服務方案規則

- 歐美日機構照顧之發展
- 長照機構之生活與健康照護服務方案
- 長照機構之社會工作服務方案
- 老人福利之社會工作專業內涵

長照機構在完成選址、立案及組織住民生活與照顧的物理空間規劃之後，本著長照機構設立的宗旨、哲學及老人照護理論基礎，來制定機構的辦理目標（**表7-1**），接著就要開始落實這些照護計畫發展目標。

長照機構照護計畫之達成需要護理之家各方面的配合，如硬體設施、照護人員品質、醫療團隊等。高齡者照護計畫透過各種不同活動的組成以形成方案，並由醫療人員、護理人員、照顧人員及社會工作人員負責執行，院方主任負責監督，以達高齡者健康照護之目標。一般人群機構要符合3P要素：硬體（physical plant）、照護方案（program / project）及人事（personnel）才能彰顯品質，以達成世界衛生組織的核心價值：活躍老化，讓老化成為正面經驗，讓健康參與和安全達到最適化狀態。

人類自有歷史以來，自然就會發生老化現象，而老化現象必然存有照顧之實。照顧的事實在社會變遷中逐漸發展為制度與體系，如長照計畫中的機構式及社區式照護型態及服務方案。隨著社會之進展，人類生活賴以生存的仍是生活、健康與安全三大方面需求的滿足、提供、施予與發展。人類社會的發展經驗必然會發生人口高齡化，而台灣近十幾年更面臨人口海嘯（少子化及高齡化）的衝擊，加上老年人口串連而生的「疾病型態的慢性化」、「健康問題障礙化」、「照護內容複雜化」、「照護時間長期化」之趨勢（許佩蓉等，2006）。

表7-1　護理之家宗旨、理念與目標

宗旨	提供長者、失能者、失智者有尊嚴及人性化的照護。
理念	讓長者、失能者、失智者，能有尊嚴、被尊重及關懷、快樂的溫暖機構式生活。
目標	1.提供須長期照護的住民二十四小時完善的專業照顧，使住民健康獲得保障。 2.培養長期照護機構的行政與臨床照顧的專業人才。 3.提供學生、照服員、長期照護相關人員所需之實習或學習的場所或機會。 4.成為大台北地區長期照護機構的標竿。 5.建立長期照護機構評鑑教學、研究之楷模。

資料來源：作者經營之護理之家宗旨、理念、目標。

在微觀或個人照護實務方面，「長期照護」乃指在一段長時間內於居家、社區或機構體系中，針對身心功能不良（損傷障礙不全、失能或殘障）者，或身心健康功能受限制而須依賴他人之幫助以行常態生活者，提供一套包含長期性醫療、保健、護理、生活、個人與社會支持之照護服務，其目的在維持或增進身心功能，使其遂行自我照顧及獨立自主之生活能力，減輕他人或社會之負擔，並增進其尊嚴。其內容在服務需求面通常包含個人照顧（即人身基本照顧，如飲食、排泄、服裝、儀容、沐浴、清潔等）；活動照顧（行動輔助、無障礙公共空間及載具、個人輔具、預防跌倒等）；生活照顧與家居服務〔生活照顧包括人身基本照顧外之家庭生活及社會參與部分，如人身安全、居住安排、家庭支持、經濟能力、財務管理、購物協助、環境整理、社會參與、法律協助、政治參與、人際關係等；家居服務包括備餐（煮飯）、洗衣服、理財（算錢、找錢、付帳）、通訊聯繫、用藥、操作整理家務、外出購物（上街買日用品）、搭乘公共交通工具〕；精神照顧〔因應視聽覺及大腦皮質高層次功能、與外界或周邊人事物維護良好互動關係、因應心智問題（如失智、行爲異常、譫妄、憂鬱等）適當之生活對策〕；臨床醫療保健照顧（臨床醫療、預防保健介入、復健、突發性健康狀況之因應處理等）；以及其他（托育、喘息、自我倡議、社會教育、生育諮詢、婚姻輔導或協助等）。在提供服務面上，通常包含醫療、保健、護理、社工、復健（物理治療、職能治療、呼吸治療、語言治療等）、心理、營養、藥事、管理等系列之維護或支持等。在照護服務之類型上，可分爲居家式（在宅服務、居家照護、居家護理等）、社區式〔送餐服務、日間照護、喘息服務（暫歇照護，respite care）、支持性服務等〕、機構式〔慢性病院（床）、護理之家、養護之家或安養中心等〕，以及須有長久性之照護設計與安排之特殊照護服務〔如呼吸照護（ventilator / respiratory care）、緩和或臨終或安寧照護（palliative, terminal or hospice care）、失智症或認知症照護（dementia care）、植物人照護（vegetation life care）〕等照護方式或型態（許佩蓉等，2006）。

所有的照護事項，無論是「生活照護」或「健康照護」或「安全照護」，自古以來便一直因其本然的長短期需求而存在著，其滿足與否爲人類生活文明進程的指標，當然屬「實用」導向。因此，長期照護以「實用導向」爲主體，以因應解決人的照護需要或需求。是以，機構式照護是指需要長期照護的病患居住在機構中，由機構提供全天候的綜合性服務。服務內容可以包括：住宿服務、護理醫療照護、個人照顧、交通接送服務、心理諮商服務、物理治療和職業治療等。機構式照護能爲需要密集照護者提供完整而且高密度專業照護的型態，可以減輕病患家屬在精神和體力上的負擔。凡是病情嚴重、依賴度高、沒有家庭照護資源、沒有社區資源的病患，都是機構照護的主要對象。

有些健康狀況似乎在需求面之滿足、合理性、方便性以及成本效益上，以入住機構較爲適當。但是機構式之長期照護亦有些隱憂，如**表7-2**所示。

表7-2　機構式長期照護隱藏之危險因子

1	走動輔具之使用（use of walking aids）
2	認知缺損（cognitive deficits）
3	獨居或與不相關之他人共居（living alone or with unrelated persons）
4	缺乏社會支持（lack of social supports）
5	日常生活活動功能不良，須依賴照顧（ADL problem, personal care dependency）
6	貧窮（poverty）
7	男性之呼吸或神經系統病況（respiratory or nervous system in men）
8	女性之肌肉骨骼系統病況（musculoskeletal disease in women）
9	女性（female gender）
10	自我認定健康狀態不良（poor self-rated health status）
11	工具性或社會性日常生活活動功能限制（IADL limitations）
12	非正式健康網絡缺乏（deficiencies in informal health network）

資料來源：Kane, R. A. & Kane R. L. (1987). *Long-term Care: Principles, Programs, and Policies*. New York: Springer.

所以說來，機構式照顧的服務方案涉及照護服務員之生活照顧、護理及醫師團隊的健康照護，以及社會工作員的安全照護。本章即以此三種照護事項爲範疇，加上介紹歐、美、日之機構發展，共分爲四節加以說明。

第一節　歐美日機構照顧之發展

從福利理念之介入爲區分，早期先進國家的長期照護演進可分爲四個階段（許佩蓉等，2006：203）：

1.階段一（1940～1950年）：從濟貧到防貧，視長期照護爲家屬應負的責任。

2.階段二（1950～1960年）：爲福利理念的年代，由選擇主義到普通主義，特性是「制度化」、「普遍主義」及「社會福利制度」，老年的照護專業雛型發展。

3.階段三（1970～1990年）：前期爲社會資源之正常化與統合時代，強調需要「住宅」、「福利」及「醫療」之整合規劃；後期則重視互動、他助及自由選擇。

4.階段四（1990年之後）：機構照護發展新的理念，如：

(1)正常化及生涯規劃，透過正常化措施讓住民參與社會生活，或勞動、自立、參與、創造價值，以維護人性尊嚴。

(2)契約化、自我選擇福利及服務方式，個人責任制。

(3)家庭、福利措施、醫療所需要服務提供之間的差距縮小，重視個人隱私。

(4)公共與民間力量並重，透過市場機制，提高競爭與效率，同時引進民間力量，如非營利機構（NPO）及非政府組織

（NGO），以減輕政府負擔。

(5)照護服務之提供從單方決定及給與轉而賦予利用者選擇之權利（即以使用者觀點提供服務）。

現就瑞典、美國與日本爲例，說明其長期照護之演進。

一、瑞典

瑞典是最早發展長照體系的國家，而且成爲福利國家之典範。自1970年代便提出「在地老化」，強調社區服務的政策走向，並將長照的責任下放給基層地方政府，中央政府給予概括性補助預算，使地方政府能平衡收支。瑞典平均稅率達40%，中央抽10%，地方政府抽20%，其他10%。瑞典以人性化和經濟爲考量協助年長者留在家庭及社區中，政府提供在宅服務。瑞典長期照顧沒有年齡限制，基本上有：(1)居家照顧；(2)服務之家；(3)完善照顧之家，其支出佔GDP的3.6%，瑞典的長照保險隨著薪資或所得成長而自動成長，有基本保險費設計，財務充足及穩定。政府負擔逾八成多，自費比例低。

二、美國

美國早期是依靠家庭提供非正式的照顧支持系統及相關護理協會提供居家護理服務，而沒有家屬的貧困老人才由公益團體和地方政府提供殘補性的照護（residual care）。直到十九世紀末期，才有救濟院（poorhouses）、養老院（almshouses）等照護機構，提供食、衣、住、行等基本生活照護。

美國在1935年因應慢性病老人快速增加，通過社會安全法（Social Security Act, SSA），只對私人照護機構及養老院院民發放救濟金，致使私人營利照護機構快速成長。美國長期照護機構依服務對象與內容可分爲技術性護理照護機構（Skilled Nursing Facilities, SNF）、中介照護機構（Intermediate Care Facilities, ICF）及住宅式照護機構（Residential Care Facilities, RCF）。SNF之機構住民特性是對專業性護理需求程度較高，俗稱護理之家（nursing home）；ICF主要收容缺乏自我照顧能力且完全無法獨立生活者；RCF的收容對象主要是以行動自如，但須提供支持性或保護性生活照顧者。1965年美國通過老人醫療照護保險（Medicare）及貧民醫療救助保險（Medicaid），對於65歲以上老人急性及暫歇式專業技術性護理提供給付。1973年再擴大保險給付對象對65歲以下身心障礙或罹患腎臟疾病之病患，但僅限於出院後之恢復期。1984年開始實施診斷關聯群（Diagnosis Related Groups, DRGs），期望大幅降低慢性病患之住院日數，達到節約醫療資源的目的，但也造成出院後的居家服務，亞急性及技術性護理之家（subacute & skilled nursing home）的大幅成長。然而因老人醫療照護保險限制較嚴，如資產限制，限於復健性質的照護，所以靠Medicare較難進入護理之家。在此情況下，支持性居住環境（supporting living environments）便應運而生，此種設計的主要目的是協助自給自足、可以部分自我照顧的老人所提供的居住設計，如聚集式住宅（congregate housing）、持續性照顧的退休社區（Continuing Care Retirement Communities, CCRC）、輔助式居住設施（assisted living facilities）、個人照顧住宿（personal care boarding homes）、寄養照顧（foster care）、長期照顧設施（long-term care facilities）等。

三、日本

日本是全世界高齡人口最多、比例最高，且平均壽命及健康餘命均最長的國家。在1970年代，日本進入高齡化社會，到了1989年已成爲世界上最長壽的國家。日本自1963年頒布「老人福祉法」以來，即啓動一系列對老年人照顧的福利措施。日本「老年福祉法」規定得設「養護老人之家」、「特別養護老人之家」及「低費老人之家」等照護機構，以協助家庭或取代家庭照護及收容身心功能不良的老人，開啓機構式照護模式。養護之家類似我國的仁愛之家或扶養機構；「特別養護老人之家」較類似我國的養護機構。1982年頒布「老人保健法」（The Law for Health and Medical Services for the Elderly），廢除了1973年「老人福祉法」修訂的免費醫療規定，增設老人保健設施，如中間照護機構，收容病情穩定但仍須繼續住院照護的老年人給予必要的護理、復健及日常生活訓練，類似我國的護理之家。

面對21世紀社會老年化問題，日本政府於1989年制定了「促進老人保健與福利十年戰略」，又稱「黃金計畫」。該計畫在1999年重新修訂，並更名爲「新黃金計畫」，此計畫爲老年人提供休息及特別看護的「短時服務設施」、「日間服務中心」提供各種日間服務。1994年12月，日本又通過了建立「長期照護保險制度」法案（又稱「介護保險法」），在翌年4月，此一制度正式生效。長期照護保險制度提供的服務包括社區式及機構式的服務。2000年頒布實施的「21世紀黃金計畫」，包括改善長期照護服務的基礎設施，促進幫助體衰老人的支持性措施，促進使老年人重新煥發活力的各種措施，開發社區支持系統，建立一套保護老年人並爲老年人所信賴的長期照護服務制度。目前日本老人長照機構趨向小型化、社區化之「宅老廳」型。

綜合上述，瑞典、美國及日本三個已開發國家，其長期照護有其發展軌跡：老人化、技術性醫療照護、政策立法（如保險、社會安全法、老人福祉法）形成制度等（**表7-3**）。

台灣目前是以社區式照護爲主、機構式照護爲輔的照護模式，其服務方式有居家型、社區型及機構型，而且又分屬三種不同主管機關及體系，如**表7-4**所示。

表7-3　已開發國家長期照護制度之發展、依據及措施

	促成因子	法律依據	措施
瑞典	‧老年化 ‧福利國家主義 ‧NPO發展 ‧在地老化	‧老人照顧及醫療救助法 ‧健康醫療照顧法 ‧社會保險制度	‧在宅服務 ‧在地老化 ‧家庭服務 ‧家庭照護服務
美國	‧老人化 ‧貧窮 ‧慢性病老人增加	‧社會安全法 ‧老人醫療照護保險 ‧貧民醫療救助保險	‧技術性護理照護機構 ‧中介照護機構 ‧住宅式照護機構 ‧支持性居住環境
日本	‧高齡化社會 ‧福利社會 ‧在地老化	‧老年福祉法 ‧老人保健法 ‧黃金計畫 ‧介護保險法 ‧新黃金計畫	‧養護之家 ‧特別養護老人之家 ‧中間照顧機構 ‧社區化之宅老廳 ‧日間托老所

資料來源：作者整理。

表7-4　台灣機構式照護體系及類型

服務體系	服務模式	服務類型
衛生主管	居家社區機構	居家護理 日間照護、機構喘息服務 護理之家
社政主管	居家社區機構	居家服務 送餐服務、支持性服務、日間托老等 長期照護機構
退輔會	機構	護理之家、安養中心、養護中心

資料來源：許佩蓉等（2006）。

四、COVID-19疫情下長照機構之困境

截至2023年3月上旬，全球已有超過200個國家（地區）傳出新冠肺炎確診病例，病例數約7.5億人，超過686萬人喪命，致死率約0.9%。歐美許多國家的長照機構及其住民首當其衝。美國確診及死亡

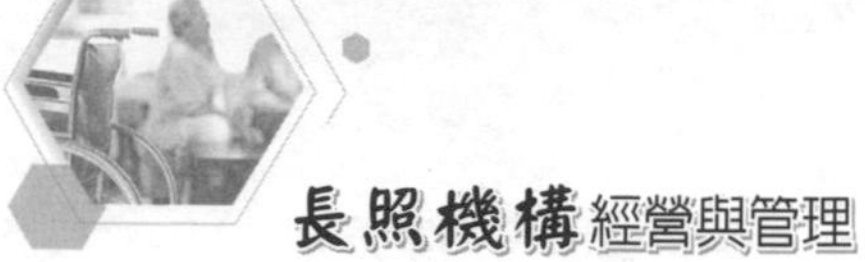

病例均是世界第一，長照機構更是高達超過三萬人死亡，尤其美國退伍軍人之家的榮民沒有戰死沙場，卻在機構中被病毒奪命。

根據《紐約時報》2020年5月10日的報導，經由各州記者及讀者協助發現，長照機構發生的確診病例雖只占全美總數的一成一（11%），但喪生卻占高達三成五（35%），至少已有27,700人染疫而死。而且鑑於資訊取得難易有別，許多專家都認爲這項統計肯定還屬低估，知道的數字僅爲冰山一角。明明知道很多長照機構試圖隱瞞，部分機構還將過世長者的屍體故意隱藏，外界也束手無策。

全美約有1.5萬家長照機構，提供250萬長者長期照護。在2020年所知的大約7,700家長照機構裡，新冠確診數至少爲15萬件；根據《紐約時報》分析，全美國3,100個郡裡，大約800個郡至少發生一起與長者長照機構有關的新冠病例。美國長者除了社安養老金或救濟金（SSI），還享免費聯邦醫療保險（Medicare），低收入者還可申請老人公寓，甚至住長照機構，享受各種免費照護。美國老人福利遠比絕大多數國家好，美國常被外人形容爲「兒童的天堂，青中壯年人的戰場，老年人的墳墓」，有關最後一句「老年人的墳墓」原本無人相信，但在這次疫情中，似乎成眞（健康，2020）。

美國聯邦疾病防治中心（CDC）指出，長照機構的住民及員工，尤其有長期慢性病的高齡者，是新冠病毒感染的高危險群。病毒在群居機構裡特別容易傳染，很多人住在有局限的環境裡，員工得逐房照料長者，但碰到照服員無法上班，長者則可能因疏忽照護死亡或餓死。 從2021到2022年，全球都籠罩在COVID-19疫情的威脅之下。原本防疫做得不錯的台灣，從2022年5月開始也經歷了疫情帶來的衝擊和改變，讓原本就很辛苦的長期照顧服務工作顯得更加的艱難。疫情三級警戒期間，每當聽到CDC在記者會上宣布在某處發生群聚導致疫情擴散，三級警戒需要再延長兩週的消息，總讓人會浮現防疫這條漫漫長路不知何時能夠結束的絕望和無力感。政府推展老人政策總以長照

2.0爲重要績效指標，政策中最重要的目標是以發展社區照顧體系，讓實際有照顧需求的長輩及家屬在自己的社區得到適當的支持與照顧。在公私協力下台灣長照2.0確實呈現很亮眼的布建數量與服務數量，也深受民間肯定。但從台灣疫情開始熱起來，政府一紙命令要求各項服務暫停，或許基於對高危險群長輩照顧的好意，也可能暫時封閉爭取時間規劃更好的替代照顧方案，疫情時代不僅讓人思考，這個社區照顧體系究竟是支持家屬與個案的「需要」下必要的措施，還是政策的「想要」措施（聯合報，2021）。未來後疫情時代，長照機構必須結合過去疫情服務情況加以因應後疫情時代照顧需求及家屬的支持服務方案的因應，例如結合異業的電子化服務也是一種趨勢。

第二節　長照機構之生活與健康照護服務方案

一、生活照護服務方案

爲解決人口老化所衍生的問題暨加強對老人福利之重視，行政院分別於1998年5月及2002年6月核定第一、二期「加強老人安養服務方案」，實施十餘年來，各部會及地方政府均依權責加強辦理各項長照福利服務措施。此方案自第二期起，與行政院經濟建設委員會「照顧服務福利及產業發展方案」相互搭配，該方案係針對老人及身心障礙者照顧服務相關福利與產業發展結合之議題，而此方案則爲含括老人福利各個面向之整體服務規劃。

行政院（2005）核定之「加強老人安養服務方案」是依據「老人福利法」、「護理人員法」及「國軍退除役官兵輔導條例」訂定，其目標在：(1)加強老人生活照顧；(2)維護老人身心健康；(3)保障老人經濟安全；(4)促進老人社會參與。其實施要項有：長期照顧與家庭支持、保健與醫療照顧服務、津貼與保險、老人保護網絡體系、無障礙生活環境與住宅、社會參與、專業人力培訓、教育及宣導等八大類。

此方案之推動策略是以資源開發、鼓勵民間投入及強化志工參與爲主要策略。於資源開發部分，除了進行現有機構之資源盤點，並同步輔導地方政府依現有資源配置狀況進行未來服務發展規劃，以達服務整體性及區域資源平衡發展。於鼓勵民間投入部分，透過扶植民間團體設置社區照顧關懷據點，以健康促進之方式，提供在地的初級預防性照顧服務，並依需求連結各級政府所推動之社區照顧、機構照顧及居家服務等各項照顧服務措施，進而與長期照顧服務接軌，以達服務連續性。於強化志工參與部分，則配合社區照顧關懷據點之設立，推廣「在地人提供在地服務」，同時鼓勵健康住民參與志願服務，以達服務貼近民眾生活並有效開發住民人力資源之目標。

住民的照顧絕大多數責任落在親友身上，我國社會福利起步較晚，住民福利措施相對較不完善且資源不充足。隨著住民高齡化，伴隨而來的是生理功能、慢性病、精神狀態、生活獨立性、事故傷害等需求及功能變化，使得年長者漸漸需要他人的支援。

住民生活照顧服務方案之內容主要有：

1.住民的生活功能：住民之主要照顧者花最多時間協助住民日常生活活動（ADL）及輔助性日常生活活動（IADL）。

2.住民的照顧特質：住民需要照護，尤其是在機構內的住民最需要是健康狀態，其次是經濟狀況。

3.住民的生活壓力：住民的生活壓力是經濟壓力、居住環境變化、生活型態改變、面對新的環境等。

4.住民的照顧需求：包括醫療照顧、現金補助、心理諮商服務、宗教服務等。

上列服務方案之實質內容除了提供生活照護的技能、專業人力外，其他如居家護理、家務服務、關懷、送餐服務及喘息服務等，皆是有住民需要照顧的家庭所企望的需求，其餘如交通服務、法律服務、資源運用及「照護假」，更可滿足家庭照顧者減輕照顧壓力的需求。

有關上列住民生活照護服務方案之工作模式，均可在機構內以及社區化與家庭化之間採行。在機構內的生活照護是由照護服務員在機構內執行日常生活照顧；在社區化及家庭化則由機構提供外展社區服務，由社工人員主導，透過居家照顧服務員到家庭及社區增強家庭照顧者的能力與意願，強化年長者照顧服務的資源，以推動寧療護理之照護工作。

二、健康照護服務方案

據生命統計分析結果顯示，2021年國人零歲平均餘命，男性爲77.67歲，女性爲84.25歲，平均80.86歲（內政部統計處，2022）。另從2011年「台灣中老年身心社會生活狀況長期追蹤調查」結果顯示，八成以上（81.8%）高齡者自述曾經經醫師診斷至少有一項慢性疾病，而高齡者最常見的慢性疾病爲：高血壓（46%）、白內障（35.3%）、糖尿病（19.6%）、心臟病（19.3%）、關節炎或風溼症（19.2%）等。而主要死亡原因，以惡性腫瘤最多（衛生福利部國民健康署，2014）。再從1994～2006年台灣高齡者主要死因、死亡率長期趨勢觀察，其中與生活型態有關者，慢性病占了七個（惡性腫瘤、糖尿病、慢性阻塞性肺疾病、腦血管疾病、心臟疾病、腎病變、高血壓）。平均壽命延長，罹患慢性疾病機率增加，同時致殘失能比例也提高，對醫療照護服務需求增加與費用加重已成爲趨勢（陳武宗，2010）。依據1996～2005年健保醫療照護使用情形分析顯示，國內高齡者平均門診就診率95.6%，平均每人每年門診26.8次，平均每年住院就診率21.7%（約5人中有1人），平均每人每年住院4.6日，且隨著年代的增加，就診率、門診次數、住院就診率及住院日數皆上升，而60歲以上的醫療費用，皆較59歲以下各年齡層高出許多倍（行政院衛生署國民健康局，2009）。

由於長照機構護理之家的服務對象大多是健康欠佳的高齡者，例如中風復健或臥床、出院療養者，失去獨立生活能力者，三管存留者（氣切、鼻胃管、尿管）。所以護理之家對住民健康維護相對是重點服務，而相關住民健康照護服務需要由醫療專業團隊所組成，其成員有醫師、護理人員、藥師、營養師、物理治療師等，服務內容可詳參第四章第二節長照機構人事配置。

護理之家是長期照護的一種選擇，而長期照護乃是在一段長時間內，針對身心功能障礙及身心健康功能限制而須依賴他人之幫忙以維持生活者提供服務。一般來說，長期照護時間的界定至少爲三個月到終身照顧。長期照護之目的在於使個案能改善或維持身心功能，增進自我照顧及獨立自主之生活能力，減少依賴程度，減輕他人或社會之負擔，並增進其尊嚴。而長期照護的對象是以失能、失智的個案及家屬爲服務對象，以個案爲中心，提供持續性及整體性的照護。持續性的照護係指依個案的狀況及獨立自主的程度，提供適時適當的服務，包含各階段各種形式的照顧，如預防、診斷、治療、復健、支持性、維護性以及社會性之服務（行政院衛生署，2005），參見**圖7-1**。

所謂整體性是指提供一套包含醫療、保健、護理、生活、個人與社會支持的照護服務。就其具體服務內容而言，從需求面來看，包含個人照顧、活動照顧、精神照顧、醫療保健照顧以及其他等；從提供服務面來看，則包含醫療、保健、護理、社工、復健、心理、營養、

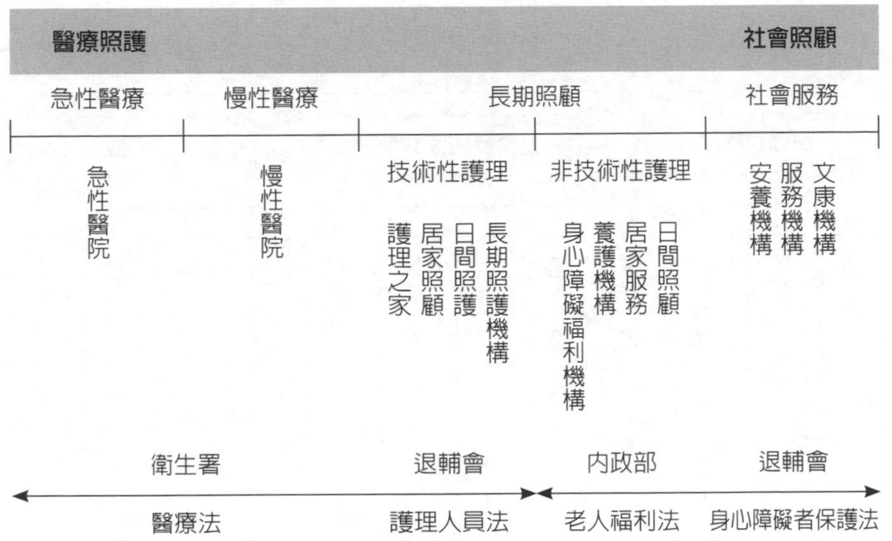

圖7-1　理想的持續性照顧體系

資料來源：作者整理。

藥事、管理等系列之維護或支持等。以照護類型又可分爲居家式、社區式、機構式以及須有長久性之照護計畫與安排之特殊照護服務，如呼吸照護、安寧照護、失智症照護、植物人照護等，如**圖7-2**所示（李佳儒，2011）。

三、照護者支持方案

「長期照顧服務法」第十三條規範家庭照顧者支持服務提供之項目如下：

1.有關資訊之提供及轉介。

2.長照知識、技能訓練。

3.喘息服務。

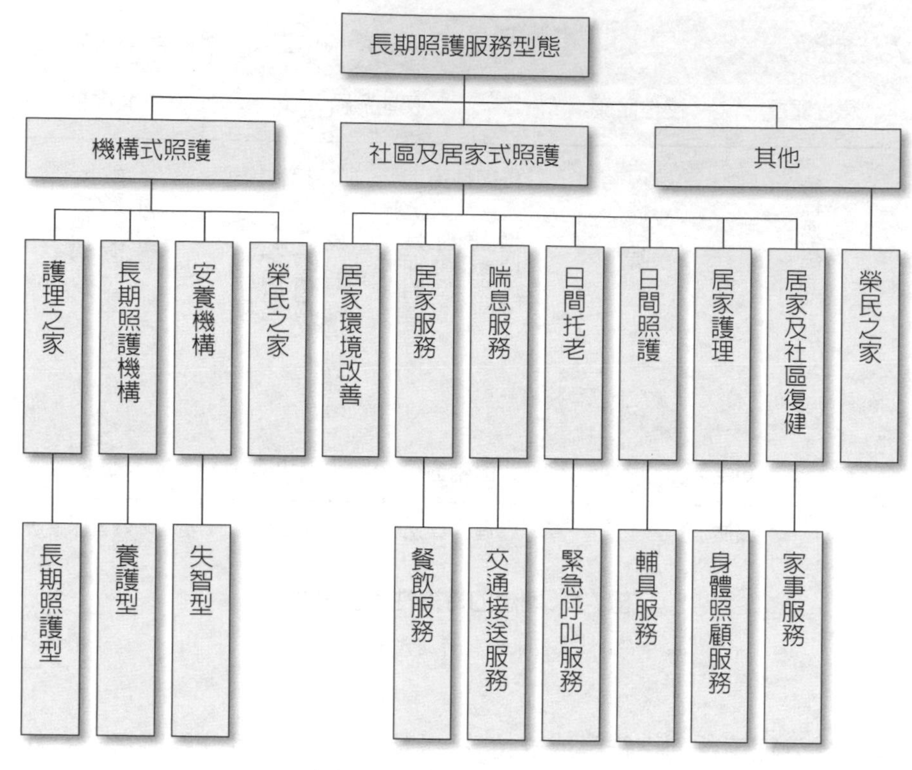

圖7-2　長期照護服務型態

資料來源：李佳儒（2011）。

4.情緒支持與團體服務之轉介。

5.其他有助於提升家庭照顧者能力及其生活品質之服務。

陳正芬（2013）指出西方國家已實施之照顧者支持政策可歸納為三類：

1.服務性支持措施（含喘息照顧服務之心理暨教育支持方案）。

2.就業相關的支持措施。

3.經濟性的支持。

社會大眾漸漸認同照顧者的權益，因此照顧者的需求之案主之一。目前英國、芬蘭、澳洲皆分別針對家庭照顧者有獨立立法明確保障家庭照顧者權益，其項目包括：喘息服務、日間照顧、諮詢與轉介、教育訓練、支持團體與照顧支持中心服務網。美國亦於2002年訂定家庭照顧者支持方案（Naticnal Family Caregiver Support Program, NFCSP）提供家庭照顧者有關社區服務相關資訊，協助照顧者取得支援性服務，並針對個人規劃諮商與訓練方案等。

中華民國家庭照顧者關懷總會（2011）邀請全國67個組織及85位專家參與焦點團隊討論，針對家庭照顧者教育訓練模式進行檢討與意見交流，並針對1,220名家庭照顧者進行問卷調查（有效回收978份），歸納出我國現有的家庭照顧支持服務，主要有六大類：諮詢服務、專題講座、支持性團體、單次性活動、個案服務及喘息服務（陳正芬，2013），其服務內容及缺失出請參見**表7-5**。

四、友善關懷老人服務方案（第二期計畫）

衛福部（2014）友善關懷老人服務方案第二期計畫（2014-2016）經多次邀集專家學者、相關部會暨縣市政府會商討論凝聚共識，同步順應國際發展趨勢，以「健康老化」、「在地老化」、「智慧老化」、「活力老化」、「樂學老化」五大目標，規劃執行策略與工作項目，盼藉由政府與民間合作，共同提升老人友善服務，落實在地老化之政策目標。重要內涵分述如下：(1)提倡預防保健，促進健康老化：世界衛生組織表示：「從生命一開始時就以健康方式生活，是實現積極、健康老年生活的關鍵。」由此可見，一個優質的老人健康與社會照顧政策，除了提供醫療服務與長期照顧服務外，更應積極提升民眾健康知能，加強健康促進與預防保健，提倡健康生活形態與行爲，增進自我照顧與管理能力，以減緩身體機能衰退及老年疾病的發

表7-5　我國現有的家庭照顧支持服務之內容與缺失

服務種類	服務內容	服務內容的缺失
諮詢服務	政府與民間公益團體等專線或0800免付費專線諮詢、宣導手冊與海報、網站諮詢等，提供資源管道媒合、情緒支持等服務	服務內容偏向「點到為止」的服務模式，缺乏追蹤機制且各組織獨立運作的諮詢專線
專題講座	聘請專業師資開授家庭照顧者相關之課程	1.同一縣市各單位重複辦理類似性質的講座 2.講座師資亦影響照顧者吸收講座內容的程度 3.部分照顧者因為年齡、教育程度、家中替手等因素，影響出席率及吸收成效
支持性團體	1.團體屬性可分為： (1)照顧者教育性團體 (2)支持性／抒壓性團體 (3)畢業生團體 2.依帶領者特性可分： (1)專業人員 (2)培力後的照顧者	1.因經費及人手問題，每年僅辦一到兩梯為限 2.照顧者的認知要再教育，例如主觀認為照顧者支持服務隨被照顧者過世而自然終止 3.團體設計缺乏延伸性 4.照顧者擔任帶領者的認證與品質問題等
單次性活動	戶外聯誼、關懷活動（抒壓為主、關懷技巧與資源應用為輔，另提供喘息服務）	出現交通接駁、照顧缺乏替手或喘息服務無法銜接、其他家庭成員認知不足等問題
個案服務	照顧技巧指導、經濟補助、關懷陪伴、資源媒合等	資源有限、照顧者及其家庭認知問題等
喘息服務	提供家庭照顧者能暫時放下照顧工作，獲得一段期間暫時休息的機會	資源有限、照顧者及其家庭認知問題等造成使用率偏低

資料來源：中華民國家庭照顧者關懷總會（2011）。

生。針對健康與社會資源較爲匱乏地區，亦需強化資源之推展、建置與輸送，降低區域落差，以建構健康均等之照顧體系，延長國人健康壽命，增進老年生活品質。(2)建置友善環境，促進在地老化：生活環境對老人福祉的提升影響甚鉅，友善的生活環境至少應包含老人的居住環境及社會參與環境。多數老人仍喜歡居住於熟悉的社區，對面臨社會快速變遷的老人而言，對熟悉環境的依附是維持獨立與安全生活的強大助力，政府應積極建構安全的硬體建設與軟體環境，在居家環境方面，加強消防、防災避難宣導，讓老人得以安居。在經濟安全方面，除勞保、國保、軍公教等社會保險之老年年金給付、老年農民福利津貼、榮民就養給付及發放中低收入老人生活津貼等屬法定應辦理事項外，政府另透過推動不動產逆向抵押貸款制度試辦方案、協助中低收入老人住宅修繕或租屋補助，推展宣導商業年金保險、長期照護保險、財產信託及財產管理等商品，加強老人理財相關知能，便於規劃退休生活，保障老年基本經濟安全。在生活方面，透過警政、金融體系宣導老人如何預防詐騙，同時加強老人保護工作，減少老人受虐情事，建置老人保護跨專業工作團隊模式；另外針對特別需要支援的老人，透過社區鄰里組織、志工等協助，就近連結資源，讓老人獲得即時的安全保護與生活支持。(3)引進民間投入，促進智慧老化：隨著資通訊科技不斷進步，智慧化科技與智慧建築之相關產業也隨之蓬勃發展，政府推動智慧化居住空間政策，結合產品、設備與服務共同落實於國民生活空間，以滿足安全健康、便利舒適之生活需求，進而開創相關產業發展的新利基。鑑於老人福利服務推動有賴政府與民間合作以發揮最大效益，本項目標重點在於建立政府與民間對話平台，推展社會企業概念，引進民間參與服務，滿足老人生活照顧、居住、娛樂、運動休閒等多元需求，營造便利、智慧化之生活環境。此外，透過遠距照護，保障偏遠、離島地區老人就醫權益。(4)推動社會參與，促進活力老化：隨著國人提早退休及平均餘命延長之趨勢，高齡人力資源運用議題日益受到重視。針對仍有工作能力及工作意願之老人，政府積極促進參與勞動市場，成立銀髮人才就業資源中心，促進高齡者人力再運用，並滾動式檢討修正高齡者就業服務措施。再者，長者豐富的人生閱歷及智慧，更是社會重要的資產，政府及民間應加強其與志願服務之媒合，鼓勵老人貢獻所長服務社會，增進老人的健康與生活滿意度，提升自尊與心理福祉。此外，爲降低長者出外的交通障礙，各項場站、道路、公共運輸及交通工程的規劃設計，應加入通用設計原則，並透過多元管道提供老人清楚易懂之大衆運輸交通旅運資訊，積極營造舒適安全之交通運輸體系。另爲鼓勵老人走出戶外，建築物無障礙設施改善尤爲重要，政府大力推廣無障礙通用設計理念，擴大建築物無障礙設施範圍，讓醫院、餐廳、旅館及觀光景點等整體環境更爲友善，提升老人參與社會活動之意願。(5)鼓勵終身學習，促進樂學老化：高齡者面對生理、心理及社會的改變，有著許多必需適應的問題，終身學習不只是因適應生活而爲的活動，應是一種生活態度；從生命發展任務的概念來看，高齡者有六項適應任務發展：適應生理的老化、適應失去工作角色、適應配偶的死去、適應收入的減少、繼續參與社會及維持良好的人際關係。爲因應生命階段任務發展能力及知識的俱備，需與時俱進，方能順利適應生活的改變，可見終身學習的必要。老人學習豐富了生命內涵，是成功老化重要的方法，有了正確的觀念及知識背景，才能有良好生活品質。高齡者接受教育或訓練的主要目的在於鍛鍊身心健康，延緩老化，節省國家醫療資源，愉悅地過晚年生活，有能力的老人擔當志工繼續貢獻社會或從事有酬工作，而經濟能力佳的高齡者可以休閒娛樂爲生涯規劃主軸，而退休金不夠維持生活者，亦可另謀部分工作時間滿足需求。此外，提供創造老人終身學習教材與環境，讓老人從學習中自我實現，透過分享智慧回饋社會，讓老人成爲社會寶貴資產並得以世代傳承。

第二期計畫規劃五大目標如下：(1)提倡預防保健，促進健康老化；(2)建置友善環境，促進在地老化；(3)引進民間投入，促進智慧老化；(4)推動社會參與，促進活力老化；(5)鼓勵終身學習，促進樂學老化。第二期計畫在五大目標下，共有23項執行策略及84項工作項目，詳如下列：

(一)提倡預防保健，促進健康老化

1.整合預防保健資源，推展促進健康方案：(1)辦理成人預防保健服務。(2)結合社區照顧關懷據點，辦理老人健康促進活動。(3)老人教育活動納入保健養生議題。(4)因地制宜推展健康社區，辦理健康促進方案。(5)建立支持性的高齡友善健康環境與服務。

2.推廣慢性病、癌症防治，加強心理衛生健康服務：(1)辦理慢性病防治（含三高、心血管疾病等）全國宣導教育活動。(2)推動慢性病共同照護網，強化個案疾病管理與控制。(3)辦理老人癌症篩檢服務。(4)辦理老人流感疫苗接種服務。(5)加強老人心理健康服務。

3.推動老人運動休閒活動，建立專業指導制度：(1)規劃推動適合老人之運動休閒活動。(2)規劃運動指導班並提供銀髮族運動休閒會館運動課程。(3)建立高齡者運動休閒活動專業指導人員證照制度。(4)加強公立運動場館、學校運動場及公園等運動設施之無障礙檢查及改善，以利老人運動安全。

4.宣導健康飲食、正確用藥及就醫觀念，導正健康養生新知：(1)加強宣導老人健康飲食觀念。(2)加強宣導食品安全教育，提供老人正確觀念。(3)宣導老人及其家屬正確用藥與就醫觀念。

5.推動失智症防治照護政策，完善社區照護網絡：(1)提升民眾對失智症防治及照護的認知。(2)強化失智症家庭照顧者支持體系。(3)建構多元連續性之失智症照顧服務模式。(4)結合警政單位宣導推廣指紋捺印及預防老人走失服務。

6.加強抗老醫療相關研究，導正健康養生新知。

(二)建置友善環境，促進在地老化

1.強化老人保護網絡，建置跨專業團隊服務：(1)強化社區照顧支持體系，發展社區初級預防照顧服務，提供失能的高危險群預防照顧措施。(2)加強宣導提升民眾對於老人疏忽、虐待及保護事件之認識。(3)設置老人家庭暴力事件通報單一窗口。(4)加強負有老人保護通報責任相關人員之教育宣導，建置老人保護資訊平台。(5)建置老人保護跨專業團隊服務模式。

2.提供老人基本經濟安全保障：(1)推動不動產逆向抵押貸款制度試辦方案。(2)全額補助中低收入70歲以上老人健保費。(3)協助中低收入老人住宅修繕或租屋補助。(4)推展商業年金保險、長期照護保險等保險商品，宣導財產信託及財產管理等商品。

3.加強老人預防詐騙，加強宣導居家防災避難：(1)結合跨局處資源，加強老人預防詐騙工作，避免財物遭受損失。(2)督導金融機構於老人提領鉅款或轉帳時，主動關懷提醒老人。(3)加強老人居家防災避難宣導工作。

4.強化鄰里互助，建造安心社區：(1)強化社區照顧關懷據點功能，建構初級預防照顧體系。(2)加強社區巡守，保障老人生活安全。(3)結合警政、衛生醫療體系，提供中低收入獨居老人緊急救援連線服務。

5.提供友善交通環境，降低老人通行障礙：(1)改善大衆運輸無障礙設施，強化安全管理，保障老人乘車安全。(2)規劃推動友善老人交通運輸通用設計，並將成果落實生活環境。(4)改善人行道、穿越設施，降低老人外出障礙。(5)強化高齡者駕駛機動車輛之安全管理與教育宣導。(6)透過多元管道提供老人清楚易讀之大衆運輸交通旅運資訊。

6.傳揚世代融合價值，營造悅齡親老社會：(1)透過學校及社會教育活動，使社會大眾正確認識老化歷程進而敬老親老。(2)規劃推動適合跨世代家庭共同參與之教育文化、體育休閒及觀光旅遊活動。(3)辦理薪傳活動，鼓勵不同世代族群進行文化傳承，增進代間互動。(4)研議父母居所接近（同鄉）者，提供購屋貸款優惠措施。(5)鼓勵民間製播認識老人生活經驗、推廣老人奉獻或促進老人社會等內涵或主題之電視及廣播節目。

(三)引進民間投入，促進智慧老化

1.開發適合高齡者使用產品，促進老人便利生活：(1)協助老人取得輔具資訊，提供輔具維修及租借服務。(2)加強銀髮族健康及生活產品研發設計，增進老人生活便利性。(3)加強辦理遠距照護，保障偏遠、離島地區老人就醫權益。(4)開發高齡者活化腦部、促進健康之遊戲機等電子產品。

2.加強政府與民間對話，引進民間參與服務：(1)辦理健康促進服務產業及投資機會研析調查。(2)建立跨業媒合機制，開發適合健康及亞健康老人之服務商業模式。(3)推廣社會企業概念，協助民間發展社會企業服務模式，參與老人服務。

3.規劃智慧化生活空間，提供居住多元選擇：(1)因應老人需求，規劃開發多元社會住宅。(2)結合通訊、科技技術設備，設計便利生活居住空間。

(四)推動社會參與，促進活力老化

1.成立銀髮人才就業資源中心，促進高齡者人力再運用：(1)辦理高齡者就業促進研習及雇主座談會進行宣導，促進高齡者及雇主雙方就業及僱用意願。(2)成立銀髮人才就業資源中心。(3)召募退休人士培訓樂齡學習種子師資，提升高齡教育師資素質。

2.推動志工人力銀行，善用志工服務人力：(1)規劃成立全國「志工人力銀行」，整合志工服務人力。(2)加強運用志願服務推廣中心，協助老人參與志願服務。(3)辦理社區照顧關懷據點志工培訓。

3.建立高齡者休閒活動完備制度，提供多元創意活動：(1)改善村里、社區老人活動中心無障礙活動空間及相關設施設備。(2)鼓勵辦理多元創新方案，促進老人參與社區活動。(3)鼓勵老人參與社團，運用社會資源，強化高齡者學習動機。

4.提升建築物無障礙，鼓勵老人走出戶外：(1)協助公共建築物、國家公園等活動場所，加強設置各項無障礙設施及設備。(2)擴大建築物無障礙設施範圍。(3)加強落實醫院評鑑有關醫院提供友善就醫環境規定之查核。

5.規劃推動銀髮族旅遊，提升老人生活品質：(1)協助宣導觀光業者規劃銀髮族多元旅遊商品。(2)輔導觀光景點及飯店業者改善無障礙設施。(3)配合導遊、領隊人員相關訓練課程，提升高齡者旅遊質量。

(五)鼓勵終身學習，促進樂學老化

1.整合近便學習資源，開設適合高齡者課程：(1)鼓勵長者參與文化活動，以培養文化藝術知能。(2)落實在地化的高齡學習體系，充實退休生活。(3)積極辦理長青學苑，吸收多元知識豐富生活。

2.活化運用閒置空間，規劃推動終身學習：(1)整合社區在地組織資源，發展高齡者學習社區。(2)輔導公共閒置空間，作爲老人教育學習、休閒娛樂等用途。

3.提升老人網絡科技能力，縮短世代數位落差：(1)提升老人因應社會資訊數位化、網路化之生活能力。(2)強化老人獲致所需服務資訊之相關知能。(3)鼓勵加值服務業者開發創新運用軟體，

縮短老人數位落差。

第三節　長照機構之社會工作服務方案

誠如老人福利與社會工作專業所言，現今老人福利之研究與文章，大多對老人及家庭採用殘補式之政策、服務與方案，也因爲老人福利工作領域受這些殘補式之政策與服務所影響，所以鮮少有研究與文章採用較廣義之預防性取向的服務。因此，老人福利服務大多採取過去社會工作專業取向的問題解決模式，例如個案管理、團體工作或社區工作之方法。近年來，社會工作實務已改採解決問題及增強模式，以取代過去問題處遇之殘補模式。

目前社會工作專業之實務其價值及信念已有別於過去，尤其運用在老人福利領域，且在社會工作實務之規範（Social Work Protocols In Practice, SWPIP）也逐漸成爲一種處遇模式之典範，更發展成理論基礎。本節將著重社會工作實務之規範爲主的老人福利服務工作，這個模式有其理論基礎，例如，人在情境中（Person In Environment, PIE）、個人與環境交流（Transaction In Environment, TIE）（有關TIE的相關概念請參見**專欄7-1**）、系統增強取向（systemic strength perspective）、多元文化（diversity）、平等及公平承諾的專業倫理，主要的目的在提供社會工作成員的最佳發展，而這個SWPIP模式不像過去社工實務只專注於系統、危機、心理動力論、充權增能、政治或認知理論模式。

專欄7-1 TIE之相關概念

個人與環境交流（Transaction In Environment, TIE）最初是由Monkman和Allen-Meares（1995）共同提出，以作為檢視老人本身和其情境互動（交流）的架構。這個架構也可考量社會工作對於人在情境之雙向觀點，它不但可以讓社會工作者看出以發展本位的個人需求為目標的工作目標，同時也能看到環境之各個影響層面。

TIE之架構其實運用了生態觀點（ecological perspective）及系統觀點（systemic perspective），其組成要素有因應行為、交流與互動以及環境品質等要素（**圖7-3**），茲分述如下：

(一)因應行為

社會工作者主要須處理個案三個方面的因應行為：

◎生存的因應行爲

即讓一個人可以取得並使用某些資源，以便其能持續生活與活動。因此，生存行為可再區分為各種為取得食物、衣著、醫療處置和交通等各樣資源的能力。

◎依附的因應行爲

是在使一個人得以與其環境中的重要他人有著密切的連結（bonding）。此類行為可再區分為發展並維繫親密關係的能力，以及運用組織架構（例如家庭、學校、同儕或社團）的能力。

◎成長與成就的因應行爲

即在使一個人得以投入利人利己的知識與社會活動。此類行為又可區分為個體之認知、生理、情緒及社會等方面之功能行為。

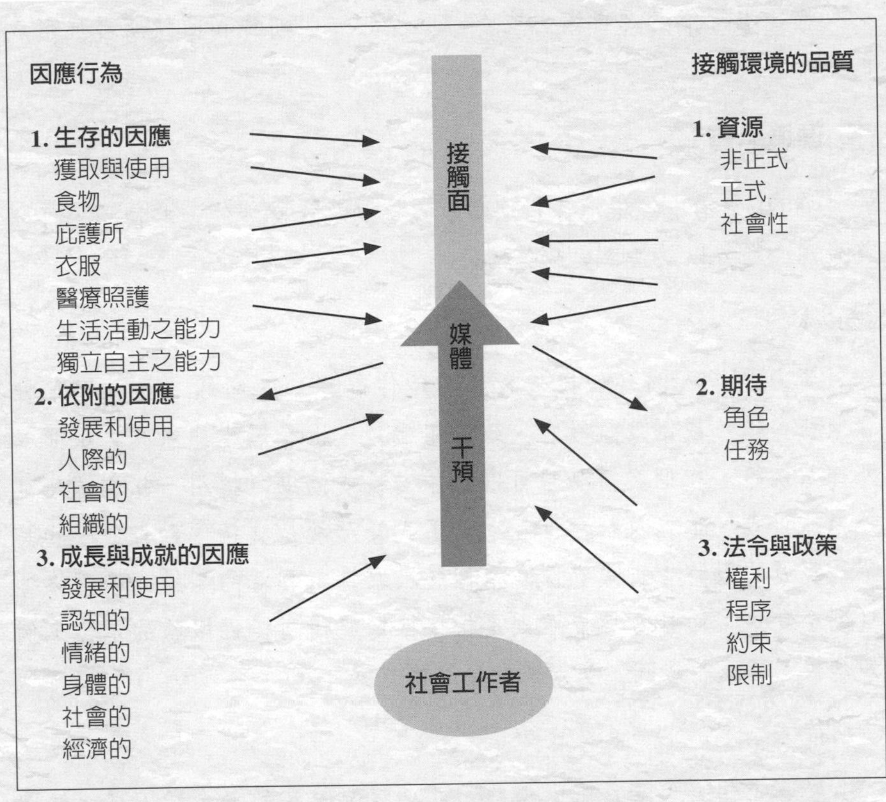

圖7-3　TIE：社會工作實務之架構

資料來源：Allen-Meares, P. (1995). *Social Work with Children and Adolescents*. New York: Longman Publishers USA.

(二)交流與互動

交流與互動所需的資訊包括特定事務、資源或情境的瞭解，也可能涉及自身的訊息。因應型態係指個人在認知、行為和情感方面的能力，這些能力交互影響形成個人之生活風格，也成為個人成長史的一部分，所以社會工作者在檢視個案時，可以從其家系圖或過去生長史來做檢閱。因此，個人之因應型態可能是指當前環境（here-and-now）

的反應，也可能是源自過去或當前環境的一些期許和回饋所發展形成的行為型態。

(三)環境品質

在TIE架構中，環境係指個案會直接觸及或交涉的一些情境，可分為資源、期待以及法令與政策。

◎資源

資源是指人們（如核心家庭、延伸家庭）、組織（如社區、社會服務機構）或制度（教會、政府組織），也是屬生態系統之中間或外部系統等，在個案需要時可以當作支持或協助之援引。此資源又可分為非正式、正式及社會性等。非正式資源就是支持、勸告或一些具體及實質的服務；正式資源是指個體謀求特定利益的組織或各種協會（基金會）；而社會性資源則是指按特定架構所提供服務的單位，例如學校、醫院、法院、警方或社會服務方案。

◎期待

社會工作者執行社工處遇時，就必須改變高齡者身處不良的環境及重要他人對高齡者的期待；也就是說，要改變重要他人之失去功能的角色及其任務。例如，家庭中成人子女因藥物濫用而失去其應有的角色功能，那麼社會工作者便要去尋找替代性的安置方式來滿足高齡者成長之需求。

◎法令與政策

是指對個案行為具有約束力的習俗或規範。例如，發現高齡者被虐待就必須向有關當局通報。這法令在保護高齡者的同時也規定社會工作者之職責和任務，而進入通報程序後，就須依相關保護服務之流程進行訪查、舉證、開案及對子女之約束及限制。

一、社會工作實務規範

社會工作服務弱勢之使命一直是社會工作專業之形象，而此種服務不僅是靠愛心及耐心即可，最近也提及服務工作之績效。社會工作形成一門專業，更要考量其「適當性」、「正當性」、「可靠性」以及「有效性」，以滿足個案需求（曾華源、胡慧嫈，2002）。

如果要維持有效之服務品質，就必須要求專業從業人員有職業道德，對專業服務品質要有責任感，不得濫用專業知識權威，並且不斷自我追求專業能力上的進步，以及恪遵專業倫理規範。

社會工作實務之規範提供社會工作者進行實務工作時，能採取適當行爲與技巧的指引方針。規範是對社會工作者採取工作步驟之描述，並確信此工作可以解決問題，並不會造成對個案的傷害。最早利用此模式是在醫療社工領域，現在已普遍運用到相關福利領域，以企圖提供個案一較穩定及可靠的社工處遇。社會工作實務之規範包含一些步驟，每一步驟又有其規範準則。這些規範步驟及準則並不一定要迎合各個長期照護機構之設立政策與原則，但至少確信是一個好的實務工作。有關社會工作實務之步驟及規範請參見**專欄7-2**。

專欄7-2 社會工作實務之步驟與規範

社會工作實務規範指出處遇之步驟，可分為準備層面（preparation phase）、關係建立層面（relationship building phase）、檢證層面（assessment phase）、規劃層面（planning phase）、執行層面（implementation phase）、評估層面（evaluation phase）以及追蹤層面（follow-up phase），此步驟之執行旨在確保增強高齡者及家庭走向獨立自主及不再受社工專業依賴的家庭照顧為目標（**圖7-4**）。而每一層面又有其參見準則，如**表7-6**所示。

◎準備層面

此層面在其他社工處遇模式經常被忽略，一個社工員面臨個案之問

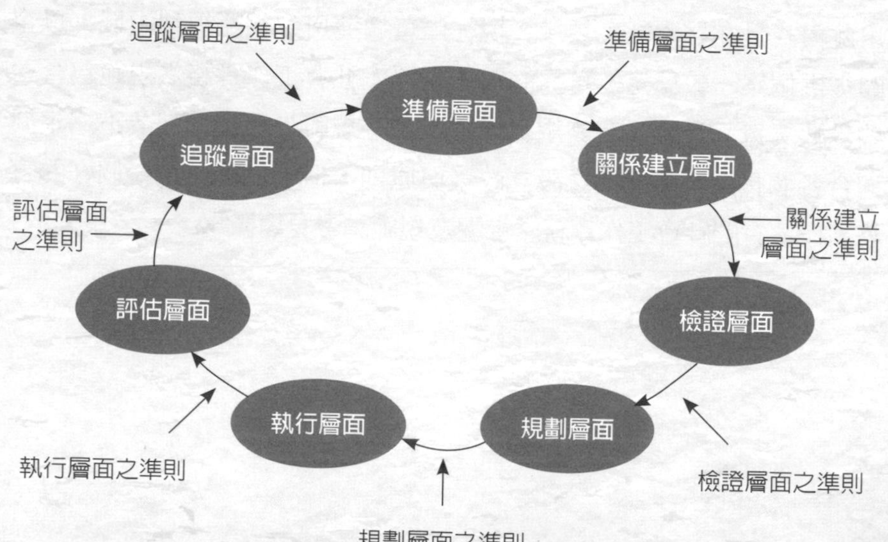

圖7-4　增強數線——社工實務規範層面與準則

資料來源：Mather, J. H. & Lager, P. B. (2000). *Child Welfare: A Unifying Model of Practice* (p.29). CA: Brooks/Cole/Thomson Learning.

題可能是多元的，他必須在身處的社區中確認其資源及問題癥結，才能確信如何與個案建立關係以及採用有效的服務。此階段對問題之處遇必須要應用人類行為及社會環境中之人在情境中（PIE）或個人與環境交流（TIE）的診斷模式，以瞭解個人、家庭在社區中之互動關係。

◎關係建立層面

此層面在確保社會工作者與個案之家庭的接觸，必須要小心處理。例如，在執行老人保護服務工作時，如果個案須採用強制隔離方式將高齡者留在原生家庭，雖然社會工作者有法令之強制執行命令，但此時家庭中成人子女與社會工作者之立場是對立的，其關係一定破裂。那麼社會工作者如何提供資源幫助個案之家庭自立呢？因此，社會工作者進入個案之家庭，必須與家庭中之成年子女建立信任、誠實及互助之關係。

◎檢證層面

正確診斷問題之原因才能確保對的處遇過程及好的處遇結果，以增進高齡者及其家庭的福利。檢證不僅對高齡者所處之家庭的功能，也要對家庭外之功能加以評估，以及家庭與社會環境如何互動。除此之外，家庭外有哪些資源可以運用，以及家庭如何透過資源提供來產生正向的改變。

◎規劃層面

社工實務規範之規劃層面類似其他問題解決模式之訂定契約（contracting）及目標設定（goal-setting）之層面。但此模式之規劃是以家庭及其家庭成員為一系統，並整合其他系統來達成家庭問題解決為目標。

◎執行層面

執行層面是整個社工實務規範式的核心，也是整個規劃及計畫實際運作的過程，而且須確保所有有關成員要參與決策過程，再透過密集式及持續且一致性的目標與任務檢測以訂定有效的處遇。

◎評估層面

評估層面是整個模式的最後階段——結案，以評量整個處遇之效果。換言之，也是決定是否需要採取不同模式，也衡量整個處遇之有效性。藉著評估過程，瞭解是否造成改變，而不是對處遇的終結；也就是說，透過評估過程，瞭解家庭與高齡者有否學會自己處理因應問題（壓力）的能力與技巧。

◎追蹤層面

追蹤層面是在處遇結案之後所進行的成效檢測，此層面必須在下列兩個原則下執行：(1)老人福利之社工員必須在系統中對所有成員做追蹤；(2)所有追蹤工作不僅限於對個案及其家庭，同時也須對社區及社會政策加以追蹤。

整個社工實務規範模式在各個層面之工作重點列於**表7-6**。

表7-6　社工實務規範模式各層面之工作重點

1.準備層面 工作者將個人對個案能有效因應其所處之系統與環境做準備，採用之方法是運用社會資源網路建立及充權增能個案與其家庭。 **2.關係建立層面** 運用溫暖、真誠、同理心、積極關注及充權增能等社工技巧，立即與高齡者及其家庭建立關係。 （評估此過程與結果）

（續）表7-6　社工實務規範模式各層面之工作重點

3.檢證層面 依據下列系統（高齡者、核心家庭、延伸家庭、社會資源及方案與服務）完整診斷與檢證個案之情境。 （評估此過程與結果） **4.規劃層面** 與所有系統做規劃及訂定契約的處遇： (1)個案問題檢閱與協調。 (2)邀請家人協同規劃處遇過程。 (3)與家人及支持服務系統訂定計畫執行的契約。 **5.執行層面** 執行計畫： (1)繼續執行會談。 (2)繼續與服務資源協調。 (3)支持及充權增能高齡者與家庭。 (4)辨別問題的障礙與解決之道。 (5)檢證服務及計畫。 （評估此過程與結果） **6.評估與結案** 評估結果與結案： (1)評估結果。 (2)結案。 （評估此過程與結果） **7.追蹤層面** 從多重系統觀點做個案追蹤： (1)家庭。 (2)社區。 (3)方案與服務。 (4)政策。 （評估此過程與結果）

資料來源：Mather, J. H. & Lager, P. B. (2000). *Child Welfare: A Unifying Model of Practice* (pp.26-27). CA: Brooks/Cole/Thomson Learning.

二、社會工作專業規範

當規範只源自於政策而產生的價值與意識型態（ideologies）、經濟（economics）或政治（politics），而不是源自科學研究與實務，那難題自然產生。社會工作實務規範是依循老人福利之社工處遇後的步驟及過程所建立之有效執行步驟與過程之指引。這些指引因老人養護機構所創立的宗旨或政策而有所不同，但這些指引都有助於老人福利社工專業的執行，共計有三十三條，列於**表7-7**。

表7-7　老人福利之社會工作專業規範

一、準備層面
1.儘早將個人融入社區，為高齡者與家庭倡言。
2.與社區之各種不同專業機構發展好的關係。
3.積極與政府、社會服務機構及其他助人專業網絡建立關係。
4.與媒體建立良好關係以倡導社區中之高齡者與家庭理念。
5.檢閱社區所有可能的資源。
6.成為社工專協的會員，並參與社區與國家之政治議題。
二、關係建立層面
7.倡導（非由專責社工來與個案建立關係的）社工專業方案，尤其對那些非志願性的個案。
8.與個案發展正向關係，才能確保處遇的成功與順利。
9.與個案及其家庭建立關係時，利用同理心、真誠、人性尊嚴及溫暖之技巧。
10.與社區中之正式及非正式之服務組織建立正向關係。
11.幫助或加強高齡者及其家庭建立自然的支援網絡以維持其家庭功能。
三、檢證層面
12.對高齡者執行危機評量，尤其是受虐高齡者。
13.對個案服務時，利用增強觀點來評量個案。
14.危機評量表要具信度、效度，還有社會工作者之評量能力及經驗也要加以考量。
15.採用無缺失之評量工具與方法。

四、規劃層面

16.與個案及其家庭一起參與規劃方案，會讓個案及其家庭在自然互動中獲取合作，而使方案執行更順利。

17.規劃方案最重要的是使用個案管理技巧，並且要整合社區中之正式與非正式之資源，最好能建立資源網絡。

18.規劃方案及訂定服務契約需要考量個案及家庭的文化背景與需求。

19.老人福利社會工作者視為個案及其家庭的個案管理者，利用個案管理技巧輔助個案及其家庭與其身在的社區互動。

五、執行層面

20.執行你所能同意的方案，對你不能同意的部分，切勿有任何行動。

21.尊重家庭的需求，對行動方案可能損失高齡者最佳利益，要修正方案。

22.在老人福利情境中，使用微視及鉅視觀執行方案。如果方案執行不能改變家庭的經濟不平等情況，那高齡者的福利會持續惡化。

23.教育家庭為他們的權利與社區中其他人互動及採行任何可能的行動。

24.要能有創新的技術及服務來幫助個案、家庭及社區。

六、評估層面

25.利用過程及結果的觀點來做個案評估。

26 家庭是一重要的評估過程，目標是導引他們能獨立照顧自己。

27.評估不僅要考量現在，也要加以考量未來之個案、服務方案、政策及可使用的資源。

28.集中各種個案的評估以促使制定能改變家庭的政策。

29.終止處遇是個案管理的最終目標，但卻是家庭正向生活的起點。

30.儘早因應家庭成員對結案的各種反應，才能幫助家庭成員日後的獨立生活照顧。

31.結案最重要的是讓老人及其家庭能關注他們的行動成就，並鼓勵他們持續應用社會支援系統。

七、追蹤層面

32.追蹤可使老人及家庭檢視他們的成功，及讓他們瞭解老人福利社會工作者仍然關心他們的福利。

33.追蹤可使老人福利社會工作者制定更好的政策及機構服務方案。

資料來源：Mather, J. H. & Lager, P. B. (2000). *Child Welfare: A Unifying Model of Practice* (pp.24-26). CA: Brooks/Cole/Thomson Learning.

第四節　老人福利之社會工作專業內涵

社會工作專業制度之建立已是世界潮流所趨，盱衡歐美先進國家及亞洲日本、香港等，均已建立社會工作專業制度。回顧我國邁向專業領域的歷程，早在1965年訂頒之「民主主義現階段社會政策」即揭示：運用專業社會工作人員，負責推動社會保險、國民就業、社會救助、福利服務、國民住宅、社會教育及社區發展等七大項福利措施，1971年內政部函請省市政府於施政計畫中編列社會工作員名額，1971年、1975年及1977年台灣省政府、台北市政府、高雄市政府分別實施設置社工員計畫。1991年、1993年北、高二市分別將社工員納入編制。1997年4月2日通過「社會工作師法」，對社會工作師的專業地位、保障服務品質有所提升。1999年以後隨著「地方制度法」施行，內政部陳請考試院將社會工作員納入編制，目前社會工作師職稱已經考試院2000年1月7日核定爲薦任第六職至第七職等，縣（市）政府於訂定各該政府組織條例及編制表時，得據以適用，並將社會工作師納入組織編制。雖然社會工作員（師）工作性質隸屬社會福利領域，但在其他諸如勞工、衛生、退除役官兵輔導、原住民事務、教育、司法、國防等領域，亦有因業務需要而設置社會工作（師）提供服務，以增進民衆福祉。目前各直轄市、縣（市）政府設置有社會工作（督導）員800人，另經社會工作員（師）考試及格者有1,751人（內政部，2004）。至2007年，考取社工師合格人數1,954人，占整體及格率10.65%。

台灣社會工作教育至少有五十年歷史，在2006年計有二十個相關科系、十一個研究所及三個博士班，每年畢業學生將近千人，加上一些專業人員訓練（例如照顧服務員訓練及社會工作學分班），人數更超過千人，預估有1,500人左右。呂寶靜（2013）指出，台灣每年約培養2,650位大學部本科生與947位碩士級的社會工作／社會福利工作者，若以20～30%爲從事社會工作比率，則每年約有700～1,000位社工專業投入社會工作。此外，我國也於1997年通過「社會工作師法」，每年透過高等考試取得社工師之執業證照與資格者也不計其數。但透過考試獲得社工師執照或每年由學校訓練畢業的學生，是否意謂著有其社會工作專業及其專業地位是否有責任（accountability）？對我國社會工作專業發展或應用於老人福利，是否有其服務品質？

呂寶靜（2013）曾蒐集師資及課程，其中蒐集到26個社會工作相關系所（碩士班研究所22所），其中專長領域爲老人的教師計有62位。在開設老人領域相關課程，以開設「長期照顧／護」相關課程爲最多，其次爲老人社會工作，再其次爲老人服利。專長領域爲身心障礙教師計有39位，所開課程以身心障礙福利服務爲最多，其次爲身心障礙社會工作，再其次爲早期療育。呂寶靜（2013）在展望台灣未來社會工作人力資源發展提出六項建議如下：

1.改善長期照顧領域社工員的工作環境與待遇。
2.鼓勵各大專院院設立跨領域長照學程。
3.充實社工教育中「長期照顧」相關課程內容。
4.積極辦理長照專業人力培訓課程提供社工人員參加。
5.「長期照顧」未來發展爲專科社工師之一個領域。
6.營造友善老人的環境。

在過去老人福利社會工作之實務歷史，社會工作者必須發展服務方案來處理老人及其家庭所面臨之社會難題，例如在美國的安置所、老人慈善組織社會，加上護理之家、健康照顧、社會化、充權增能家庭或社區網路的建立等服務方案。這些方案採用多元系統之處遇（multisystemic perspective of intervention），這些技術被視爲老人福利的社工專業。這些專業被要求要具有一對一之個案服務、團體工作、社區工作或政策規劃及服務方案設計與管理的能力。

社會工作者和其他人一樣，來自不同的文化背景，有著自己的一套想法、看法及做法。但身為一個助人專業，參與協助不同的家庭與個人，瞭解個案的背景，社會工作專業者本身的訓練及專業能力得不斷充實及加強，除此之外，還要有自覺、自省、自我審問、慎思、明辨等能力，這些能力包括：自我透視（對自己的需求、態度、價值、感性、經驗、力量、優缺點、期望等）及專業反省（Pillari, 1998）。

除了自我覺醒及專業反省能力之外，社會工作人員還須對人類行為及發展（檢證層面）有所瞭解，譬如：生命階段的發展、正常與異常行為以及正確的評估，如此一來，老人福利之社會工作者才能規劃方案，以及正確援引社區之資源，以達成有效協助個案及其家庭改變其生活，達到自助之獨立生活照顧。

現今老人福利之專業人員乃採取社會工作方法，應用多元系統之價值來協助個案及其家庭解決問題、克服生活之障礙，本節將敘述老人福利之社工專業過程所需要之價值及能力，包括社會工作專業能力、社會工作價值與倫理、社會工作角色、社會工作技巧等，分述如下：

一、社會工作專業能力

早期社會工作服務本著慈善心懷、服務弱勢族群，一直深受社會肯定，而且社會工作者只要具有愛心、耐心，常做一些非具有專業性形象的工作，甚至更少提到服務工作績效。近年來，社會工作專業重視責任及服務績效（曾華源、胡慧嫈，2002）。如何讓社會工作服務具有品質呢？簡單來說，就是要求專業從業人員有職業道德，對專業服務品質要有責任，不得濫用專業知識權威，並且具有專業能力，及不斷追求自我專業能力提升，才能對整個社會工作服務具有貢獻。

社會工作服務需要靠方案之規劃及執行的處遇，而這些處置更需要有專業知識及能力做評斷。一般在老人福利之社會工作專業更需要瞭解社會環境如何影響老人及家庭，以及如何援引資源及設計方案來改變老人與其家庭在環境之適應能力。基本上，老人福利之社會工作者需要有下列之知識背景：

(一)人類行為與社會環境

人在情境中（PIE）或個人與環境交流（TIE）一直是社會工作專業著重的觀點，瞭解個案及家庭必須深入瞭解其所身處的環境，社工處遇不僅對個案及其家庭做服務，也要針對個案在社區之正式（機構、政府）或非正式（親戚）的資源加以整合，此種模式很類似生態理論。所以整個處遇不僅要檢視個案之生理狀況、心理違常行為，還要瞭解其在社會（環境）所扮演的角色及其身處的環境適應情形。此類專業教育除了瞭解人類行為與社會環境之外，還要瞭解老人發展、家庭發展、適齡實務及環境（如家庭、機構、組織、社區及社會等）對個體之影響等知識。

(二)增強觀點

老人福利之社會工作人員不同於醫療人員，對個案之處遇是用增強及強化模式（strengths perspective）而不是醫療模式（medical perspective）。Saleebey（1992）以充權增能（empower）之參見架構，幫個案整合資源，以助其增強個人能力去因應自我的問題。社會工作者透過增強模式幫助個案及其家庭發掘個體之個性、才能及資源，造成個體能力改變以適應環境要求。此種模式常在社會工作學士及社會工作碩士課程中有關社會工作實務、理論與技巧加以訓練，例如個案工作、團體工作、社區工作及社會工作管理學科。

(三)多元文化

理論上，當我們做老人福利之社工處遇時必須瞭解多元文化觀點，但事實上，老人福利之實務工作者卻很難做到此要求。多元文化主義（multiculturalism）要求人們視其他文化就如同對待自己的文化一般，爲達到此目標，多元文化教育成爲社工專業之教育基礎。多元文化主義最能彰顯其觀點是反偏見，包括對性別、種族、能力、年齡和文化的偏見，進而對不同文化也能產生正面之價值觀和態度。應用到老人福利之社會工作者，我們不僅要瞭解不同個案及其家庭之種族和文化特徵，也要瞭解他們如何看待老人福利及其家庭，最後，還要去除社會期許（social desirability），給予個案及其家庭更正面之價值與態度，尤其對個案利用優勢以幫助他們增加生活之復原力（resilience），達到充權增能目標，採用增強模式幫助個案因應困境，解決他們所遭遇的問題。有關此觀點需要瞭解政治及經濟學議題、多元文化、危機中的人群（population at risk）、社會及經濟正義。

(四)社會工作政策、研究與評估

社會工作專業不僅要有執行方案之能力，也要具有對方案評估及具有科學研究的實力，尤其是過程評估之能力。除此之外，社會工作者更須瞭解政策制定過程以及可用之政策資源。

二、社會工作價值與倫理

社會工作專業教育的目標，除了培育具備有專業處置技巧的人才之外，同時也藉由社會工作價值傳遞的教育歷程，培育對社會工作價值有認同感，以及對特定助人情境所遭遇的價值衝突、倫理兩難可以準確做判斷、做抉擇的人才。正如上一節在社會實務規範中所提示：社會工作實務過程應具有七個層面——準備、關係建立、檢證、規劃、執行、評估以及追蹤。社會工作專業在完成社會所要求之職責與功能時，必須先行進行服務目標的選定，才能進一步依據服務目標，選擇適切的實務理論進行相關處遇。在這一系列的服務過程中，社工實務者自身所具備的知識技術，是決定服務績效的重要依據，但是在「選擇何種處遇方案」、「要不要幫助」、「該不該幫助」、「誰需要幫助」、「幫助的程序」等議題上，則須依賴明確的社會工作價值與倫理守則，才能讓社會工作者在處遇時有依循的根據（Bartlett, 1958; Siporin, 1975；曾華源，1999，引自張秀玉，2002）。所以說來，社會工作專業須具有社會工作知識和技巧與社會工作價值與倫理。

至於社會工作價值、社會工作倫理及社會工作倫理守則這三層面之關係為何？張秀玉（2002）更具體指出這三層面之關係，並探討其與社群關係脈絡與實踐場域之關係（**圖7-5**）。

由**圖7-5**我們可清楚瞭解社會工作倫理是社會工作價值實踐的指

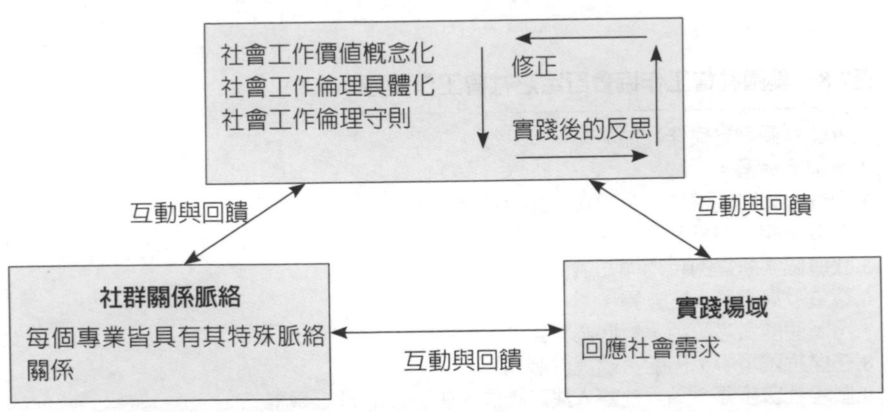

圖7-5　社會工作價值與倫理、社群關係脈絡與實踐場域之關係圖

資料來源：張秀玉（2002）。

南，社會工作倫理守則則是社會工作倫理之實際表現。社會工作價值經由概念化的過程，形成社會工作者所遵循的社會工作倫理，社會工作倫理再經由概念具體化的過程，形成社會工作者倫理守則。1982年美國社會工作協會（NASW）更指出，社會工作價值是社會工作專業的核心要務，其引導所有社會工作領域實務的模式及原則。有關美國社會工作價值請參見**表7-8**。

「價值」是內在控制的機制，所以社會工作價值體系是不能輕易改變的；社會工作倫理則是規定什麼事應該做，什麼事不應該做，其是具體的守則，會受到社會變遷、社會對社會工作專業要求的改變等因素影響而有所不同。社會工作倫理一旦改變，其倫理守則也必須跟著改變。此外，倫理守則在實踐的過程中，若發現與社會現實情境差異太大或執行有困難時，則必須回頭檢視社會工作價值概念與社會工作倫理，若社會工作倫理操作化至倫理守則這兩個過程中產生偏頗，則要進行社會工作倫理之修正改變，才能符合當時社會情境之現實情況與需求（張秀玉，2002）。美國社會工作協會也制定社會工作專業之倫理原則（**表7-9**），以提供老人福利實務人員在執行決策及方案時的參見依據。

表7-8　美國社會工作協會訂定之社會工作價值

1.承認對個案之最佳利益。 2.為個案保密。 3.因應社會變遷建立迎合社會所認可的需求。 4.在專業關係中分離個人之情緒與需求。 5.教導個案所需的技巧與知識。 6.尊重及鑑賞個人之差異。 7.扮演使能者之角色，幫助個案自助。 8.在挫折困境中，仍能持續提供服務。 9.倡導社會正義，滿足社會人民之經濟、生理及心理之幸福感。 10.採取高標準之個人與專業行為。

資源來源：NASW (1982).

表7-9 美國社會工作協會訂定之社會工作倫理原則

1.服務——社會工作者主要任務是幫助有需求之人及指出社會問題。
2.社會正義——社會工作者挑戰社會不正義。
3.個人尊嚴與價值——社會工作者尊重個人天生之尊嚴為權利及價值。
4.人群關係的重要性——社會工作者瞭解人群關係才是改變的要素。
5.誠實、正直與廉潔——社會工作者要整合倫理守則及社會工作價值。
6.能力——社會工作者要提升個人之專業技巧與知識，以充實助人之專業能力。

資源來源：NASW (1996).

三、社會工作角色

社會工作者需要扮演多元角色來執行老人福利服務，例如使能者、教育者、倡導者、社會行動者、調停者、激發行動者、仲介者及充權增能者，每個角色皆有相等重要性。身爲社會工作者，必須將這些角色融爲一體成爲個人之人格，並在老人福利實務工作中實踐這些角色。

1.使能者（enabler）：扮演一輔助者的角色幫助個案達成目標。這個角色必須具有溝通、支持、鼓勵及充權增能的功能，以促使個案及家庭成功完成任務，或找到達成目標的解決方法。

2.教育者（educator）：要教育及幫助個案在其互動的家庭及系統中建立知識體系，以鼓勵個案及其家庭做決策，並執行達成目標的步驟。

3.倡導者（advocate）：爲個案及其家庭建立更有效的方案及服務，然後訓練他們爲自己及他人擁護他們的權利。

4.社會行動者（activist）：要對社會變遷有敏感的心，爲兒童及其家庭的最佳利益制定更適宜的政策、方案及服務。

5.調停者（mediator）：要能積極傾聽各方的聲音及瞭解各方的需

求，在衝突之情境中扮演一調節的角色。

6.激發行動者（initiator）：能辨別個案需求，並促使他人瞭解這些議題及激勵他人爲這些議題尋找解決之道。

7.仲介者（broker）：其角色是連結家庭與社區之社會服務機構與方案，進行轉介及進入資源網絡，以幫助個案及其家庭獲得最好的服務品質。

8.充權增能者（empowerer）：是增強個案及其家庭已具有的才能及資源，並幫助他們有效利用他們的優勢來造成改變。

曾華源（1986）認爲通才的社會工作者之工作任務與角色如下：

1.任務：由八個一般性任務組成，包含計畫、評估、互動、傾訴、觀察、再評估、記錄、集中調適。

2.角色：可分爲直接服務角色、間接服務角色、合併服務角色三種，共有十三個主要的實務工作角色，分述如下：

(1)直接服務角色：包含支持者（supporter）、忠告者（advisor）、治療者（therapist）、照顧者（caretaker）。

(2)間接服務角色：包含行政者（administrator）、研究者（researcher）、諮詢者（consultant）。

(3)合併服務角色：包含能力增進者（使能者）（enabler）、仲介者（broker）、調停者（mediator）、協調者（coordinator）、倡導者（advocate）、教育者（educator）。

四、社會工作技巧

在社會工作實務規範中指出，老人福利實務工作者需要有兩種技巧——關係建立及個案管理，茲分述如下：

(一)關係建立技巧

在與個案初步訪視中，老人福利社會工作專業至少需要五種技巧：同理心、眞誠、溫暖、積極關注及充權增能，以幫助方案的執行。

◆同理心（empathy）

係指社會工作者有能力回應個案及其家庭的訊息，並能傳達社會工作者瞭解個案的感受，更是一種將心比心或感同身受。這不是意味社會工作者與個案有同樣的感受或同意個案的感受，只是社會工作者能傳輸這個感受是可以接受的，並沒有對錯的價值判斷。例如，在一受虐的家庭，成年子女因挫折或情緒不好，而對你解釋他們爲何常常會想要打老人。身爲一社會工作者，可以因成年子女缺乏經濟及情緒支持，而造成虐待老人的情境，社會工作者可以同理，但不表示接受或允許這種行爲。

◆真誠（genuineness）

是一種自然的人格流露，讓人覺得社會工作者是眞心對待個案及其家庭。當社會工作者具有這種特質，便容易被個案及其家庭接納及信任。

◆溫暖（warmth）

是社會工作者傳輸關心每個個案的技巧，對老人福利實務者而言，對每一個個案都傳達關心之情實有困難，有時老人福利實務人員對受虐家庭的施虐者會有憤怒或厭惡之意，但如不能表達眞誠與溫暖，又難以獲得他們的合作及意願去做必要的改變。換言之，爲了表示眞誠與溫暖，老人福利實務者不管任何情境都要對個案及家人同理。溫暖可用語言及非語言方式來表達，例如說話之語調及用字遣詞要能表達溫暖之意，同時也要注意臉部表情及身體姿態。

◆積極關注（positive regard）

不同於同理心，需要對情境更瞭解，此種技巧需要社會工作者有較正向之人群價值及驅使人們走向完善之心，也唯有透過此種價值信念，才能使一社會工作者面對兒童施以性虐待，願意付出關心及熱情促使施虐者做改變。然而，積極關注並不代表社會工作者同意個案對兒童的傷害。

◆充權增能（empowerment）

此一概念也是近二十年社工實務工作者所強調的概念，早先這個概念源自於生態理論。充權增能的角色是幫助個案達成自我尊重及因應個人不足的非眞實感覺。透過社會專業的協助，個案、家庭、社區以充權增能，以便能在其環境創造好的改變。

(二)個案管理技巧

除了與個案及其家人建立良好關係技巧之外，老人福利之專屬人員還必須運用個案管理技巧處遇老人福利事務。個案管理技巧（case management skills）包括組織、協調、調停、維持、評估及資源整合。

◆組織（organize）

老人福利之社會工作者必須具有組織的能力，並具有領導能力以領導他人完成服務方案。此種技巧並不是要社會工作者有專制行爲，尤其協調不同專業（如案件負荷、機構責任）一起合作達成方案，必須透過人際溝通及人際影響，讓有關方案執行之人獲得共識，達成合作。

◆協調（coordinate）

社會工作實務者執行方案講求協調而不是駕馭別人，調停別人並允許他人自我決策是要融合在此種技巧，並成為社會工作者的人格特質，尤其老人福利之社會工作者要協調個案家庭與其他系統一起合作。

◆調停（mediate）

是一種有能力應用策略解決衝突之情境，尤其在老人福利領域，成年子女對老人的施虐會引起其他家人的憤怒，如何讓家人面對此情境一起合作，便需要社工人員居中協調。此外，家庭與其他機構不同意方案的執行，應設法使他們一起合作，有共識一起解決問題。

◆維持（sustain）

此一技巧需要社工實務者對於參與老人福利實務有信心、願意接受挑戰及能夠充權增能自己以維持方案的執行，尤其是個案及其家庭面臨困難情境時。值得注意的是，老人福利之實務工作者往往工作負荷很重，所以自我壓力調節與管理就很重要。如此一來，他才能持續給予個案及其家庭與其他機構支持與充權增能。

◆評估（evaluate）

老人福利之社會工作者必須具有評估自己的方案效果，及此方案對個案及其家庭產生正／負向之影響的能力。缺乏此種對自己的實務執行、方案評估或政策評估，老人福利之社會工作者便不能判斷服務績效，或考慮個案及其家庭是否需要特殊的服務方案。

◆整合資源（integrate service）

此一技巧需要老人福利之社會工作者瞭解你可運用（知道）的

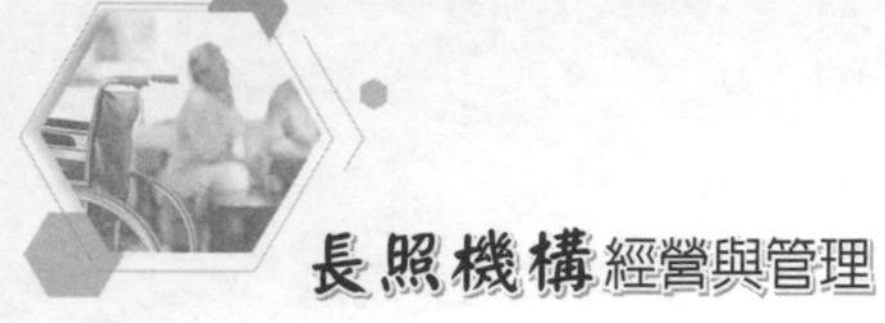

服務資源，以及將這些資源加以整合成爲一系統，提供給個案及其家庭。

五、台灣長照機構社工服務方案之困境

「老人福利機構設立標準」僅規範小型機構視業務需要得置專任或特約社工人員，且亦無強制性規定。目前在小型長照機構很少有配置社工人員，且專業人力極少，更無形彰顯社工服務之專業性。加上長照機構在有限都市土地面積上，卻因老人化需求而使得小型機構如雨後春筍般設立，加上機構之間競爭，各機構只注重硬體的擴充，卻忽略了專業服務品質。然而，機構鑑於評鑑優等化之需求，使得長照機構也趨向多家合聘社工人員，或尋求社區資源，鼓勵員工參與社工學分班的訓練，以進一步達成評鑑之要求，提高占床率及整體照護品質之提升（楊培珊，2004）。

目前小型機構雖有聘兼任的社工人員，但卻欠缺健全的督導制度及服務建構方案，加上社工人員流動率高，使得機構內社工專業服務成效不彰。

王潔媛（2013）指出，台灣長期照顧機構服務品質之提升所面臨的挑戰有四：

1.長期照顧機構工作人力的短缺及高流動率。

2.長期照顧機構工作人員的質與量的管理。

3.缺乏長期照顧團隊整合性服務之落實。

4.未能建構跨專業持續性照顧服務。

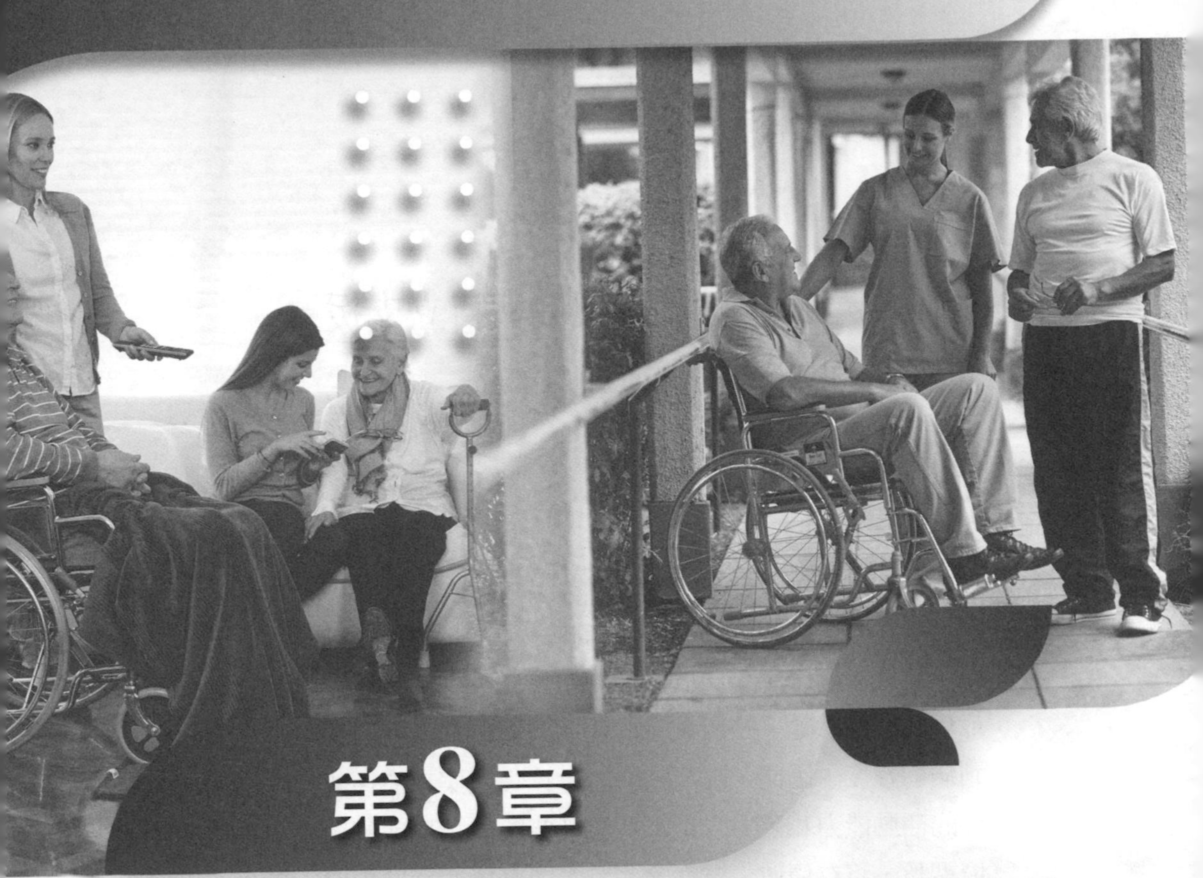

第8章

長照機構復能服務之應用

高嘉足　復健專科醫師

趙遠宏　物理治療師

- 復能、復健與自立支援
- 復能專業團隊
- 復能訓練的策略
- 急性後期復健照護試辦計畫

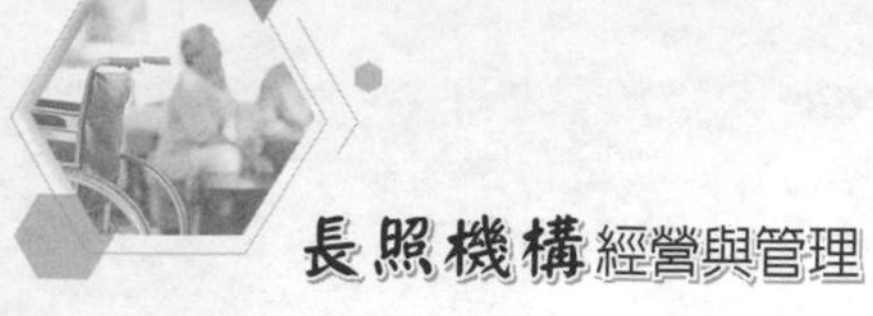

第一節　復能、復健與自立支援

一、復能與復健

所謂「復能」（reablement）是指在失能者有限的內在能力下，協助他把有限的功能性能力最大化，並應用到對其最重要的生活事物上，在此環境下讓長照個案能夠再度執行他認爲有價値的活動，達到最佳功能的狀態。長照個案內在能力增進程度有限，經常是無法回復到病前程度，因此，復能的目的是恢復個案功能性能力，根據他們現存的活動能力和體力，透過代償性策略的指導與訓練、活動型態或環境調整，將有價値、有意義的日常活動變成訓練內容，逐步建立個案獨立生活能力與自信。復能一般則是在社區、居家或長照機構執行。復能訓練的主要對象包含功能退化的高危險群、或者近期功能退化、有潛能可以進步的個案（衛福部，2019）。

所謂「復健」（rehabilitation）是透過整個的復健醫療團隊，包含復健科醫師、護理師、物理治療師、職能治療師、語言治療師、心理師、營養師、社會工作師等，針對生理障礙者加以治療或訓練，藉由各領域的專業人員合作，將身心障礙者各方面之潛能提昇至最高之境界，使其儘可能的獨立，並發揮其生產力。傳統復健一般是在醫療院所執行，復健治療主要對象爲：

1.神經疾患：腦中風、頭部外傷、巴金森氏症、脊髓損傷、運動神經元疾病、脊髓炎、顏面神經麻痺、糖尿病神經病變及壓迫性神經病變、椎間盤突出症、脊髓狹窄等疾病、肌無力症、肌肉萎縮症、肌強直症及多發性肌炎等。

2.骨科疾患：肌肉拉傷、韌帶扭傷、肌腱拉傷、五十肩、腱鞘炎及肌腱炎、退化性關節炎、關節置換手術後、骨折術後、關節攣縮、上下肢截肢的復健及義肢等。

3.心肺疾患：冠狀動脈心臟病、瓣膜置換術後、慢性阻塞性肺病、胸腔手術後等。

4.兒童早療：腦性痲痺、發展遲緩、自閉症、過動兒、感覺統合異常、臂神經叢損傷、斜頸、智能障礙、構音異常等。

5.高齡長者多重慢性退化性疾病。

二、自立支援

自立支援照顧模式（self-supporting care mode）是日本竹內孝仁教授提倡，標榜不包尿布、不臥床、不約束的照顧模式，以長者的生活期望作爲照顧的方向和目標，協助長輩提升自主生活能力的照護模式，希望透過恢復長者的獨立自主能力，不僅讓長輩能維持以往的生活模式，也能降低照顧者的工作量，與復能的核心理念相同（龔耿璋，2020）。台灣自立支援照顧模式由林金立社工引進，截至2018年全臺已經有超過200 個各類型長照機構投入應用，已逐漸成爲台灣長期照顧的模式之一（林金立，2018）。

自立支援標榜三不四要的基本照顧原則，其中三不是指「不約束」（不使用限制行爲的物品或藥物），「不尿布」（不使用會影響步行移動的尿布），「不臥床」（一天能夠累計離床超過8小時）。四要是指「飲水」每天1,500cc，「營養」應攝取1500大卡的熱量，「運動」每週進行三次行走運動訓練，每次30分鐘，「排泄」每日須排便1至3次（林金立、余彥儒，2017）。

自立支援照顧模式的重點是解決個案日常生活功能的問題，包括進食、咀嚼、床上移動、輪椅移動、移位、行走、穿脫衣物、沐浴、大小便等，提升個案生活的自主性，因此透過生活照顧的方式，整合各項生活輔具與空間改善，來協助被照顧者功能的滿足，爲達自立支援目標，除了照服員以外，復能專業團隊的投入相當重要。

第二節　復能專業團隊

復能服務是以長照個案爲中心，強調跨專業並與照護者攜手合作。廣義之復能團隊相關成員包含：(1)復能專業團隊；(2)照顧服務督導／照顧服務員；(3)長照A單位和醫院出院準備之個管師、長照中心之照專及照專督導（衛福部，2019）。其中復能專業團隊主要包含以下專業人員：

一、醫師

醫師在機構式長照中扮演整合性角色，協助跨專業團隊的水平整合，根據「長照機構設立許可及管理辦法」第34條：「設有機構住宿式服務者，對於所收之服務對象，應由醫師予以診察，並應依其病情需要，至少每個月由醫師再予診察一次。」透過醫師定期巡診，對個案進行周全性評估，就個案生理、心理及環境等因素作通盤性考量，定期提供個案醫療諮詢、生理功能檢測、預防保健檢查、藥物諮詢、營養評估，銜接醫療院所與社區醫療資源（劉子弘等，2016）。

二、物理治療師

物理治療是復能服務中重要的一環，當長輩受中風、巴金森氏症等疾病影響，或是老化造成身體功能下降、肌力變差、心肺功能變差等等，使得動作功能受限、活動能力下降，日常生活變得需要他人協助照顧，翻身、轉位和移動皆需求助他人才能完成。這些重擔往往落在家庭身上，照顧者需要夜以繼日地陪伴在長輩身旁，有些家庭選擇聘請看護協助照顧，有些無法負荷照顧壓力的，則需將長輩安置在護理機構中。為了使受疾病和老化所苦的長輩，能獲得執行日常活動的能力，可以自己翻身，轉位到輪椅的時候不用他人完全協助，甚至可以自己拿著助行器慢慢地行走，達到「自立支援」的概念，物理治療師會評估長輩的動作能力，安排合適的訓練，給予適當的輔具，藉此恢復長輩的動作功能，提升日常活動能力，進而增進長輩的生活品質，同時降低照顧者的負擔。

在機構之中，物理治療師會帶長輩練習肌力訓練、床上運動，指導自主翻身和從床上坐起的能力，隨著能力的提升，練習坐姿運動、轉位技巧的指導，增加長輩起身活動的時間，避免長時間臥床。更進步者，利用平行桿走道練習站姿運動、行走訓練，利用助行器或枴杖，一步一步從室內走到戶外，上下樓梯，也會視長輩需求和心肺耐力，安排心肺功能訓練，增加長輩的活動範圍和總活動時間，使長輩能真的完成自己想做的事情，可以和家人一起生活，不再只能臥床終身，而是可以同享天倫之樂。

三、職能治療師

職能治療對於長照機構主要以預防及延緩失能為目標，針對日常生活的獨立性以及身體機能執行評估和介入，以現有的能力進行活動分級訓練，達到最大的功能性表現，並且在活動中觀察分析個案的障礙任務或步驟，提供活動調整再設計等替代方案，以增加最大的職能活動表現。

認知相關介入中，除了明顯失智症狀的個案執行活動訓練，同樣也針對退化性個案給予大腦活動刺激、維持靈活性，藉由日常經驗的圖形內容配合視知覺相關的搜尋或區辨活動，以及生活中人事時地定向感的概念活動，加強日常生活判斷的適切性，避免在能力範圍內的任務出現不合常理的表現。

動作表現上以協調性及精細動作的功能為主要介入，偏癱個案加強患側上肢的使用度，退化性個案有上肢動作障礙，藉由肌力訓練及動作穩定度活動，增加個案相關的手部操作和工具操作表現，活動的分級針對不同能力的個案提供訓練活動介入。

服務對象從常見的腦中風個案、衰弱老人，以及腦傷、退化性帕金森氏症，甚至脊髓損傷個案皆有職能治療的需求，提升生活品質為其首要目標，在活動的過程中需關注個案的心理狀態，進而增加活動參與度、活動動機，在職能治療活動的介入下，各方面表現的提升及日常生活功能性的獨立程度最大化。

四、語言治療師

針對由於腦部創傷或疾病，導致原本具備的語言溝通能力受損或喪失的失語症銀髮族，語言治療能幫助他們在詞彙提取及口語表達上更流暢，讓長者能較順利說出自己想說的話，也能提升他們與人溝通互動的動機和溝通效度；除此之外，透過語言治療訓練，亦能幫助長者更能聽懂他人的指令，在日常生活上能夠為自己增能，能跟隨照顧者給予的指令或提示，練習簡單的生活自理。

語言治療對於有吞嚥障礙的銀髮族長者也能有所助益。透過課程中口腔肌力與耐力的強化，提升整體口腔肌肉運動的速度、力道、幅度、精確度與穩定度，加上吞嚥技巧的訓練，特別是針對有裝置鼻胃管的長者，能透過上述逐步脫離管灌飲食，恢復他們由口進食的功能，讓整體生活品質也跟著提升不少。

最後，語言治療對於患有失智症的銀髮族雖無法完全治癒，但仍具有一定幫助，能夠延緩失智帶來的影響。透過現實導向治療（reality orientation）、懷舊治療（reminiscence therapy）、間時提取策略（spaced retrieval training）等等，讓失智症長者多動動腦，維持舊有與自身相關的記憶及語言能力，藉以提升整體生活品質，及降低照顧上的負擔。

第三節　復能訓練的策略

一、復能訓練的原則

機構住民復能訓練原則與居家復能大致相同，訓練期程與密集程度安排上較具有彈性，參考「長照復能服務操作指引」（衛福部，2019）部分修改，機構住民復能訓練原則如下：

1.應及早介入避免個案功能退化。
2.著重日常生活功能訓練。
3.重視個案現有能力或潛能。
4.活動須視個案能力分級與調整。
5.環境需安全並支持個案訓練。
6.專業人員與照顧者共同合作，將訓練融入個案生活及熟悉的場所中，使其成爲日常作息的一部分。

治療師需先與個案有良好溝通，傾聽個案，建立同理心，並評估個案的能力、照顧者、環境等，指導個案或照服員，讓個案於反覆的練習該活動中，建立信心與習得活動技巧，能夠達到最大功能化。

二、復能訓練設施設備與輔具

長照機構可依照空間與人員，規劃復能訓練區域與相關設備，大致可分為運動訓練設備、運動訓練器材、治療儀器、輔具四大類（**表8-1**）。

三、團體復能活動

機構住民的團體復能活動，首先必須評估肢體功能及認知功能，以區分同質性長輩，藉以設計適合此同質性長輩的活動。

(一)多以輪椅代步的團體

1.團體特質——雙上肢肢體功能尚佳、雙下肢肢體功能較差、站姿平衡穩定度較差、站著需要扶持前方椅背或需要少量協助、站立時間也只能短暫站立。

2.團體復能目標——增加雙上肢的活動能力以利增加自行刷牙、洗臉、進食、穿脫衣服的功能，並增加站立的穩定度，以利照顧者協助轉移位。

3.團體活動項目——多以坐姿下進行暖身運動、四肢及軀幹伸展拉筋運動、肌耐力運動、有氧運動，輔以扶持前方椅背或扶持帶領者的雙手進行坐到站、站到坐的活動，視情況加上抬膝踏步、左右踏併、微微蹲再站起……等運動。

(二)可扶助行器行走但無法久站的團體

1.團體特質——雙上肢肢體功能佳、雙下肢功能尚可、可行走但無法久站。

表8-1　復能訓練設施設備與輔具

運動設備	平行桿 糾姿鏡 治療床 固定式腳踏車 信望愛手腳牽引機 可調式手／腳訓練機 跑步機 多功能滑輪組 平衡訓練器 站立桌 推拉箱
訓練器材	治療球 爬升桿 垂直塔 柱狀插版 沙包活動組 錐杯活動組 前臂型滑車 沙包綁帶 拼圖活動 繪圖活動
治療儀器	各種神經肌肉電刺激器 低週波經皮神經電刺激器 向量干擾波 紅外線 熱敷、電熱毯 手腳循環機
輔具	單枴、四腳枴 助行器與支架 四輪助行推車 復健助行車 肘部膝部固定護具支撐架 轉位輔助器與移動帶

2.團體復能目標——增加雙下肢及軀幹的肌耐力、增加心肺功能、增加平衡協調能力，以達到在機構內可安全獨立扶持助行器行走超過50公尺。

3.團體活動項目——多以站姿進行暖身運動、上下肢肌耐力運動、站姿有氧運動，輔以坐姿進行軀幹穩定度訓練。

(三)腦中風的團體

1.團體特質——半邊偏癱或無力或攣縮，但至少能維持穩定坐姿於輪椅或有扶手的椅子。

2.團體復能目標——針對久坐的中風長輩可以增加軀幹的平衡協調能力，以利在輪椅上自行減壓；針對可手持四腳單枴行走的長輩，亦須增加軀幹的平衡協調能力，以達到在機構內可安全獨立扶持四腳單枴行走超過50公尺，可自行穿脫褲子如廁，減少包尿布的機會；針對好邊加以訓練，輔以代償方式或輔具使用，達到單手穿脫衣褲、單手刷牙洗臉進食……等日常生活功能。

3.團體活動項目——多以坐姿下進行暖身運動、肢體及軀幹伸展拉筋運動、好邊肢體肌耐力運動、坐姿有氧運動，輔以扶持前方椅背或扶持帶領者的雙手進行坐到站、站到坐的活動，視情況加上微微蹲再站起、墊腳尖……等運動。

(四)輕度失智症的團體

1.團體特質——肢體功能佳，可安全獨立行走，但反應力及專注力稍差、認知功能有輕微缺損。

2.團體復能目標——增加站姿動態平衡協調能力、增進反應能力、增進生活功能訓練，以盡量維持其生活自理的能力。

3.團體活動項目——體適能運動方面，以坐姿活動及站姿活動交替進行，速度由慢漸快，變化由一項漸至多項（最多四項爲佳），坐姿站姿有氧運動交替、軀幹肌耐力訓練、軀幹平衡協調能力訓練；反應能力方面，可多藉由藝術手作課程、手指變化操、各式桌遊來訓練；生活功能訓練方面，可直接安排生活訓練活動，比如說洗臉、刷牙、如廁……等活動，從中分析可改善的部分加以訓練。

四、一對一個別化復能訓練

一對一個別化的復能訓練的個案，治療師需完整評估疾病史，包括肌肉、骨骼、神經、心肺功能，生理、心理、社會層面的變化，對生活復能目標的設定，再評估生活環境及輔具的需求，依照個案的需求提供合適的介入，來順利達到自己想做的事，並融入機構的生活當中。

在一對一復能中，與個案相關的因素皆是評估重點以及介入的方式，如個案的需求、能力、生活環境、家庭等皆須納入考量，不再只是傳統著重身體功能的訓練，而是全人、全家、全社區共同提升長者的生活品質。舉例而言，在機構中的一對一個別化復能訓練，針對目標爲獨立使用助行器短距離行走的個案，專業人員到機構後針對復能目標，須考量個案在行走的能力與體力、輔具的使用、機構的擺設，同時也要瞭解返家後的環境，提供合適的訓練以及環境的調整，並與機構的人員或照顧者進行資訊的交換，讓個案可以每天在機構或家中持續訓練，進一步達成復能目標。透過一對一復能訓練，個別化的評估與介入，有助於增進個案的日常參與，提升健康的晚年生活。

1.訓練時間：依據個案的體能與需求，提供每次30至60分鐘的個別化訓練，每天一次，每週三至五天。若個案處於急性後期或黃金復健期，建議每次30至60分鐘的個別化訓練，每天二次，每週五至六天。

2.訓練內容：從個案需求與功能訓練的角度出發，進行床邊正確擺位指導，被動關節運動，床上活動能力訓練，坐與站之平衡功能訓練，步態與行走訓練，上下階梯訓練，協調功能訓練，日常活動能力訓練，神經肌肉電刺激，輪椅、枴杖、助行器操作訓練，感覺功能，知覺認知功能，手功能，休閒娛樂、學習與工作能力訓練，吞嚥準備運動，呼吸功能訓練。依個案之需要製作副木，生活輔具評估與使用訓練，照顧者之教育、諮詢與支持，居家環境評估與改造。以長端護理之家住民一對一個別化訓練爲例（**圖8-1**至**圖8-8**）。

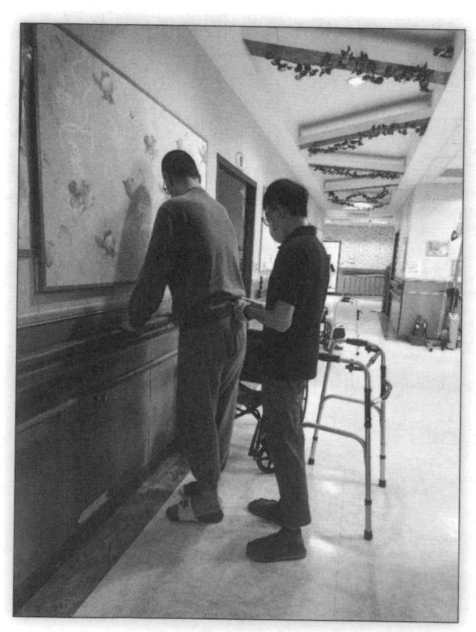

圖8-1　扶牆邊扶手進行行走訓練

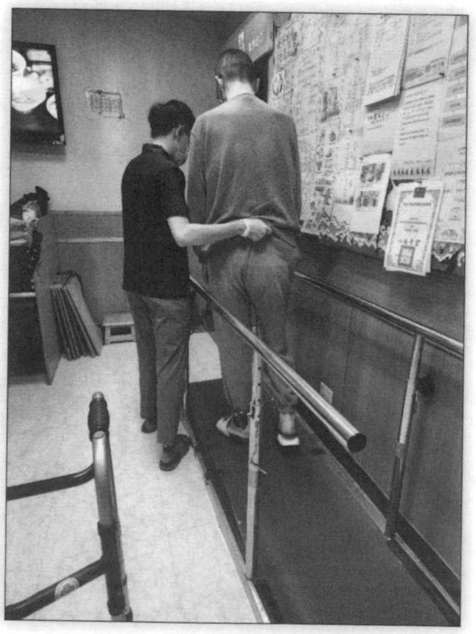

圖8-2　在平行桿中行走訓練

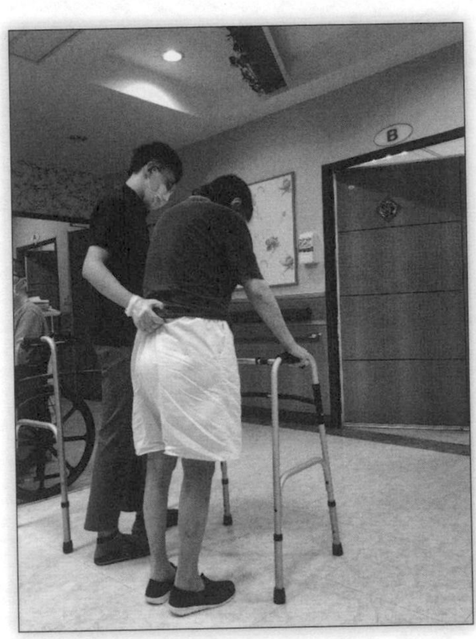

圖8-3　助行器行走訓練

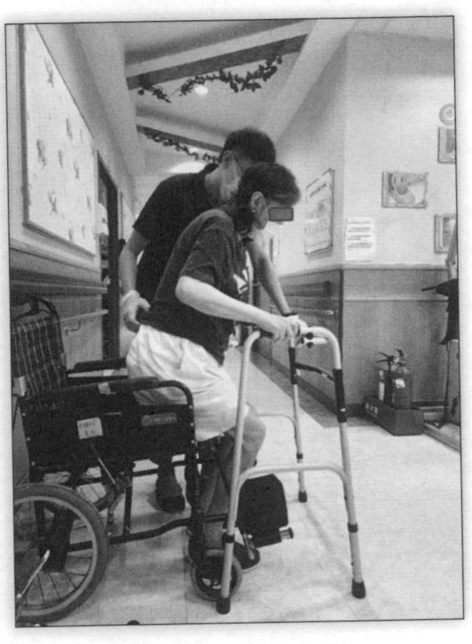

圖8-4　站立功能訓練

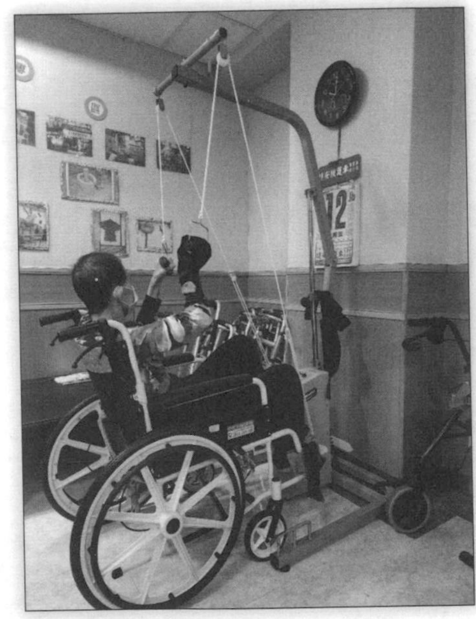

圖8-5　腳被動關節活動訓練

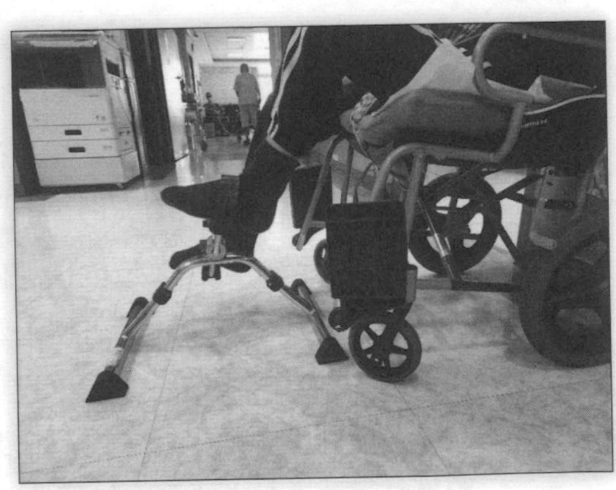

圖8-6　簡易式腳踏車訓練

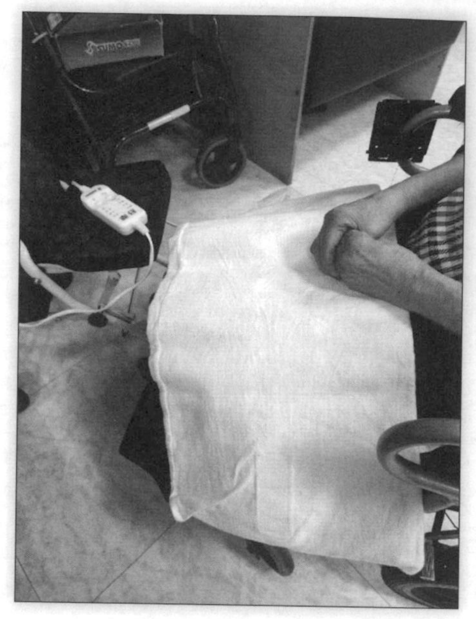

圖8-7　電式熱敷墊

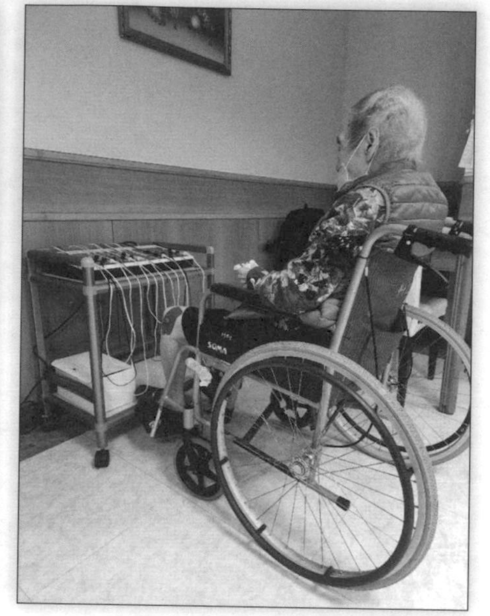

圖8-8　神經肌肉電刺激

第四節　急性後期復健照護試辦計畫

衛福部近年推行之「一般護理之家急性後期復健照護試辦計畫」，將復健醫療業務進展到長照機構，建構急性後期照護護理之家模式與居家持續照護轉銜系統，依照病人失能程度，在治療黃金期內給予積極的整合性照護（衛福部，2020）。計畫對象以腦中風病患爲主，個案來源由急性醫療機構評估腦中風個案具復健照護潛能，並於其治療黃金期與護家合作下轉，至具急性後期復健照護團隊之護家，提供持續及積極性整合性復健照護訓練，使個案恢復功能或減輕失能，並順利轉銜返家自主生活。衛福部「一般護理之家急性後期復健照護試辦計畫」主要內容如下（衛福部，2020）：

1.收案對象：符合中央健保署公告重大傷病之急性腦血管疾病，限急性發作後一個月內之病人，醫療狀況穩定，功能狀況具有中度至中重度功能障礙（MRS 3-4），經醫療團隊判斷具積極復健潛能者，個案同意且填妥同意書。

2.執行方式：

(1)由護理之家復健照護團隊與急性醫療機構合作，經急性後期醫療團隊評估，其住院對象於治療黃金期符合護家模式收住之個案時，下轉至承作護家提供持續性復健照護計畫，該復健照護計畫每位個案以3-6週爲原則；經照護團隊評估有後續需求者得展延一次，並應檢附團隊會議紀錄向衛福部申請展延，至多支付到12週。承作護家對本補助計畫之復健照護個案之收費，以護家住民收費標準之60%至80%收取。

(2)申請之護家，須組成護家復健照護團隊，包括跨專業團隊整合照護、物理治療師、職能治療師、語言治療師等，提供復健治療服務。

(3)服務內容：

- 個人化復健照護計畫。
- 跨專業團隊整合照護。
- 以提升在家自我照顧能力及減輕照顧者負荷之照護品質監測指標。
- 病人及照顧者居家照護知能準備之諮詢與指導。
- 共病症、併發症之預防與處置。
- 定期追蹤評估。

(4)照護計畫擬定：

- 依需求評估結果，並與個案及家屬討論，擬定照護計畫，確認照護計畫及目標。
- 護家須至衛福部指定之資訊系統登錄評估結果、擬定照護計畫。

・針對有復健照護潛能之個案，由專業團隊與個案、照顧者共同擬訂復健照護目標及計畫，並優先排列目標順序，增進個案參與訓練動機。

(5)定期召開急性後期復健照護團隊會議：

・參與人員：急性後期整合復健照護團隊成員。

・會議頻率：收案會議，定期之期中會議，結案會議。

・會議紀錄：會議內容呈現於個案紀錄，會議簽到表備查。

・紀錄內容：收案條件，結案條件，專業成效評量與目標設定，返家準備。

・品質管理指標：定期召開率98%以上，個案紀錄完成率100%。

(6)成效評量時機：

・轉出醫院評估。

・承接護家初評。

・期中評估。

・結案評估包含銜接居家環境服務，符合長照收案對象可與長期照護管理中心聯繫，銜接後續長照服務。

(7)照護成效指標：

・成功返家率。

・復健照護個案平均入住護家天數。

・照護品質指標：管路移除率、非計畫性管路滑脫率。

(8)功能改善及提升在家自我照顧能力之監測指標：復健照護個案之功能進步情形，以個案收案初評與結案時之核心評估量表進步分數計算（**表8-2**）。

表8-2　核心評估量表清單

必要性指標	
1	整體功能狀態（MRS）
2	基本日常生活功能：Barthel Index
3	吞嚥、進食功能（FOIS）
4	營養評估（Short Form）
5	健康相關生活品質（EQ-5D）
6	工具性日常生活功能（IADL）
選擇性指標	
7	姿勢控制、平衡功能
8	步行能力、整體行動功能
9	心肺耐力（6MWT）
10	感覺功能評估（FMA）
11	認知、知覺功能評估（MMSE）
12	職能表現（Motor Activity Log）
13	重返社會能力評估
14	語言功能評估（CCAT）

(9)計畫補助內容：

- 照護團隊評估費。
- 復健照護服務費用。
- 專業應診費。

本試辦計畫將護理之家整合性照護納入急性後期照護網絡，對黃金治療期之病人給予持續及積極性的照護，有助於恢復功能或減輕失能程度，減少後續再住院醫療費用支出，亦能達到轉銜返家，自立生活之目標。

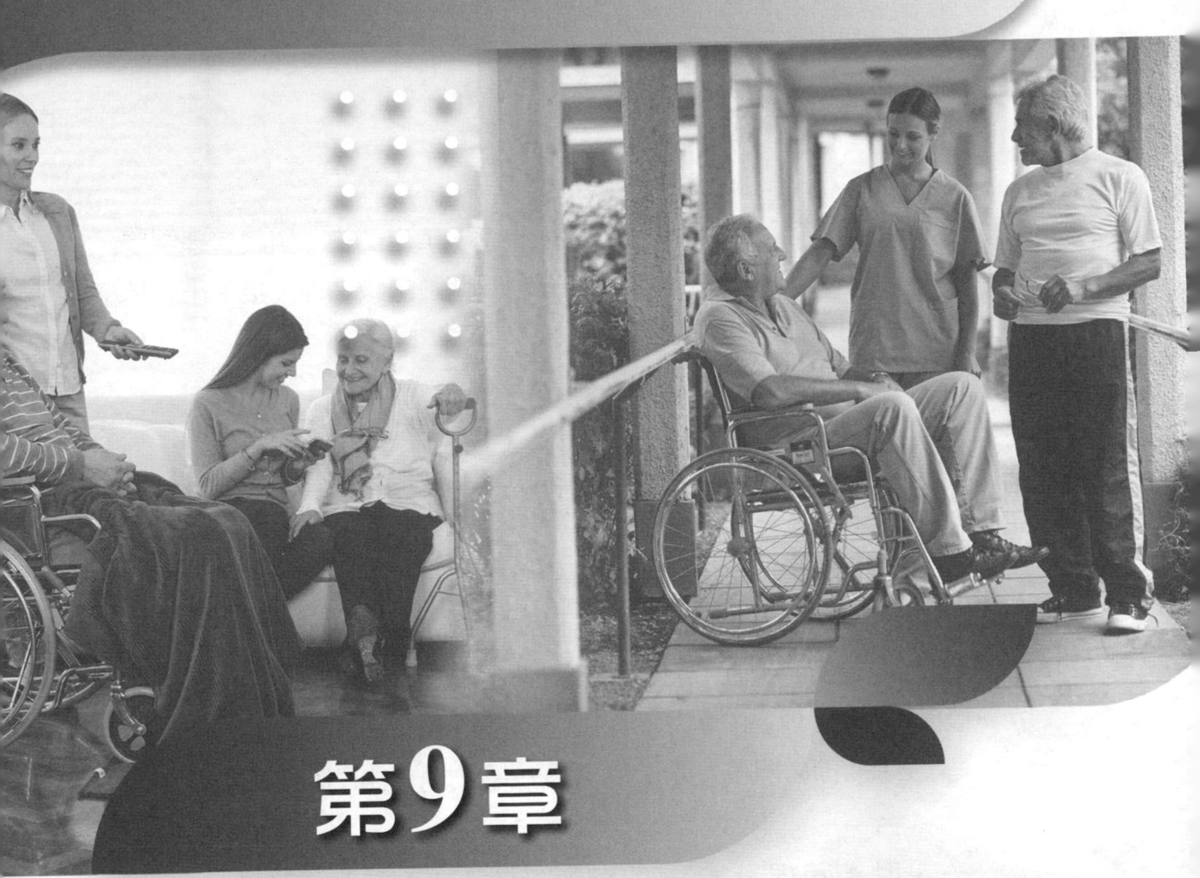

第9章

長照機構總務行政管理

- 事務管理
- 文書管理
- 財務管理
- 附件9-1　長瑞護理之家財務管理計畫

長照機構除了人事制度的人事規章、工作契約、照護管理制度、工作人員基本資料、工作規範、護理及照護記錄之外，接下來就是總務行政的事務管理、文書管理和財務管理。

第一節　事務管理

長照機構事務包羅萬象，日常所發生的事務，包括財產管理（如消耗品管理、儀器管理、財產清冊等）、庶務管理（如危機管理通報與記錄、設施安全檢查、集會等）等。長照機構人員有限，但種類不少，機構之事務管理要由專人（或由護理人員）擔任，故行政事務管理有效率，必然可節省照護人員之人力負擔，全力執行住民照護工作。

一、財產管理

財產管理係指機構內之財產及物品加以有效分類及管理，以方便使用、補充及控制。每一長照機構有其一套自行的管理系統，有些達到e化的管理，有些用傳統卡片建置，如何達到有效管理是一門藝術，也是一套科學化方法。如同長照機構的評鑑內容中有A及D部分，即包括有A1行政制度、A2人員配置、A3工作人員權益、A4教育訓練、A5績效管理、A6資訊管理及D權益保障（參見第十一章第五節）。上列行政管理可以分布在人事資源管理，有些也可列在總務管理，但首先，機構應先將財產登記，依財產種類分類並給予編號，然後再製作成財產目錄（**表9-1**及**表9-2**）。

表9-1　護理之家設備財產表之一（99床為例）

項目	名稱	數量	單價	採購總價	備註
A病房設備	A1寢室+病床（99）	15	200,000	3,000,000	依編號辦理財產登記，並製作財產卡
	A2辦公室	3	50,000	150,000	
	A3醫療室	2	100,000	200,000	
	A4復健室	2	300,000	600,000	
	A5廁所及盥洗設備	3	60,000	180,000	
	A6廚房用具	1	100,000	100,000	
B辦公用具	B1辦公桌	5	3,000	15,000	
	B2文書	8	2,000	16,000	
	B3文具	10	5,000	50,000	
	B4電腦	8	30,000	240,000	
	B5單槍投影	1	25,000	25,000	
	B6接待沙發	1	35,000	35,000	
C照明設備	LED燈	140	300	42,000	
D病房設備	枕頭、被單、床單	99*2	1,000	198,000	
E硬體設備	院內裝潢		50,000,000	50,000,000	消防費用、無障礙空間、冷氣、裝潢等
合計				54,851,000	

註：設備價格為虛擬。

資料來源：作者整理。

表9-2　護理之家設備財產表之二

財產名稱	規格型式說明	單位	數量	價格	購買日期	年限	備註
冷飲機	偉志牌	台	3	20,000	201×.1.20	8	辦公室
飲水機	偉志牌	台	15	5,000	201×.1.20	5	寢室
復健設備		組	2	120,000	201×.3.10	10	復健室
時鐘	萬年曆	個	2	10,000	201×.3.10	5	辦公室
數位相機	國際牌	台	5	10,000	201×.3.10	5	辦公室
護貝機	A3護貝機	台	1	10,000	201×.3.10	10	辦公室
電腦	華碩	套	8	30,000	201×.3.10	5	辦公室
單槍投影機	國際牌	台	1	20,000	201×.3.10	5	辦公室
印表機	EPSON	台	2	6,000	201×.3.10	5	辦公室

（續）表9-2　護理之家設備財產表之二

財產名稱	規格型式說明	單位	數量	價格	購買日期	年限	備註
影印機	SHARP	台	1	50,000	201×.3.10	5	辦公室
電視	國際牌	台	6	25,000	201×.3.10	10	辦公室及寢室
電扇	國際牌	架	2	2,000	201×.1.20	5	廚房用
吊扇	國際牌	架	15	2,000	201×.1.20	5	寢室
監視器		組	1	100,000	201×.1.20	15	

資料來源：作者整理。

一般財產管理之程序爲財產編號，接著登記製作卡號，再來就是依財產使用之增減再做總表，以便年終盤點，達到有效管理（**表9-3**）。物品管理可分爲採購與總務管理，其流程可參見**圖9-1**及**圖9-2**。院內物品依各行政部門需要塡寫使用申請單（**表9-4**），再依規定報組長及主任做決策，在一定金額（通常以一萬元爲限），由主管部門逕行辦理，超過時再依程序辦理。總務之管理爲驗收、保管及核發。而進貨時又可爲消耗品或非耗品之分類。申請報廢汰換亦要呈報相關單位核准，多以變賣、回收利用或銷毀（**圖9-3**），如須維修也要報備處理和塡寫記錄單（**表9-5**）。

表9-3　護理之家財產（物品）卡

○○護理之家財產（物品）卡			
財產名稱			
財產編號			
購置日期		使用年限	
置放處			
價值			
經費來源			
備註			

資料來源：作者整理。

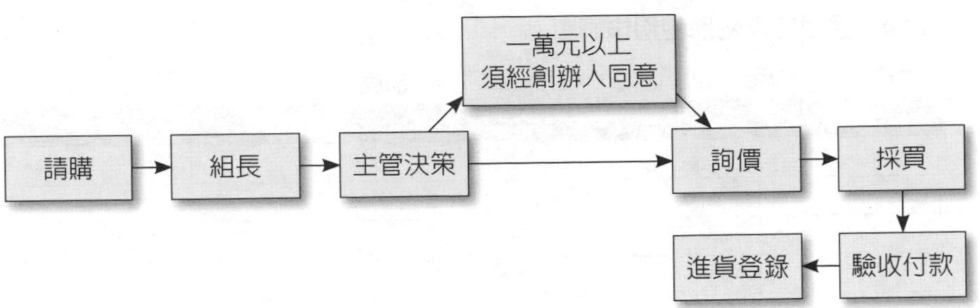

圖9-1　護理之家採購流程

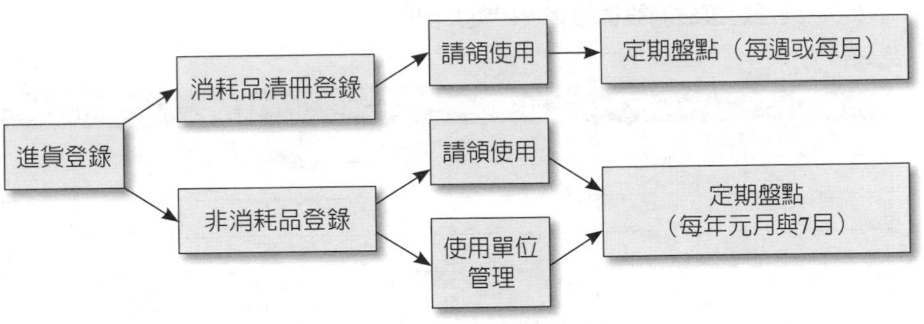

圖9-2　護理之家總務管理流程

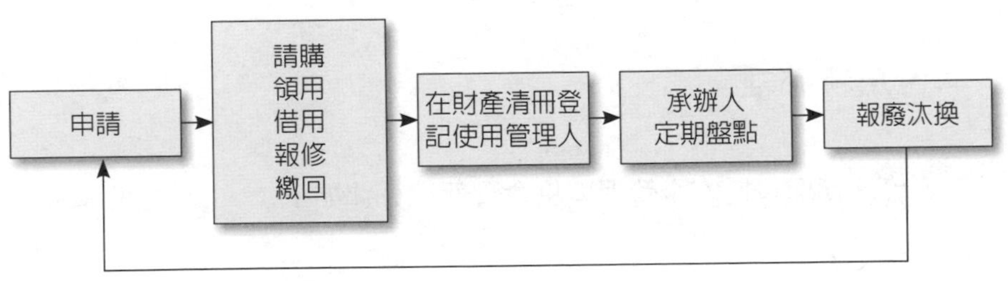

圖9-3　財產與非消耗物品運用流程

資料來源：作者整理。

表9-4　護理之家物品使用申請單

□請購　□領用　□借用　□報修　□繳回

日期	品名	型式或規格	用途說明	數量

資料來源：作者整理。

表9-5　護理之家設施設備維修（保養）記錄

類別：　　　　　　　　　　　　　　頁次：

日期	項目	狀況說明	處理情形	維修費	維修者

註：將院所內各項設施設備維修（保養）時分類記錄，以方便查核。

資料來源：作者整理。

二、庶務管理

庶務管理包括安全管理與集會管理，分述如下：

(一)安全管理

長照機構庶務管理係指院所內部之管理，如辦公室、廚房、消防安全等，最重要的是安全管理。長照機構會不定時檢查各類設施配備並填寫檢查記錄表（**表9-6**至**表9-9**），以便庶務之管理。在安全管理上，包括長照機構天災及人爲之安全維護，除了有安全人員配置之外，最重要的是心存警戒，定期安檢。長照機構應制定安全管理原則，如制定通報流程（**圖9-4**、**表9-10**），明訂負責安全之人員，劃分權責，並制定處理要領（**表9-11**）。長照機構人員應依處理要領做訓練及演習，以確定萬一有事故產生，能不慌不忙，按處理程序執行。萬一有事故傷害發生，也應在第一時間作危機處理，並交由主任作發言人，並填寫危機事件處理記錄單（**表9-12**）。**表9-13**及**表9-14**提供一些護理之家健康管理表格，以利護理之家做好住民健康管理。有萬全之準備，戒慎小心因應，才能減少傷害。

表9-6　護理之家設備檢查記錄

隨機檢查：　年　月　日　　　　定期檢查：　年　月　日

項目	項次	檢查內容與應注意要點	檢查結果		修復情形	備註
			正常	損壞狀況		
門	1	門板完整，使用正常				
	2	軌道順暢，鉸鍊正常				
	3	門鎖正常				
	4	保全設備正常				
窗	1	窗框完整，使用正常				
	2	玻璃完整				
	3	紗窗完整				
	4	軌道順暢				
	5	保全設備正常				
	6	鎖（栓）正常				
牆	1	外牆無剝落、裂縫現象				
	2	內牆無剝落、滲入現象				
	3	動線瀕臨牆角防護措施完整具功能				
	4	圍牆無裂縫、傾斜、穩固				
	5	牆面附加物適當、安全				
水電	1	安全開關正常				
	2	裸露在外之線路，絕緣良好				
	3	水管及水龍頭無漏水現象				

（續）表9-6　護理之家設備檢查記錄

項目	項次	檢查內容與應注意要點	檢查結果		修復情形	備註
			正常	損壞狀況		
櫥櫃桌椅	1	尖角防護完整				
	2	穩固牢靠、不晃動、傾倒				
	3	表面及邊緣完整平滑				
	4	功能正常、無故障				
其他	1					
	2					

檢查人員：　　　　　　　　　組長：　　　　　　　　　主任：

註：每日巡查環境一次，以「V」或「X」註記是否正常，有損壞立即向承辦人員報修處理。

資料來源：作者整理。

表9-7　護理之家環境清潔衛生考核表

項目＼地點	視聽活動室	辦公室	宗教室	洗手間	陽台	廚房	寢室	接待室	復健室			備註
1.地面												
2.桌椅												
3.櫥櫃												
4.床												
5.鞋櫃												
6.壁櫃												
7.洗手檯												
8.燈具清理												
9.電話												
10.門窗												
11.天花板												
說明	1.本考核表由護士或負責人員每週至少一次隨機檢查並填寫。 2.本考核表以：○表良好△表應立即改善／表該地點無該項目。											

檢查人員：　　　　　　　　　組長：　　　　　　　　　主任：

資料來源：作者整理。

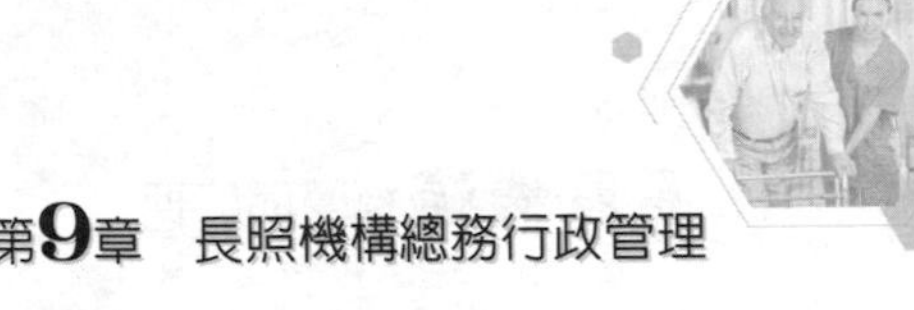

表9-8　護理之家防火避難設施自行檢查記錄表

年　月　日

項目	檢查重點	檢查結果	改善做法
防火避難設施	1.安全門（防火門）之自動關閉器動作正常。	□符合　□不符合	
	2.防火鐵捲門下之空間無障礙物。	□符合　□不符合	
	3.樓梯不得以易燃材料裝修。	□符合　□不符合	
	4.安全門、樓梯、走廊、通道無堆積妨礙避難逃生之物品。	□符合　□不符合	
	5.安全門無障礙物並保持關閉。	□符合　□不符合	
	6.安全門未上鎖。	□符合　□不符合	
	7.樓梯間未當作賣場使用。	□符合　□不符合	
	8.賣場內之避難通道有確保必要之寬度。	□符合　□不符合	
	9.場所內、包廂內及客房內設有避難逃生路線圖。	□符合　□不符合	
	10.安全指示燈是否明亮。	□符合　□不符合	
防火管理人簽章		管理權人處置情形及簽章	

資料來源：作者整理。

(二)集會管理

長照機構的集會管理包括辦理之活動（如母親節、過年、聖誕節等），以及所務會議等之布置、接待、採購及會議，其過程有：

1.籌備。

2.分配事務。

3.活動之採購、聯繫及資源整合。

4.活動後之清理。

5.檢討。

表9-9　護理之家消防安全設備檢查記錄表

<table>
<tr><td>場所名稱</td><td colspan="4"></td><td>地址</td><td colspan="2"></td><td>電話</td><td></td></tr>
<tr><td rowspan="2">檢查時間</td><td rowspan="2"></td><td rowspan="2">負責人</td><td>姓名</td><td colspan="2"></td><td>出生日期</td><td></td><td>身分證字號</td><td></td></tr>
<tr><td>戶籍地址</td><td colspan="6"></td></tr>
<tr><td colspan="4" rowspan="2">建築物使用執照：
營業事業登記證：</td><td colspan="2">建築物總樓層</td><td>地上　層／地下　層</td><td rowspan="2">統一編號
公司名稱</td><td colspan="2" rowspan="2"></td></tr>
<tr><td colspan="2">檢查樓層面積</td><td>平方公尺</td></tr>
<tr><td>檢查單位</td><td colspan="3"></td><td>地址</td><td colspan="2"></td><td>電話</td><td>檢查人員姓名</td><td></td></tr>
<tr><td>安全設備</td><td colspan="2">□滅火器
□避難器具燈
□採水設施</td><td colspan="2">□室內消防栓
□室內排煙設備</td><td colspan="3">□火警自動警報設備
□緊急照明設備
□避難方向指示燈（標）</td><td colspan="2">□緊急廣播系統
□出口標示燈
□其他</td></tr>
</table>

項別	項目	檢查不符內容	項別	項目	檢查不符內容
滅火器	□符合 A □藥劑過期 B □配件損壞 C □數量不足 D □壓力不足 E □其他		火警自動警報設備	□符合 A □受信機故障或損壞 B □探測器拆除或損壞 C □探測器被油漆或脫落 D □手動報警機故障 E □報警標示燈故障 F □火警警鈴故障 G □其他	
室內消防栓	□符合 A □泵浦組件故障 B □箱內裝備不足或損壞 C □消防栓箱被遮蓋 D □水壓不足 E □送水口損壞 F □未設送水口標示字權 G □底器故障 H □其他		緊急廣播系統	□符合 A □故障或拆除 B □無法緊急廣播 C □音量不足 D □未設鋼質導線管 E □其他	
避難器具燈	□符合 A □故障或拆除 B □開口封閉 C □遮蔽形成使用障礙 D □標示脫落或拆除 E □其他		緊急照明設備	□符合 A □故障 B □拆除 C □擅設分路開關 D □其他	
室內排煙設備	□符合 A □排煙機故障 B □排煙口故障拆除或遮蔽 C □連動用探測器損壞或拆除 D □排煙受信機故障 E □排煙進風量不足 F □其他		出口標示燈	□符合 A □故障 B □拆除 C □未設於安全門上方 D □其他	
採水設施	□符合 A □採水口損壞或未標示 B □採水泵組件故障 C □採水泵水壓不足 D □採水泵啓動裝置故障 E □其他		避難方向指示燈	□符合 A □故障 B □拆除 C □脫落 D □其他	

資料來源：作者整理。

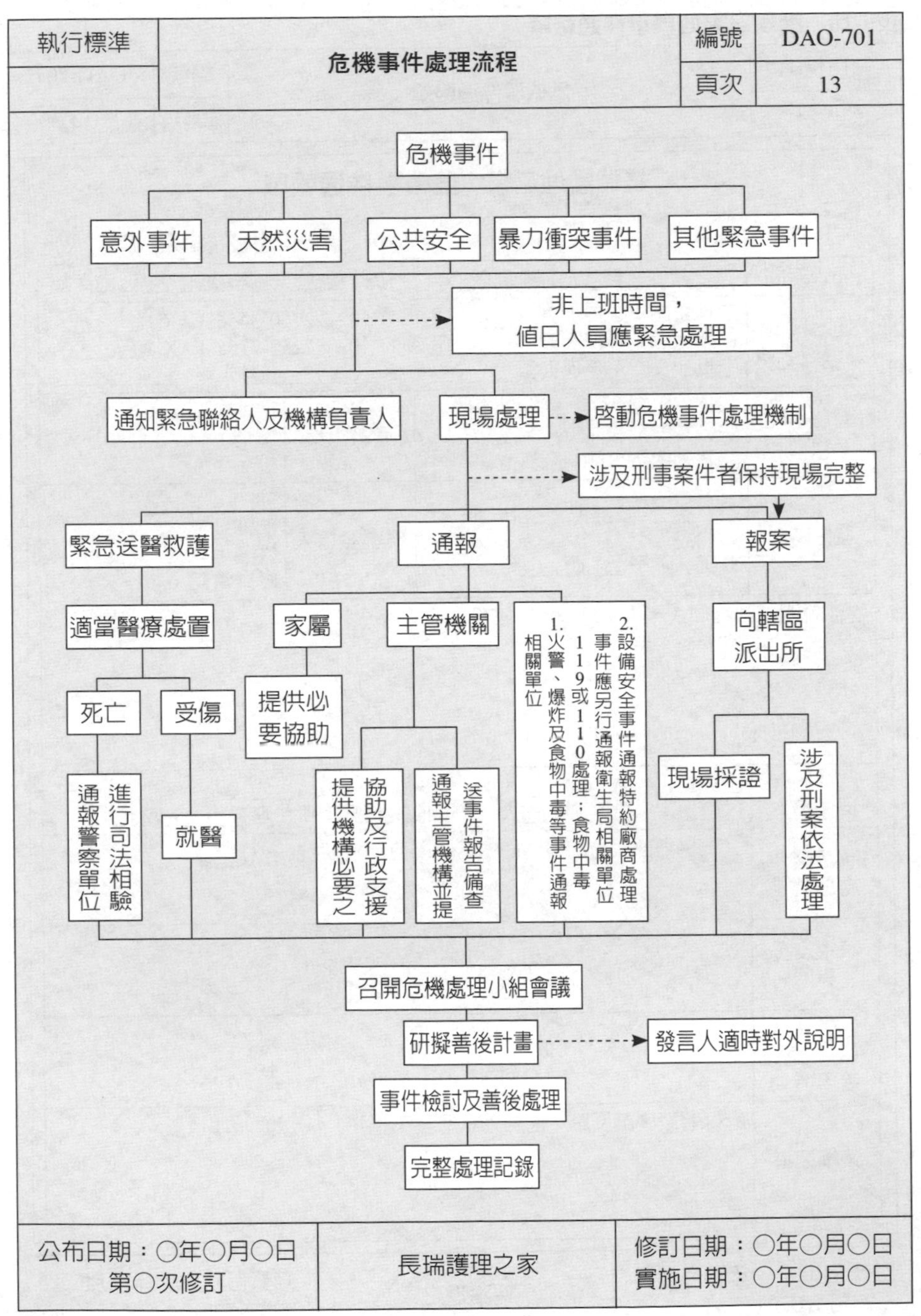

圖9-4　護理之家危機處理暨通報流程

資料來源：作者整理。

表9-10　護理之家危機事件通報單

執行標準	危機事件通報單	編號	DAO-701
		頁次	14

長瑞護理之家　危機事件通報單

初級　續報（第　次）

通報時間	____年____月____日　時間____	事件層級	□甲級 □乙級 □丙級
通報單位暨受理人員	□社會局：受理人員______電話：（02）2760-3456 FAX：______ □衛生局：受理人員______電話：（02）2257-7155 FAX：______ □其他____：受理人員______電話：______FAX：______		
緊急事件類別	□天然災害　□意外事件 □公共安全事件 □暴力衝突事件　□其他	通報人員	部門： 職稱： 姓名：
發生時間	______年____月____日 上午／下午____時____分	現場發言人	部門： 職稱： 姓名： 聯繫電話：
事件說明（應記載人、事、時、地、物等事項）：			
傷亡／損失情形	□死亡：人數______人　□失蹤：人數______人 □傷患：人數______人　□損失狀況：新台幣______萬元		
事件緊急處理概述	（機構內部緊急處置情形、其他單位支援狀況……）		
請求支援事項			
備註（其他應通報事項）			
後續追蹤	□媒體或輿論反應　□對外訊息發布情形　□媒體報導情形		

公布日期：○年○月○日 第○次修訂	長瑞護理之家	修訂日期：○年○月○日 實施日期：○年○月○日

資料來源：作者整理。

表9-11 護理之家危機事件處理要領

狀況	處理方法
火災	(1)通報組及滅火組至少各一人查明火災地點，火勢大小。 (2)火勢小時，立刻以滅火器撲滅。 (3)火勢已延燒到天花板，應即停止滅火，儘速往安全之場所避難，最後關閉防火門。 (4)緊急播音告知全院人員並協助逃生：「各位同仁、住民：現在護理之家失火請不要緊張，跟隨你們的護士及看護排隊離開護理之家，不可推擠、奔跑，以免跌倒。」 (5)人員疏散後即前往約定之安全集合地點集合（選擇離護理之家200公尺內之空曠地點）。 (6)依「消防防護計畫」，執行防災工作。
地震	(1)迅速關閉瓦斯及火源，打開大門。 (2)提醒同仁及住民：不要匆忙往外跑。 (3)遠離櫥櫃或鬆動易摔落之物品，切勿靠近窗戶或鑲有大玻璃之門窗。 (4)就地掩蔽在堅固之家具或樑柱下。 (5)不要用蠟燭、火柴及其他用火，以免瓦斯外洩時發生爆炸。
停電	(1)接獲停電通知，要張貼告示，先通知員工做好準備。 (2)臨時停電應查明原因，屬於院內線路故障，應及時檢修，儘速恢復供電；屬於電力公司臨時停電，應問明復電時間，並轉告同仁及住民做適時的活動安排。 (3)由電源箱切換至發電機模式。 (4)隨時監測住民狀態。 (5)如住民狀況危急，應儘速就醫。 (6)要做記錄，隨時反映狀況。
停水	(1)接獲停水通知，應做儲水準備。 (2)臨時停水，應查明原因，儘速修復，如會影響住民衛生安全，應以酒精進行清潔動作，購買瓶裝礦泉水因應。 (3)將狀況向主管單位報備。
院舍嚴重毀損	(1)劃定危險區域，製作標示，區隔活動區域。 (2)盡量查明原因，拍照存證，並請主管單位協助處理。 (3)於報備後做適時修復工作。
其他 1.住民、家屬或院內人員意外傷害或疾病發作 2.發現可疑物品	(1)由護士先做初步處理，須送醫者立即送醫。 (2)通知家屬。 (3)詳細記錄。 (4)切勿移動物品，迅速聯絡警察機關處理，並拍照存證。 (5)封鎖現場，設置警戒範圍，禁止人員接近，搬離附近易燃物品，必要時疏散住民。

（續）表9-11　護理之家危機事件處理要領

狀況	處理方法
	(6)通報119及衛生主管單位。 (7)迅速聯絡警察機關或119前來處理。
3.傷害、搶劫、強暴	(8)遭受化學物品傷害及燙傷，先以水沖洗後立刻送醫。 (9)通報110，並向衛生局主管單位報備。
4.竊盜	(10)封鎖現場，防止人員破壞，得拍照存證。 (11)迅速聯絡警察機關處理。 (12)通報衛生局主管單位。
5.陳情請願事件	(13)瞭解事由、問題、目的、人數及領隊身分。 (14)由社工員出面說明、協調及安撫，無法處理時請主管出面，必要時請警方支援。 (15)向衛生局主管單位報備。
6.住民走失	(16)護理之家門口應於高處另加裝鎖，並隨時鎖上，防止住民自行開門走失。 (17)護理之家隨時注意住民人數，發生走失情況即刻尋找，以期在最短時間內找回。 (18)若未在院內尋獲，發動院內員工及附近居民協尋。 (19)仍未尋獲則通知家屬，表達歉意，並一起協尋，另行報警處理。
7.外出車、救護車發生事故	(20)簽約前應先瞭解車輛是否符合標準，行車執照、駕駛員資格等。 (21)出發前檢查車輛是否符合規定；前後門、安全門有否堵住；滅火器是否過期。 (22)每輛車隨車工作人員應熟知滅火器的使用，另須備有榔頭以防車門打不開時可隨時處理。 (23)報警處理。 (24)將住民安置在安全場所。 (25)打電話回護理之家告知情況並通知家屬。
8.食物中毒	(26)發現情況，由護理之家護士做妥善處理，嚴重時立即送醫。 (27)查明原因：送檢食物檢體（兩天份）、確認責任歸屬、徹底消毒。 (28)主動向家屬說明、道歉、追蹤並慰問傷患住民。 (29)向衛生局主管單位報備說明。
9.不信任危機	(30)瞭解事由、問題所在、消息來源。 (31)保持鎮定，穩定院內情緒。 (32)主動對上級及媒體澄清，表達所意。 (33)尋求各方面支援及支持。

資料來源：作者整理。

表9-12　護理之家危機事件處理記錄單

<table>
<tr><td>發生時間</td><td>年　月　日　時　分</td><td>發生地點</td><td>□所內＿＿＿＿＿＿
□所外＿＿＿＿＿＿</td></tr>
<tr><td>事件類別</td><td colspan="3">□疾病：□1.食物中毒　□2.熱痙攣　□3.休克　□4.癲癇　□5.其他
□意外傷害：□1.燙傷　□2.跌傷　□3.骨折　□4.其他
□可疑人物入侵：□1.要脅勒索　□2.綁票　□3.人身侵害　□4.其他
□可疑物品：
□住民走失：
□竊盜：
□交通事故：
□房舍毀損：□1.本身結構毀損　□2.外來因素毀損
□火災：
□地震：
□風雨災：
□瓦斯外洩：</td></tr>
<tr><td>事件簡述</td><td colspan="3"></td></tr>
<tr><td>處理情形</td><td colspan="3"></td></tr>
<tr><td>檢討</td><td colspan="3"></td></tr>
<tr><td colspan="4">記錄人：　　　　　　組長：　　　　　　主任：</td></tr>
</table>

資料來源：作者整理。

表9-13　護理之家健康管理 預防腸病毒、SARS等環境清潔記錄表

日期	清潔工作項目（請負責人員簽名）									
	復健用品	桌椅	工作櫃鞋櫃	寢室窗台	冷氣隔塵網	寢室地板	廁所廚房	天花板	走廊樓梯公共區域	室外環境

資料來源：作者整理。

表9-14　護理之家量測體溫記錄表

寢室：＿＿＿＿＿＿＿＿ 床號：＿＿＿＿＿＿＿＿ 姓名：＿＿＿＿＿＿＿＿

日期		時間	體溫℃	量測者簽名	護士／看護工	日期		時間	體溫℃	量測者簽名	護士／看護工
月	日					月	日				

註：入院時由值班看護人員量測。

資料來源：作者整理。

第二節　文書管理

文書管理係指機構文書處理和有關公務的文件。文書可分爲狹義及廣義之文件，前者是政府公布之公文，包括令、呈、咨、函、公告及其他公文；後者有關處理公務之表件，如報告、通報、收據、會議記錄、計畫書或其他册簿表件等。一般公文處理程序之流程（**圖9-5**）

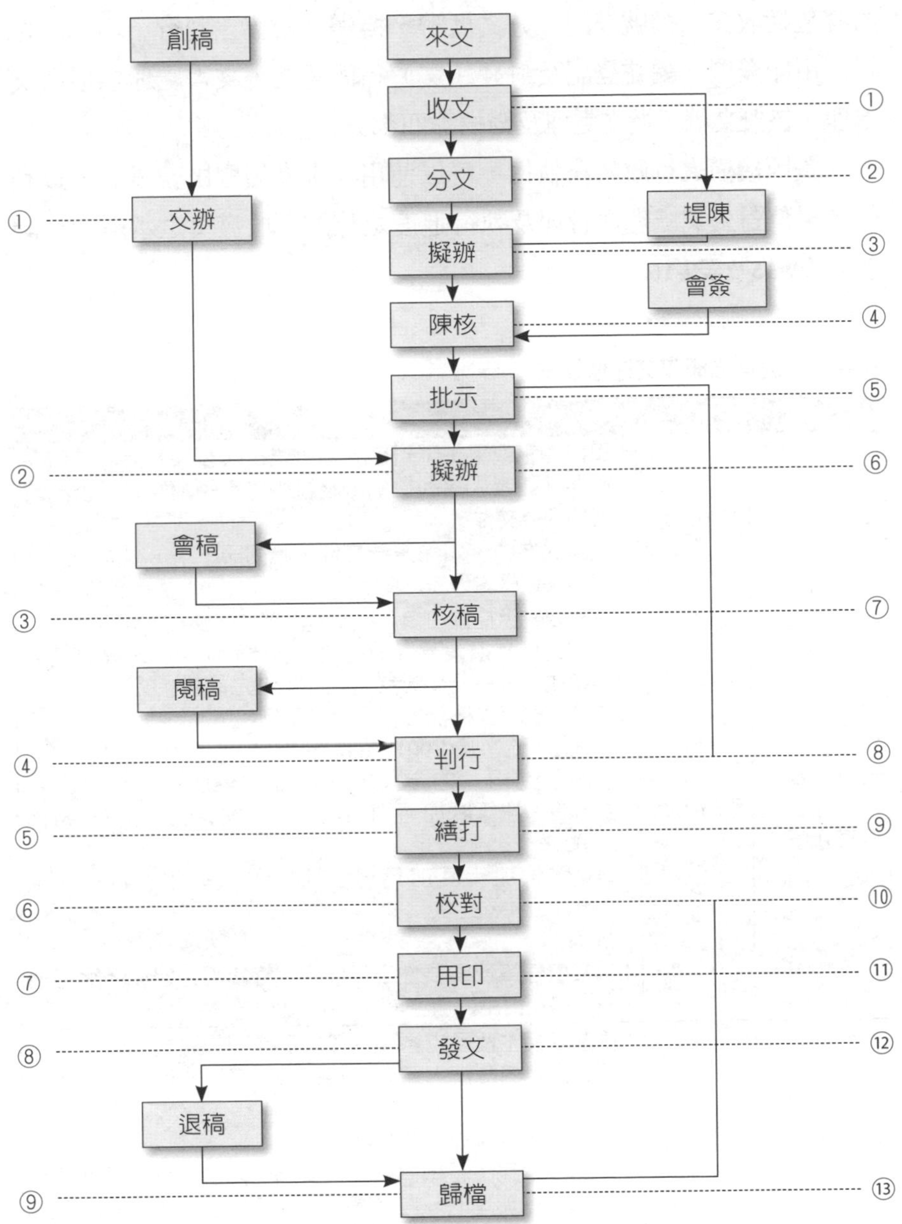

圖9-5　公文處理程序

資料來源：洪五宗（1990）。

內容包括收文、編號登記、分文批辦、擬辦、擬稿、判行、繕打、校對、用印登署、編號登記及封發（文）。簡言之，文書處理包括收文處理、核擬文稿、發文處理及歸檔等四部分。

長照機構之行政業務執行，可以運用「來文領取掛號單」，以利行政單位對公文處理之管理及執行進度之瞭解。收發文之承辦內容請參見**表9-15**及**表9-16**。

表9-15　長照機構收文注意要點

流程	權責	承辦內容
收文	承辦人員	1.每日上午或下午下班前至少檢查一次寄來的信件或電子郵件（如老人福利機構服務網內的電子郵件）是否為待辦的公務文件。 2.電子郵件中，如係重要文件，應列印下來，視同公文，依收文程序處理。
登錄、編寫收文字號、保存年限	承辦人員	1.待辦公文應在當日填入收文登記簿內。 2.收到的公文須編號（稱為收文字號），以利未來尋找。該字號可寫在公文頁首左上方「檔號」項內。 3.收文字號是由機構自行設計（舉例如下）： (1)3碼：流水號：001、002…… (2)5碼：加年度的流水號：94001、94002…… (3)6碼：加年度加類別的流水號：94人001……、94總001…… (4)7碼：加年度加月份的流水號：9401001……、9412001…… (5)其他 4.公文依性質及重要性自行設定保存年限，過了期限即銷毀，以免占用儲放空間。
擬訂辦理內容、交院長核閱	承辦人員	1.檢查公文主旨及內容，將接續要處理的意見（可參見以下較常用的擬辦內容），寫在公文最後一行（通常為副本）的下一行： (1)擬依規定辦理，文存查。 註：多為主管機關（如社會局、衛生局等）要求配合或辦理的一些事情，只要請相關人員及主管看到內容並配合就可以，不須特別處理的公文。

（續）表9-15　長照機構收文注意要點

流程	權責	承辦內容
擬訂辦理內容、交院長核閱	承辦人員	(2)事涉同仁權益，擬傳閱同仁知曉後，文存查。 註：依來文單位的要求，將資訊轉給同仁瞭解（如研習受訓機會……），應待主管蓋章後，就請相關同仁看該公文，並在公文上簽名，再收回歸檔。 (3)擬配合辦理，影印後公布家屬參見，文存查。 註：是依來文單位的要求，希望轉知家屬（如新興病毒防治訊息）。 (4)擬依○○單位要求，填妥附件內容，並於○月○日前回覆。 註：是依來文單位的要求，填寫附件的資料（如工作人員通報資料），直接寄回該單位。寄出的資料須留影本附在公文後，如為重要掛號文件，建議將掛號存根聯一併附在公文上歸檔，以備參見。 (5)有關○○研習活動，擬請○○○參加（或因○○理由不派員參加）。 註：院方要指派人員出席或因故不派員參加相關研習活動，皆應在公文上寫出辦理的情形。 2.如果來文內容是有必要以正式公文回覆的，則請參見後續「發文」部分。 3.寫好擬辦理的內容後，應在字句的下一行： (1)蓋章（或簽名）。 (2)在印章的下方填寫當時的日期（例：0126，即為1月26日簽出）再交給主任核閱。 4.承辦人如果就是主任，也應寫出辦理內容並蓋章（惟可將內容中的「擬」字去除）。 5.來文的內容如有規定時效，應優先辦理（如研習報名表）。
批示、蓋章	主任	1.主任如同意承辦人簽辦的內容，即在簽辦人員簽章處的右邊蓋章，同時填上當日日期，再交回承辦人員辦理後續事宜。 2.如有時效性的公文，需儘快交還承辦人，請其在期限內完成簽辦的事項。
收集歸檔的文件	承辦人員	1.辦理的內容如果是存查的公文，則可依流水號依序放入收文檔案夾內，如有專人負責文書，則可參見後續公文分類，再分別歸入不同類別的檔案夾內，並依收文流水號順序裝訂。 註：不須依來文的單位做分類裝訂（如社會局、衛生局等），以免過於繁雜。

（續）表9-15　長照機構收文注意要點

流程	權責	承辦內容
銷毀	承辦人員	1.已超過保存年限的公文檔案，可適時辦理銷毀檔案事宜。 2.抽出已過保存年限的公文檔案，請示主任是否每份皆可銷毀，再將預備銷毀的公文，在原登錄的收文或發文簿上，該筆登錄格中「備註欄」蓋上「已銷毀」章，做記錄後再銷毀，以利未來查詢。 3.如果資源回收或再利用時，須避免文件內有個人基本資料（如身分證、電話等）或重要事情。

資料來源：作者整理。

表9-16　長照機構發文注意要點

流程	權責	承辦內容
擬稿、陳核	承辦人員	1.若來文要求須公文正式回覆的，或因為業務需要，必須主動發文給相關單位的（如進用人員或有離職人員異動，發函給社會局或衛生局核備……），以主旨、說明等方式擬一份公文的草稿。 2.在草稿的最後一列左下方蓋章（或簽名），在印章下方填寫當時的日期（如0128，意思是1月28日簽好的），再交給主任批示。
批示	主任	1.如同意草稿的內容，即在簽辦人員簽章處的右邊蓋章，同時填上日期，再交回承辦人員辦理後續發文事宜。 2.有需要修改的部分，就直接改在草稿上。 3.如有時效性的公文，須督導在期限內完成並寄出。
繕打、發文字號、日期、校對、用印、發文	承辦人員	1.依主任修改後的內容，打成正式公文，加入發文字號、發文日期。 2.發文字號是由院方自行設計： 舉例：○○護理之家 (1)8碼：加護理之家名稱的流水號：○○字第001號。 (2)9碼：加縣市護理之家名稱的流水號：北市○字第001號。 (3)11碼：加護理之家加年度的流水號：北市○字第94001號。 (4)12碼：加類別加年度的流水號：北市○人字第101號（101年人事案所發出的第一個公文）或北市總字第101008（101年總類別的公文所發出的第八個公文）。 (5)13碼：加年度加月份的流水號：北市○字第10103007號（101年3月發出的第七個公文）。 (6)其他

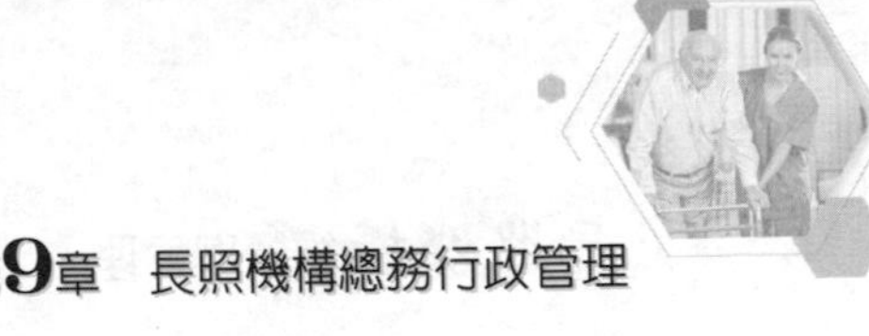

（續）表9-16 長照機構發文注意要點

流程	權責	承辦內容
繕打、發文字號、日期、校對、用印、發文	承辦人員	3.檢查公文中的各部分都已修改、沒有遺漏或錯誤。 4.公文須蓋護理之家正式圖記（非圓戳章），記得影印一份再寄出（別忘了附件也要印）。 5.如為重要掛號文件，建議將存根聯附在發文的影本上歸檔，以備參見。 6.其他一些電子傳出的資料，也盡可能視同發文，並留存。
登錄、收集歸檔的文件	承辦人員	1.在繕打草稿時一方面填寫發文字號，一方面就可將發文的相關資料（如發文單位、事由……）登錄在發文登記簿內。 2.草稿及發文影本及附件，應裝訂在一起，記得要填保存年限，如有專人負責文書，則可參見公文分類表，分別歸到不同的發文檔案夾內。 3.由於發文機率較低，資料不會很多，故建議將發文（發文影本、附件、草稿等）集中在一冊「發文資料夾」內，再依發文流水號順序裝訂即可，不須依發文的單位做分類裝訂（如社會局、衛生局），以免過於繁雜。
銷毀	承辦人員	已超過保存年限的公文檔案，可適時辦理銷毀檔案事宜（參見前述收文部分的銷毀程序）。

資料來源：作者整理。

一、公文分類及存檔年限

1.公文分類：可參見院內公文的多寡、整理方便等因素，自行選擇欲分類的類別。

(1)公文數量不多，分收文、發文兩大本資料夾，並以年度區別即可。

(2)自行選擇欲分類之類別：一般行政類、教育活動類、衛生保健類、補助計畫類、勞保健保資料類等。

2.存檔年限：

(1)永久：人事資料、法令法規、評鑑資料。

(2)五年：進修研習、補助經費核發。

(3)兩年：政策公文、活動宣導。

二、收、發文登記簿

收、發文登記簿，可分開爲收文登記簿、發文登記簿各一本，每年更換；亦可合爲一本爲收發文登記簿。以上簿本皆可到文具行購買，或參見**表9-17**及**表9-18**提供長照機構之收文及發文登入表。

長照機構之公文種類繁多，而且有其不同格式，長照機構可刻印圖章，以便文書處理及管理（**表9-19**）。

表9-17　長照機構○○年度收文登入表

檔號	收文日期	收文字號	來文機關	文別	事由	辦理情形	附件
101001	2/1	○○社五 09330489600	○○縣政府社會局	函	身心障礙補助經費	無須申請文存	資料表
101002	2/15	○○社五 09330661300	○○縣政府社會局	函	照服員訓練課程	文存	資料表計畫表
101003	3/20	○○衛 09360159200	○○縣政府社會局	函	中正區101長照機構業務聯繫會暨職場體適能DIY研習會	由張○○出席，已報名	資料表

資料來源：作者整理。

表9-18　長照機構○○年度發文登入表

檔號	發文日期	發文字號	收文機關	文別	事由	附件	辦理情形	備註
101001	1/15	○○縣字第10101001號	○○社會局	函	陳報新進照服員○○○101/1/4到職	證照、學歷、身分證影本、體檢表、切結書	101/1/16掛號寄出	（貼掛號單）
101002	2/1	○○縣字第10102001號	○○社會局	函	護士○○○101/1/20離職		101/2/2平信寄出	
101003	3/16	○○縣字第10103001號	○○社會局	函	辦理101年度補助身心障礙相關事宜	申請書、領據、收據發票、相片	101/3/17掛號寄出	（貼掛號單）

資料來源：作者整理。

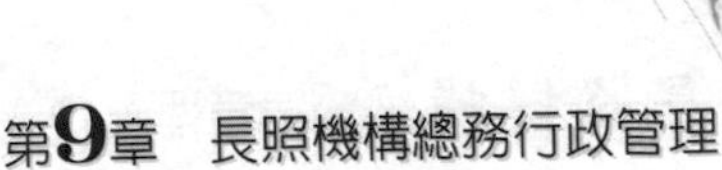

表9-19　圖章種類及用途

圖章種類	機構圖記	圓戳章	機構名稱章直式	機構名稱章橫式	主管簽名章	聯名章
用途	正式公文 請款	收據收信 用印	郵件	填寫表格	公文 帳冊 憑證	文件 通知單 評量表格

資料來源：作者整理。

第三節　財務管理

財務管理主要提供長照機構的財務營運情況，給投資者或行政主管作決策之參見。一般長照機構的主要經費用於硬體與人事費用。財務管理因管理目的之不同，可分爲內部及外部管理系統。內部管理系統主要是長照機構經營管理之系統，而外部管理系統是瞭解長照機構財務情況及經營成果之評估。其會計之應用主要以成本會計及管理會計爲主。目前坊間已有相當多資訊業者設計一些資訊軟體以幫助長照機構資訊管理系統化。

其實長照機構會計科目簡單，一般可分爲收入及支出。收入最主要來源是月費及其他收入，如耗材或利息等。支出主要是人員薪資、佣金（介紹）費、膳食費、行政費（水、電、維修通訊等）、房舍租用、廣告、利息等。如套用會計術語可以分爲流動資產、基金、長期投資、固定資產、無形資產、其他資產、資本、負債、收入、成本、費用等。

一、護理之家之七項會計內容

陳素珍（2000）列舉幼兒園會計內容，但其也可應用到人群機構，包括資產、負債、成本、費用、收入、營業外收入及營業外支出等七項，分列如下：

1.資產：所謂資產，是指長照機構在經營過程中所產生的交易或非交易事項所獲得的經濟資源，能以貨幣衡量，並預期未來能提供經濟效益者。依資產性質的差別又可分爲流動資產、投資及基金、固定資產、無形資產、其他資產及遞延借項等六種。

2.負債：所謂負債，是指長照機構由於過去之交易或其他事項所產生的經濟義務（economic obligation），能以貨幣衡量，而將提供給付經濟資源之方式償付。依負債的性質差別又可分爲流動負債、長期負債及其他負債等。

3.成本：長照機構在年度運行的過程中，會有些交易，是指在一定期間所銷售之貨品，由進貨到銷售之過程所產生的成本總和，如住民的耗材等銷售產品。依長照機構不同性質的交易成本可分爲商品銷售成本、通勤服務成本、照護成本、住民餐點成本、住民保險與醫療成本及其他成本。

4.費用：在費用的定義上，係指長照機構依相關交易或管理活動而發生之各項支出，又可依用途而分爲銷售費用及管理費用兩種。依長照機構不同的費用性質可歸類爲一般人事費用、辦公費用、旅運費用、修繕費用、廣告交際費用、保險稅捐費用、損失折舊攤提費用、研究教育訓練及其他費用等。

5.收入：凡長照機構因主要交易行爲而產生的收益，謂之收入。依長照機構不同的收入性質，可將其分類爲商品銷售收入、救護車服務收入、照護收入、住民餐點收入、住民保險收入及其他收入。

6.營業外收入：係指長照機構主要交易活動之外所發生之收入。依長照機構不同的收入性質，可將營業外收入分類爲股息收入、利息收入、租賃收入、出售資產收入、佣金收入、商品盤盈、兌換盤盈、退貨盈益及其他收入。

7.營業外支出：係指長照機構主要交易活動之外所發生之支出。依長照機構不同的支出性質，可將營業外支出分類爲利息支出、投資支出、出售資產損失、災害損失、商品盤損、兌換虧損、退貨損失及其他損失。

二、會計循環之六大工作項目

長照機構每日或每月皆有現金出入，故長照機構現金收付的會計運作過程就相當重要，一方面便於會計工作處理，另一方面可瞭解機構之經營現況。陳素珍（2000）列舉會計循環之六大工作項目：分錄、過帳、試算、調整、結帳及決算報告，分述如下：

1.分錄：長照機構交易發生時，即應根據證明交易發生之原始憑證，區分借貸，衡量金額予以記錄，此一程序稱爲分錄（journalizing）。通常利用分錄帳簿或日記簿記錄。

2.過帳：交易經過日記簿的處理後，再將每一分錄所影響之會計科目，按原金額、原借貸方向加以分類集中，記入各相同帳戶／簿冊，此項工作稱爲過帳（posting）。供過帳之用的帳簿稱爲分類帳。

3.試算：分錄經過帳後，再將分類帳中各帳戶之借方總額與貸方總額相抵銷後之餘額，彙總列表。這個作業主要目的是再度確認分錄及過帳之工作是否有誤，此項工作稱爲試算（taking trial balance）。供試算作業的帳簿稱爲試算表。

4.調整：會計處理過程，某些帳項隨著時間之經過，而使得原記載之科目或金額產生變化，爲使各項能正確表示實況，應定期加以整理、修正。在會計處理過程中此一工作稱爲調整（adjusting）。

5.結帳：每一個會計期間終了，應將交易產生後的各收益及費用帳戶做清結，以計算該期間之盈虧，並列示各資產、負債及長照機構權益帳戶之餘額，以結轉下期連續記載，此一工作稱爲結帳（closing）。

6.決算報告：會計期間結束，應將期內所有交易之結果彙總列表，以顯示該期間之經營結果。決算表的記錄包括損益表、資產負債表、現金流量表及業主權益變動表。

一般長照機構之興辦本著投資者（經營者）之熱忱或非營利組織（基金會或財團法人）基於關懷老人，配合政府老人福利或長期照顧政策來興辦護理之家或養護之家，除了醫療照護、硬體及照護品質之提供外，尚須考量成本，以達擴院發展及永續經營之目標。**附件9-1**爲作者所提供之中型護理之家財務管理計畫，規模99床，投資金額約4,500萬。

附件9-1　長瑞護理之家財務管理計畫

護理之家的經營被視爲是一種身障者及老人的愛的辛苦服務產業，但面臨重軛硬體投資要數千萬，加上物價上漲，服務要求要專業化，高齡化的人口海嘯，使得經營成本不斷提高。即便是非營利事業，爲達永續經營及持續擴院計畫，將使得經營者面臨極大的經營壓力，所以成本控制與流動更要發揮財務管理及成本分析之功能。接下來分別敘述長照機構之會計作業規定、財政管理及成本分析，分述如下：

(一)財務管理目的

1.爲機構的永續經營，業務、財務、行政管理乃三足鼎立，應求其平衡發展。

2.財務管理係依財務計畫、執行、控制、行動之程序在運作，但其運作必須配合機構經營之短中長期目標。

3.財務管理涉及成本控管，透過這一程序可讓會計資料告訴經營者目前機構的經營現況，並作爲未來營運計畫的參見。

(二)成本分析目的

1.提供總成本的資料作爲制定服務收費標準及評估現行收費標準是否適當之基礎。

2.提供管理者瞭解機構財務狀況是否健全，或作爲編製預算、評估營運績效、控制成本的依據，以及作爲訂定決策之參見。

3.藉以讓機構內各層級工作人員具備成本意識，以達成本管控的目的。

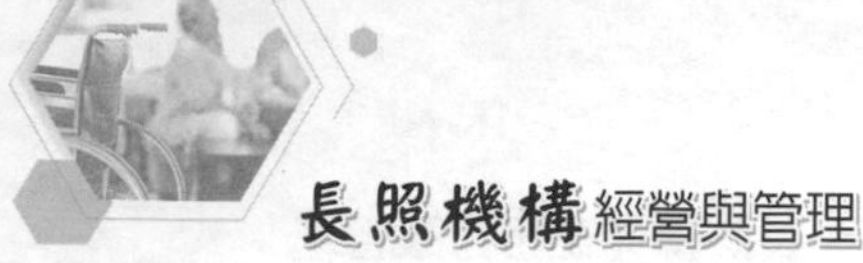

(三)長照機構財務作業相關規定

長照機構財務作業之規定有三方面：會計分類、預算編製作業原則、會計處理原則，分述如下：

◆會計分類

1.類別：資產、負債、資本（基金）、收入、費用等五個類別。

2.性質：

(1)資產類：流動資產、固定資產。

(2)負債類：流動負債、固定負債。

(3)資本類：資本主投資或往來（基金之捐助）及本期、累計損益。

(4)收入類：銷售貨物或勞務所得，及非銷售貨物或勞務所得。

(5)費用類：銷售貨物或勞務支出，及非銷售貨物或勞務支出。

3.科目：

(1)流動資產：現金、銀行存款、應收票據、應收帳款。

(2)固定資產：土地、建築物、設施設備等。

(3)流動負債：短期借款、應付票據、應付帳款、預收款。

(4)固定負債：長期借款。

(5)銷售貨物或勞務所得中之照護費收入、護理費收入、居家服務收入；非銷售貨物或勞務所得中之捐贈收入。

(6)銷售貨物或勞務支出中之人事費、折舊、伙食費、營養品費；非銷售貨物或營運支出中之利息支出、租賃支出等。

◆預算編製作業原則

1.財團法人年度開始前兩個月，應檢具年度預算書及業務計畫書；年度終結後五個月內，檢具年度決算及業務執行書，連同董事會會議記錄，報請主管機關核備。

2.年度開始前應造具書表有業務計畫書、年度預算書、工作人員名冊。

3.年度結束後應造具書表有業務執行報告、年度決算書、收支餘絀表、平衡表、財產目錄、年度經費運用情形概況表。

4.財團法人機構會計年度採曆年制爲原則，編列年度預算起訖日爲每年1月1日至12月31日。

5.如有分支機構，採分開記帳，統一申報。

6.基金會附設或單一目的事業之財團法人機構，其基本或固定資產非經董事會通過、主管機關核准，不可動支及處分。

7.年度預算編製應先衡酌本身收入，將機構之組織及職掌，年度重要業務計畫，收入及支出預算說明及其他必要說明事項予以簡述，列入預算說明書內。

◆會計處理原則

1.財團法人機構之會計制度採權責發生制。

2.財務收支應取得合法之憑證，並設置帳簿，詳細記錄有關會計事項，使用前應經稅捐稽徵機關驗印。

3.基金會或財團法人老人機構之董、監事爲無給職，如支領交通費或出席費應參照政府相關訂定之標準，不得浮濫，且不得分配機構年度盈餘。

4.依「加值型及非加值型營業稅法」第八條規定，老人服務機構定位爲非營利單位，如同醫療、教育等單位一樣性質，並無加值型營業稅。

5.財團法人基金款項或房地產非經董事會通過，主管機關核准，不得擅先動支或處分。

6.財團法人基金及各項收入，除零用金外，均存放於行庫；惟如依法購置各種金融債（票）券者，應先報請主管機關核准。

7.財團法人每年基金孳息及其他經常性收入應有70%以支用於其創設目的有關之活動。

8.機構年度決算金額在新台幣3,000萬元以上者，申報時必須取得會計師簽證。

9.財團法人機構接受外界捐贈，除開立正式收據核實入帳外，並應將收據第二聯於每年6月及12月，將受贈內容及其使用情形填報主管機關核備，並定期發行刊物或利用網路及其他方法予以公告，昭信大眾及捐贈人。

接下來，作者試著以個人所經營長瑞護理之家，規模99床的某一年度財務試算表。一般護理之家的主要收入是月費及耗材，如氧氣、傷口護理、血糖試紙、盥洗用品等。而支出有人事費、生活照護費、營養膳食費、總務行政支出及投資攤提等（**附表9-1**及**附表9-2**）。

附表9-1　長瑞護理之家年收入一覽表（以99床為例）

項目	均價	床數	月	總價
月費	36,000（均價）	平均90	12	38,880,000
耗材	8,000（均價）	平均90	12	8,640,000
統計				47,520,000

附表9-2　長瑞護理之家年支出一覽表（以99床為例）

項目	單價	單位	月	總價
人事費				**23,945,000**
業務負責人	65,000	1	13	845,000
護理師	45,000	10	13	5,850,000
照顧服務員	35,000	20	13	14,000,000
復健師	40,000	1	13	520,000
社工師	30,000	1	13	390,000

（續）附表9-2　長瑞護理之家年支出一覽表（以99床為例）

項目	單價	單位	月	總價
會計人員	35,000	2	13	910,000
營養師	15,000	1	13	195,000
行政人員	25,000	1	13	325,000
清潔工	25,000	1	13	325,000
廚師	30,000	1	13	390,000
醫師	15,000	1	13	195,000
營業費用				**15,420,000**
租金	500,000	1	12	6,000,000
水電費	150,000	1	12	1,800,000
瓦斯費	10,000	1	12	120,000
管理費／安定保險	25,000	1	12	300,000
耗材費	300,000	1	12	3,600,000
業務費	150,000	1	12	1,800,000
伙食費	150,000	1	12	1,800,000
雜項費用				**2,316,000**
雜費	100,000	1	12	1,200,000
修繕費	50,000	1	12	600,000
訓練費	10,000	1	12	120,000
廣告費	10,000	1	12	120,000
電話費	8,000	1	12	96,000
印花稅	15,000	1	12	180,000
開辦費攤提	**4,000,000**			**4,000,000**
合計				**45,681,000**

就**附表9-1**及**附表9-2**的一年試算，以99床90%占床率的淨收入47,520,000元，扣掉最低的一年總支出還盈餘1,839,000元。如果管理得當，加上開辦費用的節省，以及在最短時間達到滿床，這些項目皆可再增加盈餘費用，所以長照機構的財務管理是很重要的。

(四)收支餘絀表（損益表）結構

營業收入：照護費收入、衛材耗材收入
－營業費用：直接服務人員薪津、衛材耗材支出
營業毛利
－管銷費用：行政人員薪津、事業支出
營業淨利
＋營業外收入：政府補助、外界捐贈、基金孳息
－營業外支出：職工福利、災害損失
稅前損益

(五)成本分析

◆成本分類

可分為直接成本與間接成本，以及固定成本與變動成本兩大類。

1.直接成本與間接成本：

(1)直接成本：可直接歸屬於個案，如護理師、照護員薪資、個案伙食費等。

(2)間接成本：不易或不能直接歸屬而須透過分攤者，如社工或主任之薪資。

2.固定成本與變動成本：如附**表9-3**成本歸屬表所示。

◆損益兩平分析

該分析係指機構營運須達多少營業額或床位數，方可損益兩平之平衡點。

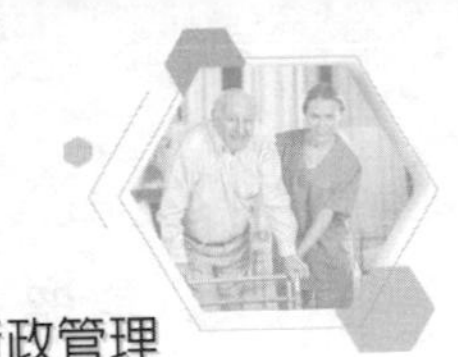

附表9-3　成本歸屬表

分類	固定成本	變動成本
人事費	薪津、獎金、勞健保費	加班費、夜班費
設施設備費	設施設備折舊	維修費、小額購置費
伙食費		三餐及點心、營養品
行政管理費		火險、公共意外險
作業費用		衛材耗材、水電、電話、文康活動、事務用品、教育訓練、其他

(六)稅務規劃

◆所得稅

1.老人長照機構如符合「所得稅法」第四條第一項第十三款規定所稱之教育、文化、公益、慈善機關或團體者，除銷售貨物或勞務所得外，其本身所得及其附屬作業組織之所得免納所得稅。

2.依此規定，一般均認為非營利組織之長照機構為免稅單位。但事實不然，因為長照機構最大營收之養護費，理論上應屬依捐助章程所列之目的事業本身之所得，但財政部卻將之納為銷售貨物或勞務所得，而排除在免稅範圍之外。

3.小型機構或護理之家則依決算後併入負責人之執行所得申報。

◆營業稅

1.長照機構如依「加值型及非加值型營業稅法」第八條第四款規定免徵所得稅，機構本身勞務所得無須開立發票，而使用收據。

2.若機構本身另外兼營其他與目的事業無關之事項，依法仍須申請營利事業登記。

◆遺產及贈與稅

長照機構如符合「所得稅法」第十一條所稱之機關，其接受之捐款依該稅法第十六、十七條規定，捐贈者不用將其納爲遺產及贈與稅額。

◆土地稅法

1.私人捐贈土地給財團法人長照機構，且捐贈人未取得捐贈土地之利益，則依「土地稅法」第二十八條規定可免繳土地增值稅。
2.機構若未依捐贈目的使用，且捐贈人有取得利益，則依該法第五十五條之一規定，機構須被追納土地增值稅外，並處兩倍稅額之罰鍰。
3.另依「土地稅減免規則」第八條規定，可減免地價稅。

◆房屋稅

1.長照機構自有房屋可依「房屋稅條例」第十五條規定可免徵房屋稅。但非主動免稅，應由機構（納稅義務人）於減免原因事實發生之日起三十日內，向當地主管機關申報調查核定之。
2.小型安養機構之房屋，其供養護長者住宿使用者，依住家用之稅率課稅；其供辦公使用者，則依非住家非營業用稅率課徵。

◆印花稅

財團法人長照機構領受捐贈之收據，或接受政府補助經費所出具之收據，依「印花稅法」第六條第十四款規定，免納印花稅。

◆娛樂稅法

財團法人長照機構舉辦各種娛樂，其全部收入作爲事業之用者，依「娛樂稅法」第四條第一款規定，免徵娛樂稅。

◆使用牌照稅法

財團法人長照機構所有交通工具，每一單位三輛經主管機關證明者，依「使用牌照稅法」第七條第九款規定，免徵使用牌照稅。

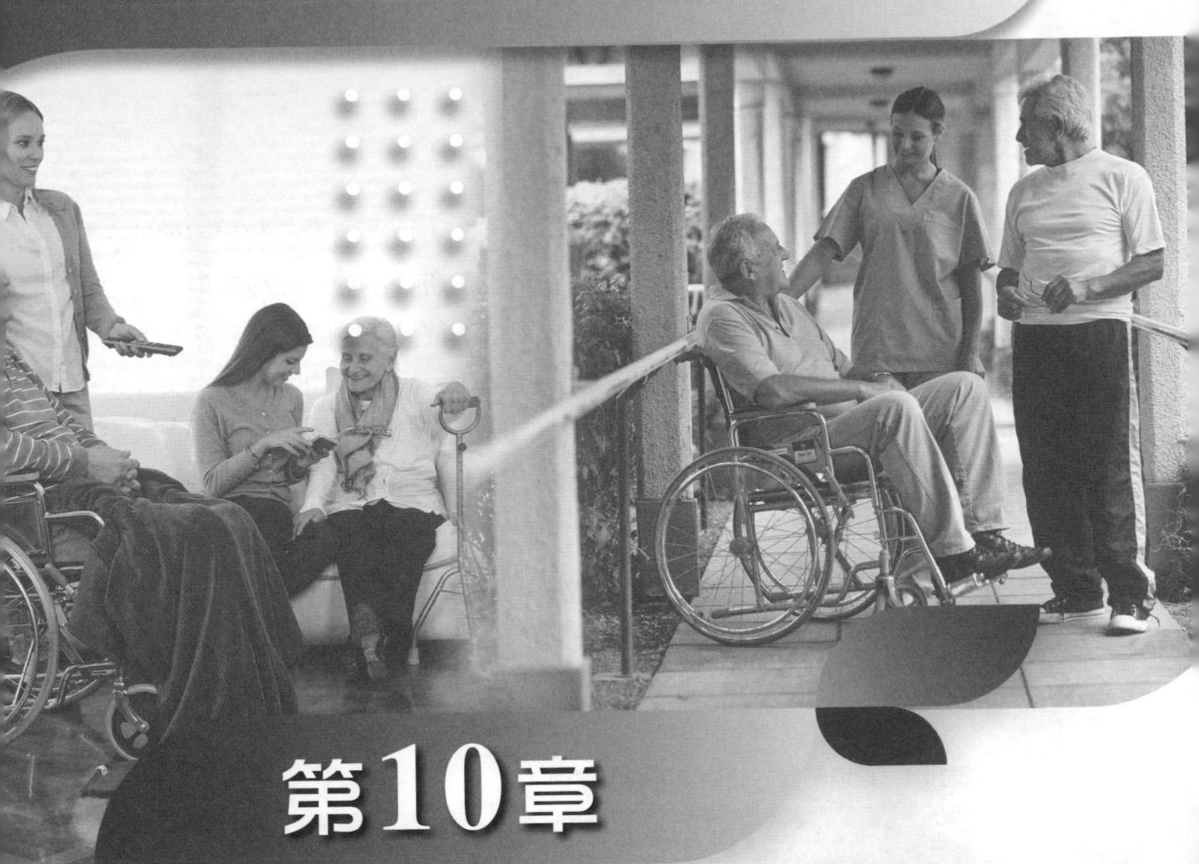

第10章

長照機構行銷

- 消費者市場及消費者行為
- 競爭者分析與競爭策略
- 市場區隔
- 品牌經營
- 運用四個成本建立核心能力
- 服務行銷管理

在開發中國家及已開發國家，皆面臨人口海嘯，台灣也不例外。由於「養兒防老」的觀念淡化，養育小孩所費不貲，此種現象在人口年齡分布上有兩個重要趨勢：(1)15歲以下總人口比例逐年下降；(2)人口逐漸老化。而一個地區的人口成長率也影響市場的規模與未來性，而年齡層則影響食、衣、住、行、育樂、醫療等方面的需求。人口海嘯之影響自然會影響銀髮族的市場，如醫療、休閒服務、保健用品。

由於行銷環境對市場、行銷活動會帶來衝擊，機構主管對環境之評估是必要的，例如用機會與威脅矩陣來分析環境與行銷各構面之影響（**表10-1**），以便主管能對行銷環境採取適當的因應措施，例如被動反應（當事件發生時，則採取行動）。

表10-1　環境影響的評估：機會與威脅

環境因素	既有目標市場	產品	價格	通路	推廣
競爭者—— (1)同行的硬體 (2)規模設備		－	－－－		
文化環境—— 社會接受老人機構安養	＋	＋＋＋			＋＋
社會環境—— (1)老人人口增減 (2)社會照顧 (3)社會福利政策	＋＋＋＋				

註：＋代表機會；－代表威脅，＋及－的多寡代表強度。

資料來源：作者整理。

第一節　消費者市場及消費者行為

一、消費者角色

在瞭解消費環境，尤其在社會變遷之後，接著而來的就是要瞭解消費者之特性及購買服務之目的（也就是住民及其家庭需求）。在長照機構的照護服務市場可分為兩大類：消費者市場與組織市場。消費者市場（consumer market）是由住民及其家庭所組成，購買的目的主要是為了個人或家庭上的需要，而不是為了營利；組織市場（organization market）則是由機構、政府單位（如社政、衛政、退除役官兵輔導委員會）等所組成，購買目的是為了提供服務或推動業務。

消費市場涉及人，而人又有幾種不同的角色。基本上「消費者」其實包含下列幾種角色（曾光華，2006）：

1.提議者（initiator）：最先建議購買產品的人。
2.影響者（influencer）：提出意見左右購買決策的人。
3.決策者（decision maker）：對於是否要買、買什麼品牌等，有最後決定權的人。
4.購買者（buyer）：採取實際行動去購買的人。
5.使用者（user）：實際上使用與消耗產品的人。

將行銷市場之行銷理論應用到長照機構，機構負責人或主任會在長期照護服務採購過程中，設法調查家中的人扮演何種角色，以及如何透過這些角色或其他仲介角色來促進銷售。

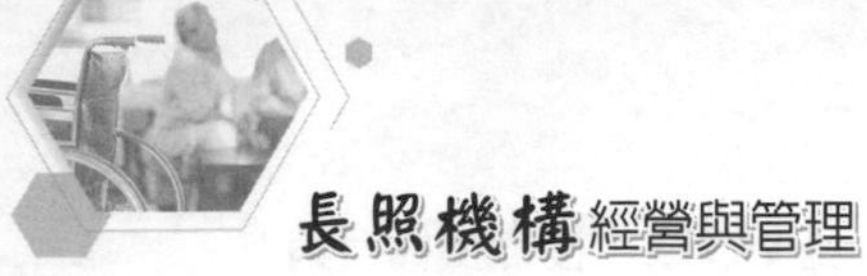

二、消費者購買決策

消費者購買決策過程（buying decision process）有五個階段：問題察覺→資訊蒐集→方案評估→購買→購後行為，分述如下：

(一)問題察覺

問題察覺（problem recognition）是指實際狀況（actual state）比不上預期的或理想的狀況（ideal state），也就是此種預期落差，才會造成購買者的購買動機。因此在實務上，業務人員應注意強調產品的功能及好處的廣告。

(二)資訊蒐集

當消費者察覺到問題並引發購買動機後，消費者需要資訊以協助判斷，選擇產品。資訊蒐集（information search）有兩大來源：內部及外部。內部蒐集是由記憶中獲取資訊，例如從購買或使用經驗中。當內部的資訊不夠充分時，消費者就需要借助外部資訊蒐集，外部資訊蒐集有商業、公共與人脈等三大來源。商業來源包含廣告、文宣、銷售人員、產品包裝、機構展示等，此為消費者提供最多的產品資訊；公共來源主要是由大眾傳播媒體、機構評鑑、政府單位等；人脈來源則是經由家庭、朋友、鄰居及醫院看護或仲介者，其可靠性則視消費者對於資訊提供者的信任程度而定。

(三)方案評估

消費者的方案評估（evaluation of alternatives）方式相當多樣化，最重要包含三個主要觀念：

1.產品屬性（product attribute）：是指產品的內外部性質，例如機構的專業性、價格、照護人員的服務態度。產品的屬性很多，消費者會選擇並注意少部分他們認爲相關的、重要的屬性。

2.屬性的重要性（importance of attribute）：也就是產品屬性的重視程度。有時消費者會對不同的屬性給予不同的權重（weight）。

3.品牌信念（brand belief）：是指在消費者的感覺上，個別屬性所能夠帶來的表現與特色。品牌信念是一種主觀的想法，主要是依據個別消費者如何解釋資訊而形成的。應用到長照機構的照護服務，行銷者應將機構的特性及服務形成一個整體的知覺來形成品牌形象。

(四)購買

在仔細的評估過程後，消費者會從不同的方案產生「購買意願」（purchase intention），再進而影響購買決策。影響最後購買決策除了購買意願之外，還有「不可預期的情境因素」及「他人的態度」。「不可預期的情境因素」應用在長照機構中有2012年10月23日「新營醫院北門分院大火，造成12老人死亡」的消息，影響到購買意願。另一個因素是「他人的態度」，如果影響者的態度愈強烈，以及購買者或決策者的順從意願愈高，那「他人的態度」就愈會影響最後的選擇。消費者之所以重視他人的態度，主要是受「社會風險」（social risk）的影響。例如政府倡導長照制度並鼓勵民間團體積極參與社區照顧或機構照護，那家中的成員就不會認爲將老人送進機構照護是一種負面的老人遺棄。

(五)購後行爲

在使用產品及服務之後，會產生購後行爲（post-purchase behavior）。再購買行爲可由滿意度調查來瞭解消費者使用產品後所產生的情緒反應，也就是讓實際表現與對產品預期之間的差距來決定。滿意度會影響日後的購買及推薦行爲，滿意度愈高，重複購買的機會也愈高，也比較願意向他人稱讚此產品，將有助於對此品牌形成忠誠度。相反地，如果消費者對此產品不滿意，往往產生「認知失調」（cognitive dissonance），所以機構要提供客服專線（如0800免費服務專線），以讓有疑問或不滿的顧客有反映的管道，一方面讓機構有機會安撫顧客，以減少顧客對機構或企業的負面印象與行動；同時，也有助於機構與企業的自我檢討，力求改善，確保品牌形象。

消費者的需求與購買行爲主要受三大因素影響：個人背景因素、個人心理因素及社會文化因素（**圖10-1**）。因此，一個長照機構的業務員應留意服務對象（如住民及其家人）的需求，以及他們對機構的知覺、動機及對長照服務的信念與態度。最後，更要留意不同地區及社會階層的社會規範及角色行爲。

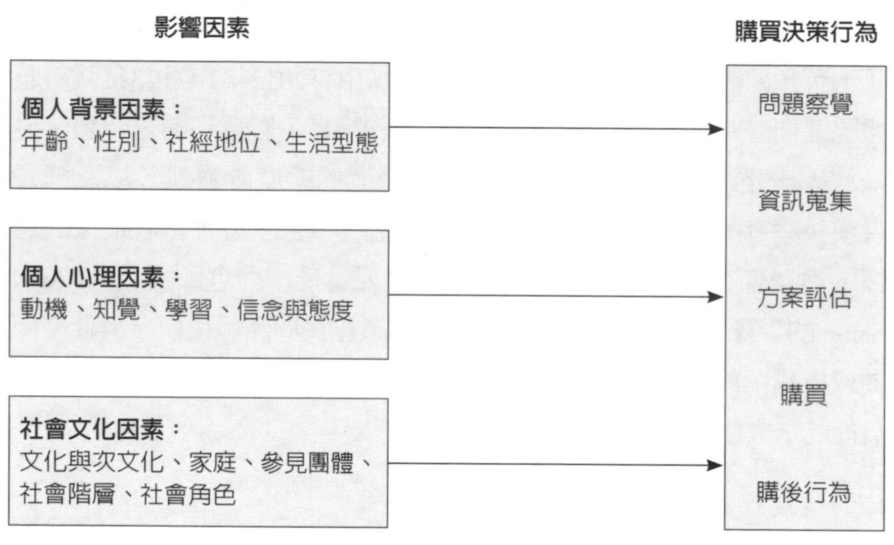

圖10-1　影響購買決策行為之因素

資料來源：曾光華（2006）。

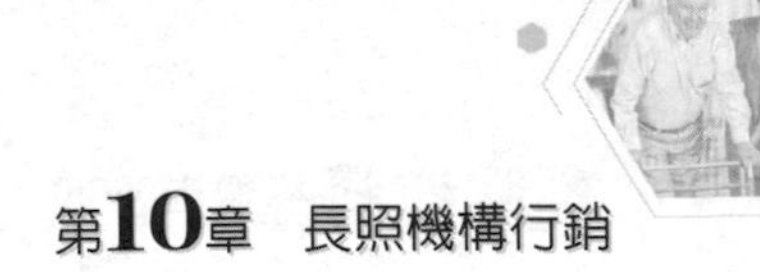

第二節　競爭者分析與競爭策略

爲了發展適合的行銷策略，機構負責人、主任或行銷主管應瞭解行銷整體環境、購買者（消費者）以及本節的焦點——競爭者。管理人員在辨認競爭者時，應該考量產業結構以及產品替代性。同時，基於企業的永續經營，潛在競爭者更不能忽略。

一、競爭者辨認之問題

競爭者之辨認將有助於發展競爭策略。基於「知此知彼，百戰百勝」之原則，在行銷之前，勢必對競爭者進行分析，以決定機構行銷策略之走向。競爭者辨認所應瞭解的問題參見**表10-2**。

二、產業結構與競爭者辨認

產業結構（industry structure）是指長照產業中的機構（或品牌）數目、各家廠商（或品牌）相對規模，以及產品差異化所形成的態勢（**表10-3**），它可分爲五類，分述如下：

表10-2　競爭者辨認應瞭解的問題

1.誰是我們經常性的競爭者？
2.誰是目前最主要的競爭者？
3.誰雖然不是最主要的，但千萬不可忽視的競爭者？
4.有哪些主要的、次要的替代品？
5.誰是最潛在的競爭者？他們來自何處？用什麼方式進入市場？
6.是否可以依競爭者的規模、策略、所在區域等，將他們分成不同的群體？

資料來源：曾光華（2006）。

表10-3　產業結構

產品＼主要廠商	許多家	少數幾家	一家
同質產品	完全競爭	完全寡頭壟斷	完全壟斷
異質產品	壟斷競爭	不完全寡頭壟斷	

資料來源：曾光華（2006）。

1.完全競爭（perfect competition）：係指某一產業內有許多廠商，而且都銷售同質產品（homogeneous product），在老人養護或長照產業中就是屬於此類特質，例如安養機構、慢性醫院、護理之家。

2.壟斷競爭（monopolistic competition）：在這產業中有許多廠商與消費者，由於消費者各有所好，因此廠商以銷售異質產品（heterogeneous product）來吸引顧客。例如五星級的護理之家，提供單人房及個別的護理看護。

3.完全寡頭壟斷（perfect oligopoly）：這是指某一行業內絕大多數產品都是由少數幾家大廠商提供，而且消費者認爲品牌之間沒有差異，故對不同品牌沒有特殊偏好。此種產品在長照機構如醫院附設護理之家很容易被辨認，所以各機構只有改進管理、降低成本，並增加服務來凸顯品牌。

4.不完全寡頭壟斷（imperfect oligopoly）：在這市場中，少數幾家大廠商提供絕大多數的產品，而消費者認爲這些產品存在著差異，因此有不同的偏好。不完全寡頭壟斷的企業對自己經營的、受顧客喜愛的產品具有壟斷性，可以制定較高價格以增加營利；競爭的焦點不是價格，而是產品特色。在長照機構中，有些護理之家因而形成護理、養護集團。

5.完全壟斷（monopoly）：又稱獨占，是指在一定地理範圍內只有一家機構供應產品，例如公營的長照機構。

三、替代品與競爭者辨認

(一)產品替代性之層次

產品形式雖然不同，經營形式與所屬產業性質也不同，但仍然可能是一個競爭者，例如養護中心與護理之家，因爲此兩種產品仍然有替代性。相較於從產業結構中去辨識競爭者，倒不如從產品替代性的角度來辨別競爭者的行銷導向。產品替代性有下列四種層次：

1.品牌競爭（brand competition）：品牌競爭是來自於一群提供相似產品功能與價格，以及針對相似市場目標的業者。

2.產業競爭（industry competition）：生產同種產品類別的廠商所帶來的競爭。

3.形式競爭（form competition）：有些產品的形式不同，但卻能夠產生替代作用。

4.一般競爭（generic competition）：所有爭取消費者花費的廠商皆是競爭者。

除此之外，機構管理者仍然要評估產品潛在的競爭者，因爲潛在競爭者可能以擴展市場、研發新產品、向後發展（如發展醫院）、向前發展（如發展日間托老）、購併（以提高價格）以及報復等方法來對機構產生威脅。

(二)競爭者分析之層面

在確認競爭者之後，接著要對競爭者加以分析，以瞭解你經營的機構威脅及機構優劣勢。競爭者分析的層面（**圖10-2**），以下逐項說明：

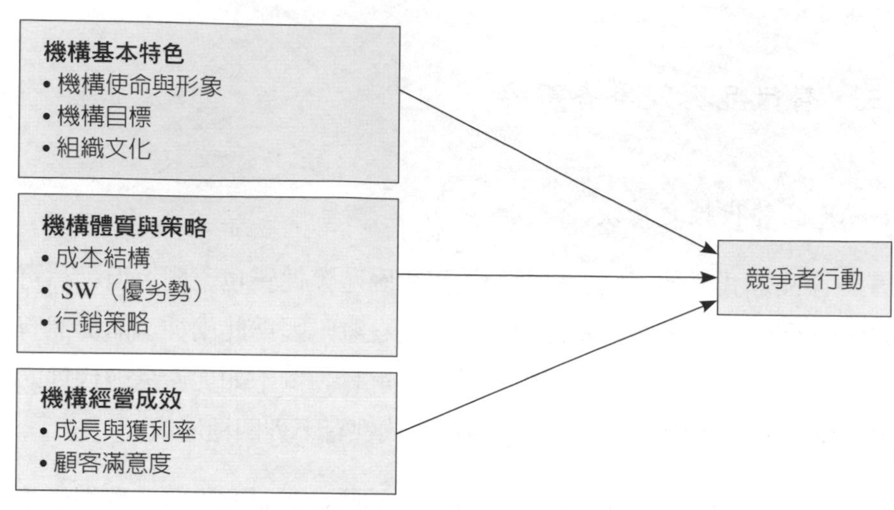

圖10-2　長照機構競爭者分析層面

資料來源：修改自曾光華（2006）。

1.機構使命與形象：機構使命與樹立的形象，往往左右經營策略的走向與機構基本精神，此資料可從公開（如網路、行銷宣傳手冊）或評鑑資料得知；另一方面可從消費者（如調查、訪問等）得知。

2.機構目標：此方面資訊，如對競爭者的床位數、占床率、獲利率等財務目標的瞭解。另外，技術及服務方案的規劃也是機構經營的目標策略。

3.組織文化：管理階層的背景、經歷以及由機構組織架構和人員所形成的組織文化，對行銷策略之制定有相當的影響力，尤其是機構在長照界的人脈與背景。

4.成本結構：商品的價格反映經濟因素、市場供需關係，以及消費者心理因素，而商品的價格會衝擊機構（企業）的成本。所以機構對服務的訂價會影響經營成本，而訂價則要得到消費者的認可。此外，對競爭者成本結構的瞭解有助於機構的行銷，更有助於預知對方的策略方向與競爭優勢，尤其是當競爭者採行低價策略時，更應瞭解對方的成本結構。固定成本與變動成本可以決定損益平衡，因此應該設法瞭解這兩種成本，如廠房和設備的投資、經常性支出等固定成本項目，以及勞工成本、原物料成本等變動成本項目。

5.優勢與劣勢：瞭解競爭對手的優勢與劣勢是發展行銷策略的關鍵，因爲這有利於相關主管在衡量自身的優劣勢之後，思考如何不與對方針鋒相對而讓我方居於不利地位，或是如何凸顯我方優勢以攻擊對方的弱勢等。競爭者優劣勢分析的架構相當多元，包含列舉主要的企業功能及其項目並逐項評估，或是以行銷管理程序爲起點。另外，波特（Michael Porter）提出的價値鏈觀念也可以作爲分析的工具。波特把企業內一連串的活動稱爲價値鏈（value chain），而每項活動都是可能的價値（即競爭優勢）來源。價値鏈有兩大活動，如**表10-4**所示。

6.行銷策略：競爭者選擇進入哪些目標市場（包含以地理區域、人口統計變數及心理變數等劃分的市場）？針對這些市場的產品定位是什麼？爲什麼選擇這項目標市場與定位？競爭者的產

表10-4　波特的價値鏈分析

支援性活動	機構的基礎建設（如財務、企劃）					邊際利潤
	人力資源管理					
	技術發展					
	採購					
主要活動	內部後勤補給	營運作業	外部後勤補給	行銷與銷售	服務	

資料來源：曾光華（2006）。

品特性是什麼？相對於其他品牌有何優缺點？價格、通路及推廣的策略是什麼？競爭者這些行銷策略與其他企業功能如何搭配？除了目前的策略，企業或機構也要瞭解競爭者過去的策略或未來可能引用的策略。

7.成長與獲利率：占床率及市場占有率是評量長照機構經營策略成效的指標。因此，瞭解競爭者的獲利能力將有助於瞭解競爭行爲。

8.顧客滿意度：顧客對競爭者有多少滿意度、有何滿意，以及有何不滿意的服務內容？此外，爲什麼？這一連串問題將有助於瞭解競爭者的策略方向，以及調整機構之經營方向。

第三節　市場區隔

市場區隔就是劃分市場所使用的判別標準，在消費者市場，尤其是應用於長照機構。區隔變數（segmentation variables）可以分爲四大類：地理、人口統計、心理屬性及行爲（**表10-5**）。

機構行政主管或行銷人員將市場加入區隔之後，接下來便要評估區隔出來的市場有沒有用。其評估要考量市場區塊的異質性、評估指標之可測量性、市場潛力的足夠性、市場可接近性及市場可實踐性。如此一來，市場的區隔才能讓行銷人員有效發展策略來影響消費者。

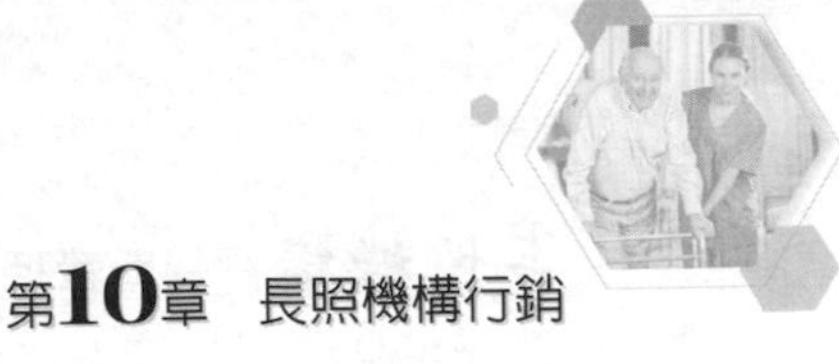

表10-5 長照機構消費者市場區隔變數

區隔變數	解釋／舉例
地理變數	1.氣候：台灣的氣候依四季變化、雨量形成的區隔，如溫暖、溼冷等。 2.鄉鎮規模與人口密度：依城鄉規模及人口密度的區隔，如都會、鄉鎮、偏遠地區等。 3.區域：依據地理區塊劃分，如北部、中部、南部與東部地區。
人口統計變數	1.性別：市場分為男、女兩大類。 2.年齡：青老年（65～75歲）、中老年（75～85歲）、老老年（85歲以上）。 3.家庭所得：如月收入五萬以下、五萬至八萬、八萬至十萬、十萬以上。 4.職業：成年子女的職業，如藍領、工商業、軍公教等。 5.教育：成年子女的教育，如國中以下、國高中、大專、研究所以上等。
心理屬性變數	1.人格特質：以一個人的性格區隔，如自信、樂觀、孤僻、退縮等。 2.生活興趣：以一個人的休閒習慣區隔，如好戶外活動、靜態活動等。 3.價值觀：以消費者根深柢固的信念來劃分，如依賴型、被迫型、自顧型。
行為變數	1.時機：以使用產品的時刻，如日間托老、養生村、安養型、養護型。 2.使用率：依據購買頻率與數量來劃分，如不會使用、部分使用、完全使用等。 3.反應層級：將消費者對長照機構服務性質分為瞭解、有意入住、必須入住等。

資料來源：作者整理。

第四節　品牌經營

品牌（brand）是由機構名與其所設計的標誌組成，以與競爭者區別。品牌名稱（brand name）可以是經由語言及文字表達，例如國泰醫院、長庚養生村、護理之家等。品牌標誌（brand mark）則包括符號、圖案設計或特殊的文字等，它較難透過言語表達，多憑肉眼辨別，例如麥當勞的金黃色拱門、Nike的✓等，品牌也是一種核心能力，最重要的呈現是以產品、研發與技術導向的觀念。品牌若向有關單位登記註冊，而讓註冊廠商對該品牌有獨家擁有權與使用權，則該品牌就成了商標（trademark）。

以上說明只是針對品牌的形式，品牌還可以利用四大構面來分析：屬性（attributes）、功能（functions）、利益（benefits）、個性（personalities），簡稱AFBP（**圖10-3**）。

就是因爲品牌有個性，它才能成爲重要的競爭武器，也具有非凡的價值，甚至品牌也代表了一家企業的文化。世界知名品牌都是被視爲企業重要資產，均經過長期的細心經營，而形成了今天的強烈個性與市場地位。

品牌管理的重點在於創造品牌識別（brand identity），也就是爲品牌建立特色，讓消費者能夠輕易區分該品牌與其競爭者的差異。業界常以一套吸引人的與衆不同的符號意義，如logo，以讓消費者能有效識別。品牌識別不應只有感官上的區別，它最好能讓消費者理解品牌的精神與利益而產生認同。因此，品牌對消費者的功能有濃縮資訊與協助辨識，提高購買效率，提供心理保障。

一個好的品牌名稱與標誌設計，多少有助於消費者記憶與理解品牌。品牌命名與設計之原則最好配合目標市場的特性；能夠暗示產品的特性、品質或利益等，好念好記，順口醒目；避免不當諧音以及合法性。

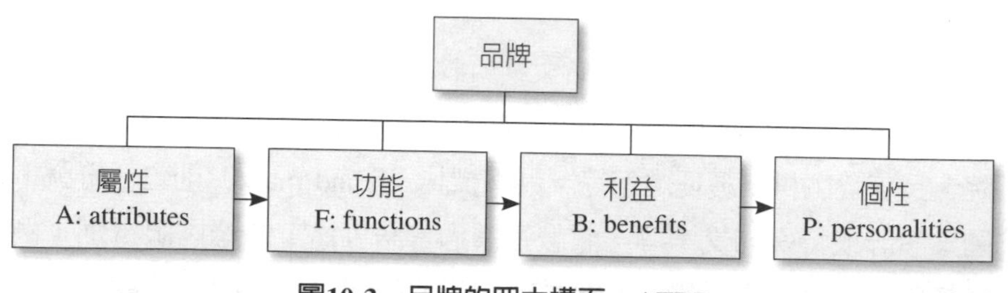

圖10-3　品牌的四大構面：AFBP

資料來源：曾光華（2006）。

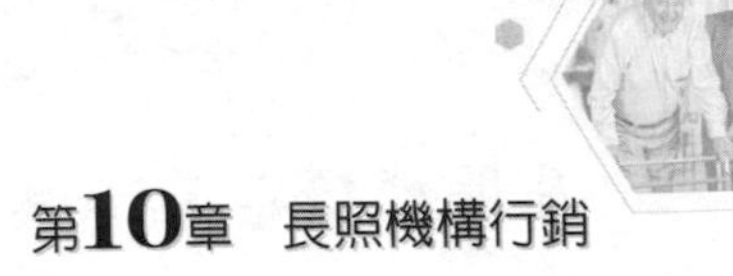

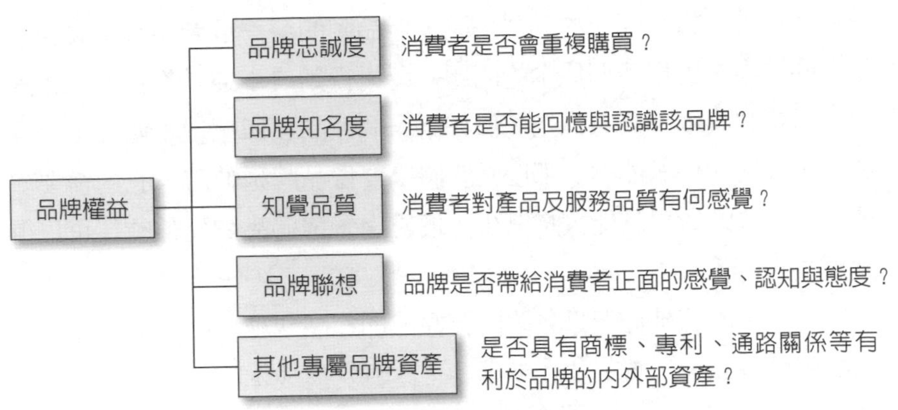

圖10-4 品牌權益的來源

資料來源：曾光華（2006）。

一個品牌是否具價值，並不是由企業來認定，而必須由顧客的角度來判斷，也就是所謂「顧客基礎的品牌權益」（customr-based brand equity），進一步來說，也就是品牌權益。品牌權益的來源有品牌忠誠度、品牌知名度、知覺品質、品牌聯想及其他專屬品牌資產（**圖10-4**）。

第五節 運用四個成本建立核心能力

Stalk等人（1992）以「核心能耐」（core capability）來擴大和核心能力（core competence）的一種觀念，核心能耐不只是研發部門（R & D）或技術的部分，還包括了公司各個可能核心能力的來源。以品牌爲例，核心能耐是一個解決三個內隱交換成本的良好基礎，例如，市場知名度、低道德危機成本、與客戶建立的專屬資產等。這些內隱交換成本可以幫助延伸產品及移轉。因此，只要延伸產品的外顯單位效益成本不要輸對方競爭對手太多，基本上，品牌延伸成功機率還是相當高的。對大部分的公司來說，新品牌的第一個產品因爲要花非常高的成本來處理四個成本的問題，所以行銷成本通常都很高，相對地，所得利潤就不高。但是，假如第一個產品在四個成本處理上已經建立了長期的核心能力，那麼當它將來要做品牌延伸時，它所需要處理四個成本的費用就能大量減少，換言之，透過品牌延伸往往可以得到更多的利潤。

當然，品牌延伸還是有陷阱存在，即在品牌延伸的產品和原來產品的屬性差異太大時，往往就會產生內隱交換成本不一定能夠順利移轉的情況。所以，要以品牌延伸爲公司取得超額利潤時，必須特別注意品牌延伸出來的新產品跟原來品牌的產品線是不是可以一致，這是非常重要的。例如，國泰醫院來做長照服務會比國泰產物保險在內隱交換成本來得有優勢。

第六節　服務行銷管理

服務有很多分類的方式。以服務人員及顧客之間的接觸程度劃分，可以分爲高接觸服務（如醫療、餐飲、家教）與低接觸服務（如郵政、洗衣、汽車維修）。以顧客關係的角度劃分，有會員制及非會員制的服務。依照人力密集程度，又可分爲設備導向服務（如電影、貨運、無人銀行）與人員導向服務（如美容、律師、教育）等。長照機構的服務是屬於高接觸的服務及人員導向服務。如以活動性質及服務接受對象來分，長照機構的照護服務是人爲服務對象，其活動性質更是有形的行動（**表10-6**）。而服務更是一種機構組織，代表員工與顧客之互動關係（**圖10-5**）。

表10-6　以服務活動性質及服務接受對象分類

服務活動性質	服務接受對象	
	人	物
有形行動	**人的處理：** 1.理髮美容 2.護理醫療 3.旅館 4.餐廳	**物品的處理：** 1.耗材運輸 2.洗衣 3.用具維修 4.環境清潔
無形行動	**心理刺激的處理：** 1.教育 2.心理治療 3.藝術 4.管理顧問	**資訊的處理：** 1.會計 2.法律 3.保險 4.研究

資料來源：曾光華（2006）。

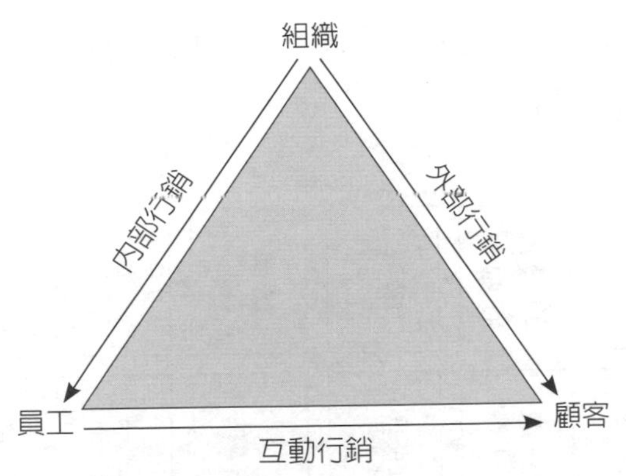

圖10-5　服務三角形

資料來源：曾光華（2006）。

互動行銷（interactive marketing）則是指服務人員以專業知識及互動技巧，爲個別消費者提供服務。在互動過程中，消費者除了重視服務成果，還關心服務人員的禮貌與熱誠等。因此，服務人員必須注重與服務成果息息相關的技術品質（technical quality），如照護技術等，同時也須注意功能品質（functional quality）的發揮，如保密道德、談吐與關懷等。

服務三角形的觀念考慮了服務的不可分割特性，跳脫了傳統行銷的範疇（即外部行銷），提出一個更完整的觀念架構供服務行銷管理參考，它的重點是消費者對服務的品質觀感與滿意度。品質一再被證明與顧客滿意度及忠誠度有關，因此服務品質是業者的管理重心。

服務過程的管理可以借助服務藍圖（service blueprint），即利用流程圖描繪出服務過程及過程中的人、事、物與工作事項，以便能找出可能的差錯，並方便掌控服務進度；它也是用來因應服務易變性所帶來的品質波動問題。服務藍圖的形式因服務性質而異，**圖10-6**顯示某護理之家的服務藍圖，圖中標示了前場的服務步驟及相關的實體環境，以及每個步驟在事先或過程當中所涉及的工作重點與負責人等。工作重點中的每一個項目都是護理之家服務可能出錯的根源，因此必須特別重視與加強管理。

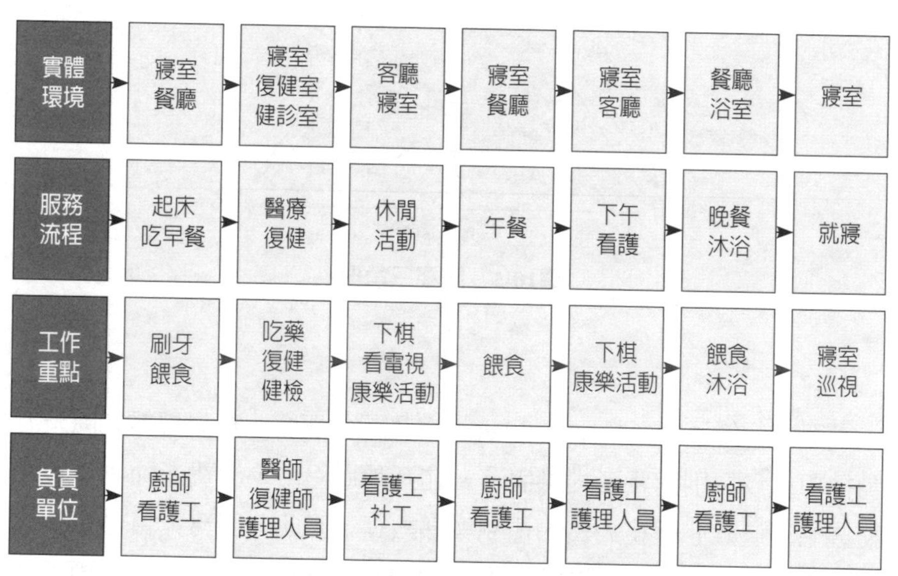

圖10-6　服務藍圖：以某護理之家為例

資料來源：作者整理。

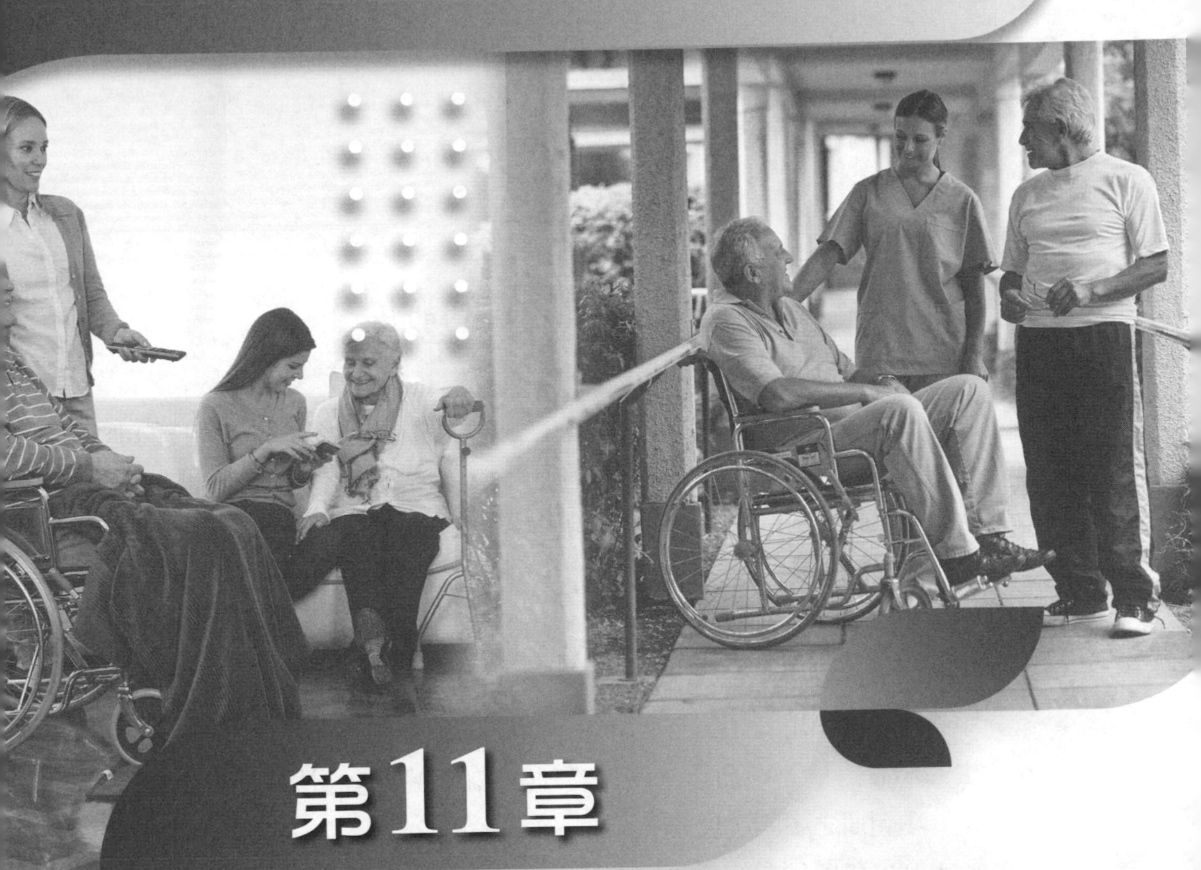

第11章

長照機構評鑑

- 台灣護理之家的發展
- 評鑑制度與政府補助
- 護理之家的評鑑作業——以111年度為例
- 長照機構的評鑑準備
- 附件11-1　111年度長瑞護理之家評鑑簡報範例

第一節　台灣護理之家的發展

從鉅視觀點來檢視當代台灣的社會變遷，隨著醫療、科技的進步，再加上國人平均壽命不斷的延長、家庭結構與型態的蛻變，以及非典型的婚姻和生育模式，指陳出來的是高齡與少子女之互為拉扯所產生的牽動影響，已然是預伏了台灣地區所不可迴避的人口海嘯危機。概要地說，在新生以及死亡這兩者人數不斷地拉近差距的情況下，一方面導致了台灣老年人口和失能人口比率的攀升，以至於讓有照護需求的使用者相對有所增加；而少子女的家庭結構及其所可以增生的照護能量，則凸顯了關於護理之家組織型態的快速發展，實乃是一項預期之中的發展後果（intended consequences）（**表11-1**）。對此，1991年所頒布的「護理人員法」，是讓護理之家的設立有了法源依據，並且在1998年的長期照護三年計畫裡，政府大量輔導護理機構的設置，這除了讓護理之家的數量在短時間內得以迅速成長外，也產生了偏向於市場競爭而來的經營管理與治理危機。以上即為本節論述的重點。

表11-1　護理之家賡續發展的演變歷程

年代別	事項內容
1991年	公告「醫療發展基金申請作業要點」，鼓勵民間設置慢性病床，並透過實驗計畫方式委託耕莘醫院試辦第一所由醫療機構附設經營的「護理之家」
1993年	頒布「護理機構設置標準」，首度法定三類長期照護性質的護理機構（包括護理之家、日間照護、居家照護機構），並且可以透過機構評鑑來維持護理之家的服務品質
1995年	開辦全民健保之後，將長期照護給付的範圍擴大至護理之家
1996年	辦理「呼吸器長期依賴病患居家與機構式照護服務」

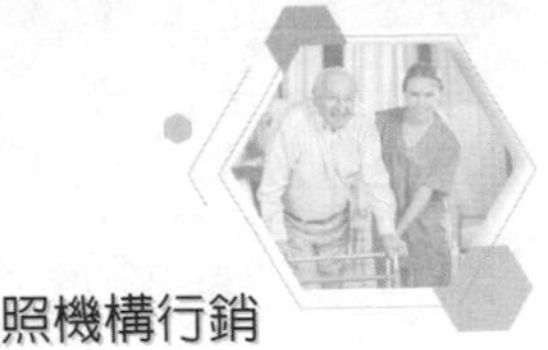

（續）表11-1　護理之家賡續發展的演變歷程

年代別	事項內容
1997年	「老人福利法」修法內容包括訂定長期照護相關的三類機構為「長期照護機構」、「養護機構」和「服務機構」（日間照顧、臨時照顧、在宅服務等）
1998年	行政院提報「老人長期照護三年計畫」，計畫目標係以發展居家社區式照護為主和機構式照護為輔
2004年	推行「照顧服務福利及產業發展方案」，鼓勵非營利團體及民間企業共同投入照顧服務體系
2007年	推行「長期照顧十年計畫」充實提升服務人力，拓展整備服務資源，強化服務量能，保障民眾獲得多元連續性服務
2016年	頒訂「長期照顧服務法」，長照進入法制化，賡續規劃「長照保險法」

資料來源：作者整理。

總之，扣緊台灣地區長期照護的發展進程來看，相關研究指陳之困境問題，包括：

1.長期照護業務分屬社會福利與衛生行政體系，統籌、協調與管理困難。

2.供需失衡，人力與設施資源嚴重欠缺。

3.居家與社區服務支持匱乏，無法落實居家化與社區化的照顧理念。

4.家庭照顧者獨撐長期照顧責任，負荷至鉅。

5.長期照護病人超長占用急性病床，浪費急性醫療資源。

6.全民健保支付制度給付慢性病床，並未嚴格控制急性病床的住院日，助長超長占用急性病床的問題，並導致偏好使用機構服務的後果。

7.未立案安養中心林立且快速增長，品質堪慮。

8.長期照護機構規定與標準設立不當，又分屬不同行政體系，造成多類機構功能混淆不清，規定不一，發展與管理不易。

9.缺乏制度化的財務支持，造成個人與家庭的經濟危機。

10.衛生行政體系核准大型機構設立，引導我國長期照護朝向機構化、集中化趨勢發展，不僅與世界主要國家方向背道而馳，亦無法增加功能障礙者獨立自主的生活能力（吳淑瓊等，1998），而這也鋪陳出機構型態的護理之家其市場區隔和經營管理論述的必要。

第二節　評鑑制度與政府補助

評鑑之目的有四：(1)提升機構服務品質；(2)保障機構中住民的權益；(3)評鑑結果的公開，讓民衆有選擇的依據；(4)提供主管部門作爲未來擬定政策的參考。評鑑之核心價值在於輔導，其功能爲：(1)協助診斷機構問題、改善機構之困境；(2)協助知能及服務態度等品質的提供；(3)建立輔導機制以利日後的輔導。

台灣長照機構評鑑制度之發展依不同體系有其不同的建制，例如在社政體系依「老人福利法」，每三年評鑑一次，期間在1996～1997年，內政部針對老人之家（仁愛之家）進行評鑑，1997年「老人福利法」修法確立主管機關之輔導、監督及評鑑等機制，建立老人福利機構評鑑制度。2000年進行老人福利機構評鑑，2005年委託長照協會研擬長期照顧機構評鑑指標，2007年進行財團法人機構評鑑。身心障礙福利機構依「身心障礙者權益保障法」每三年評鑑一次，在1990年進行內政部第一次評鑑，2007年指標修訂，將適用機構分列。

在衛生體系，護理之家依「護理人員法」，每三年評鑑一次，1999～2003年委託長照協會進行普查，2009年首度委託民間團體辦理評鑑。精神護理之家，依「護理人員法」定期評鑑，2007年開始進行訪查。

榮譽國民之家隸屬退輔體系，依行政命令，每三年評鑑一次，

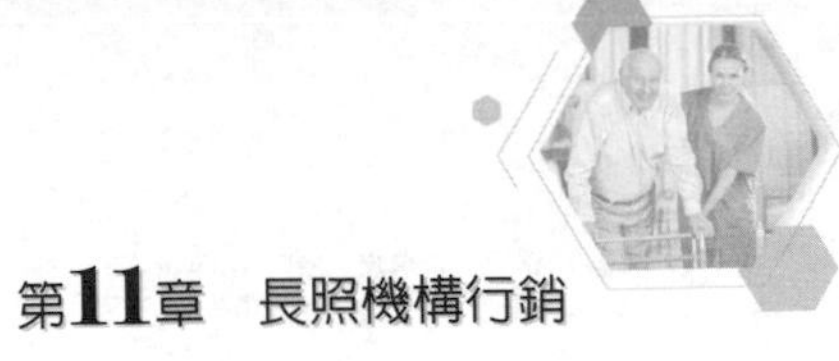

2002年開始進行榮家評鑑。

此三種體系納入長照機構在評鑑指標共同面向有：(1)行政組織及經營管理；(2)人員（機構）管理；(3)生活照顧及專業服務；(4)環境設施及安全維護；(5)權益保障；(6)改進創新及其他依老人福利相關法規規定。然老人福利機構則加增一項經評鑑小組決議之評鑑項目。

長照補助對象爲經照顧管理專員評定有ADL或IADL需他人協助之失能者，包括：(1)65歲以上老人；(2)55歲以上山地原住民；(3)50歲以上之身心障礙者；(4)IADL失能之獨居老人。

一、弱勢住民依賴補助

在護理之家的住民，由於多半患有重大疾病或無法康復之病症，須長期仰賴護理人員照顧及復健治療，一般家庭多無法負擔龐大的照護費用。因此，在民間護理之家的住民有近半須依賴政府補助，間接影響機構營運生機。

二、評鑑優劣牽動補助

當長照機構在面對政府部門的評鑑時，無不戰戰兢兢針對評鑑項目著手將機構不足部分盡可能改變，以符合評鑑標準，即使每次評鑑項目有很大出入，但受評機構仍會盡可能達成評鑑項目之目標，以符合政府評鑑項目及其標準。因爲評鑑關係著補助，政府部門爲能管理各項社會福利機構及長期照護機構，不論是PO組織或NPO組織，政府都是以評鑑來評斷其經營好壞，連帶影響機構是否能夠繼續經營，或還有改進之處。評鑑未過則牽動著無法補助，而受傷最大的卻是住民，本已習慣一機構，卻又因政府法令更改，因而造成無法符合評鑑標準，使得住民必須遷移其他機構居住。

如果在平時機構能將評鑑生活化、制度化及平常化，一切制度均依評鑑項目內容而運作，一旦面臨評鑑時，不須應付評鑑即著手彌補靜態資料之不足，將評鑑項目內容視爲常態，這樣機構才能從容面對評鑑（黃明發、王順民，2011），101～103年度（2012～2014年）共計有460家一般護理之家接受評鑑，合格者計430家，不合格者計30家（衛福部，2016）。

第三節　護理之家的評鑑作業——以111年度爲例

台灣地區的護理之家開始於1991年「護理人員法」的公布實施，其中第十四條規定：「爲減少醫療資源浪費，因應連續性醫療照護之需求，並發揮護理人員之執業功能，得設置護理機構。」亦即，正式藉由法律賦予護理人員得以經營護理機構的開業權（蔡淑鳳、吳濟華，2006）。

事實上，最初護理之家的設立乃是醫院的附設單位，設立的原因也是爲了不浪費醫療資源，同時讓罹患慢性病且須長期護理之病人、出院後須繼續護理之病人，以及產後須護理之產婦及嬰幼兒等等有醫療照護需求的民眾，可以在此得到周延的照顧服務。但是，邇後大量湧現的護理之家，除了是回應時代變遷所必然的發展趨勢外，護理之家本身經營管理制度的好壞，也會影響醫療保險制度的良窳，特別是從過去到現在護理之家既存的各種制度運作失靈現象，點明了護理之家從管理到治理隨之而來的發展性危機，的確有需要藉由評鑑機制的設計，達到品質控管的專業責任。

基本上，根據「護理人員法」第二十三條之一第一項的規定：「中央主管機關應辦理護理機構評鑑。直轄市、縣（市）主管機關對轄區內護理機構業務，應定期實施督導考核。」因此，對於護理機構所進行相關的評鑑作業，實則有其依法行政和依法辦理的必要，特別是標舉諸如用以促進護理之家的安全、專業與舒適品質；藉此提供民眾選擇護理機構的參見；以及作爲政府優先獎補助之參見等等的評鑑目的。

而「護理機構評鑑辦法」第6條第1項規定：「中央主管機關應按護理機構類別，依下列規定，辦理評鑑工作：一、訂定評鑑項目之評鑑基準。二、訂定評鑑作業程序。三、辦理評鑑說明會。四、進行評鑑，並作成評鑑紀錄。五、召開評定會議，議決評鑑結果。六、公告評鑑結果、有效期間及其他相關事項。」

衛生福利部爲規範111年度一般護理之家評鑑之相關作業事項，特依「護理機構評鑑辦法」第6條規定訂定了作業程序。

1.辦理一般護理之家評鑑之目的如下：
  (1)評量一般護理之家效能。
  (2)提升照護服務品質。
  (3)提供民眾一般護理之家選擇。
2.評鑑方式：以「實地訪查」方式進行評鑑。部分項目由評鑑委員於實地訪查前進行線上查核審閱，並於實地訪查時確認。但個案照護紀錄個人資料，請機構於實地訪查當日提供。
3.評鑑委員：
  (1)由衛福部聘請醫護、管理與環境安全專家學者及具護理機構實務經驗者爲評鑑委員；經衛福部核定後之評鑑委員，需參加評鑑委員共識會，始能進行評鑑作業。
  (2)評鑑委員應依相關法規規定，遵守利益迴避原則；對評鑑工作所獲悉之各項資訊，應負保密義務，除法規另有規定外，不得洩漏。
4.評鑑對象：符合以下任一款情形之一般護理之家：
  (1)在評鑑合格效期內，評鑑合格有效期間至111年12月31日止者。

(2)新設立或停業後復業，尚未接受評鑑，自開業或復業之日起至111年5月31日止滿1年者。

(3)108年至110年間接受評鑑結果為不合格，且111年不在評鑑合格效期，應再次接受評鑑者。

(4)原評鑑合格受撤銷或廢止處分者。

(5)一般護理之家於同一場所連續經營期間內，其負責人有變更者，各負責人任職期間應合併計算。例如某一般護理之家經前次評鑑結果為不合格後，更換負責人並於同一場所連續經營，則仍屬前面第(3)點前次評鑑結果為不合格之情形。

第四節　長照機構的評鑑準備

評鑑準備是長照機構依主管單位或縣市政府之評鑑指標，由縣市政府排定評鑑時間後，將準備資料納入文書檔案，並製成冊，以作為評鑑準備。此時要注意機構準備之文件當時文件追溯期間，例如消防設備檢修申報書、建築物公共安全檢修申報書等。

在檢證文件檔案後，機構應要以評鑑指標成立評鑑小組（可由機構人員及外聘人員組成），接著自評以完成內部評鑑（internal evaluation）。有效的評鑑應分為兩部分：一是行政機關的準備，另一是受評機構的準備。

一、行政機關的準備

行政機關展開評鑑之準備影響整個評鑑的流程與結果，具體的準備包括與評鑑機關建立良好的溝通，告知機構評鑑重點與過程（一般皆會上網公告），溝通評鑑流程，要求機構於公告期限內填寫基本資

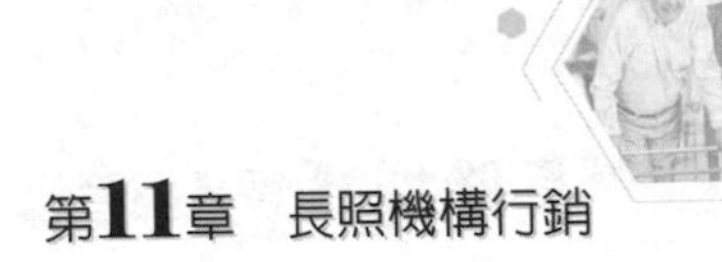

料表與自評表，並由直轄市、縣（市）衛生局進行資格審查。此外，行政機關會要求機構不要準備額外資料，並彙集各機構之意見提出說明，進行評鑑委員座談，闡述評鑑重點，建立評鑑委員之共識，以完成評鑑之準備工作。

二、受評機構的準備

受評機構要先設置評鑑小組，再依「評鑑作業程序」之指標完成檔案製作，最好能以照片作爲活動過程之佐證資料，完成內部自評，進行檢討，以平常心等待實地訪視，虛心檢討評鑑結果以作爲日後改革依據。

(一)112年度一般護理之家的評鑑基準

A.行政組織、經營管理與服務對象權益保障

代碼	基準	基準說明
A1行政制度及人員管理（3項）		
A1.1	機構負責人實際管理行政作業與照護品質	1.機構負責人專任且於機構投保勞健保、提撥勞退金。 2.機構負責人參加衛生福利部辦理之當年度機構評鑑說明會。 3.機構負責人參加行政管理或品質管理相關研習課程每年至少4小時。 4.機構負責人實際管理機構行政與照護品質，並留有紀錄或相關佐證資料（如親自規劃年度計畫、主持品質管理檢討會議、意外或緊急事件處理檢討會議、家屬說明會、勞資會議等之紀錄）。
A1.2	專任人員配置及急救訓練情形	1.護理人員設置及資格符合相關法規。 2.照顧服務員設置及資格符合相關法規。若聘有外籍看護工，其人數不超過全數照顧服務員1/2。 3.社會工作人員設置及資格符合相關法規。 4.最近3年內專任工作人員之聘用無違規紀錄〔違規紀錄請直轄市、縣（市）政府提供〕。 5.現職每位專任護理人員、照顧服務員、營養師、藥師、復健治療師及社工人員，具有BLS急救訓練證照，且在效期內。

代碼	基準	基準說明
		6.護理人員及照顧服務員人力配置分別達設置標準之1.4倍（休假係數）以上。
A1.3	意外或緊急事件處理流程及執行情形	1.護理人員、照顧服務員及社工人員，應完成意外或緊急事件預防及處理（含緊急就醫）之教育訓練。 2.對意外或緊急事件進行檢討、分析，提出具體改善措施，有後續處理紀錄。
A2服務對象管理及權益保障（2項）		
A2.1	防疫機制並落實執行及檢討改善	1.機構內所有工作人員應完成傳染病及群聚感染事件預防及處理流程之教育訓練。 2.對傳染病及群聚感染事件進行檢討、分析，提出具體改善措施，有後續追蹤紀錄。 ※下列3.至6.為試評（本年度免計分，列為未來年度評鑑）： 3.訂有新興傳染病疫情或群聚感染事件發生之應變計畫，每年至少檢視修訂1次。 4.依規定繕造、提報流感疫苗等預防接種名冊，並配合政策施打疫苗；未施打疫苗者之原因，留有紀錄。 5.具有鼓勵服務對象與工作人員接種疫苗之策略。 6.符合公費流感疫苗接種資格之服務對象與工作人員，實際接受流感疫苗接種率達80%（排除經評估具接種禁忌症不宜接種者）。
A2.2	推動安寧緩和療護及病人醫療自主權	1.工作人員含護理人員及社工人員應完成安寧緩和療護及「病人自主權利法」之教育訓練。 2.對住民或家屬提供安寧緩和療護、「病人自主權利法」相關資訊，有實際作法，或有實際案例。

B.專業服務與生活照顧

代碼	基準	基準說明
B專業服務與生活照顧（3項）		
B1	住民服務需求評估及確實依評估結果執行照護計畫	1.護理人員應完成全人評估之教育訓練。 2.依據入住評估作業規範，72小時完成個案身體（含疼痛）、心理、社會需求與高風險傷害（跌倒、壓力性損傷）等整體性評估，並每三個月再評估。 3.依據個案評估之照護問題，擬定符合個案需求之照護計畫及目標，並定期進行評值及記錄。 4.需適時進行新入住住民適應評估與輔導措施，並追蹤相關措施執行後之成效，進行評值與記錄。 5.依據住民需求適當照會跨專業團隊成員，且整合團隊意見，作出紀錄（含後續如何照護之結論）。

代碼	基準	基準說明
B2	提供住民整合性照顧，並定期檢討執行成效	1.應追蹤各跨專業團隊（含醫師、藥師、營養師、治療師、社工等）之照會結果與後續措施執行（如用藥調整、個別化飲食、活動指導、適應評估及處遇等）之成效，並落實各項照會後的個案照護執行與記錄。 2.規劃辦理符合住民需求之個別或團體活動，可涵蓋動態、靜態或輔療活動，並留有紀錄。 3.訂有協助及鼓勵個案預防或延緩失能之相關規範，並視個案需求由跨團隊共同擬定及執行照顧計畫。 4.護理人員定期或依住民需要召開專業聯繫會或個案討論會並有紀錄。
B3	訂有品質監測指標，並定期檢討執行成效	1.訂有品質監測指標：(1)跌倒；(2)壓力性損傷；(3)約束；(4)感染；(5)非計畫性轉急性住院；(6)非計畫性體重改變等。 2.依系統回饋品質指標（每月、每季、每年）統計資料分析，針對超過閾值之指標需提出有效改善措施（如：實證、文獻、標竿……）。 3.定期召開單位品質會議，依監測結果修訂年度閾值。

C.環境設施與安全維護

代碼	基準	基準說明
C環境設施與安全維護（4項）		
C1	緊急災害應變計畫及作業程序符合機構及住民需要並落實演練	1.對於火災、風災、水災、地震及停電等緊急災害，訂有符合機構與災害特性需求之緊急災害應變計畫與作業程序。 2.火災應變計畫應針對大夜班有限人力下無法如白班自衛消防編組分工之事實，提出簡化可行之火災時緊急應變作業事項。 3.火災情境設計應納入縱火及機構之下方樓層或相鄰場所（非機構立案面積場域）起火而可能被波及之火災應變計畫內容。 4.每半年應實施緊急災害應變演練2次，至少包括複合型緊急災害應變演練一次及夜間火災演練一次，並有演練之腳本、過程、演練後之風險辨識檢討會議及檢討修正方案。
C2	疏散避難系統及等待救援空間設置	1.出入口、走廊、樓梯間及供通行之防火門等動線，應保持暢通無障礙物，機構依避難安全需求，於易被堆積物品之動線作標示或告示。 2.避難逃生路徑為雙向（其中具備一座安全梯及兩條避難逃生路徑）。 3.設置無避難障礙之逃生路徑，防火門應保持關閉，或能與火警自動警報設備連動而關閉，且不需鑰匙即可雙向開啓。

代碼	基準	基準說明
		4.各樓層設置兩處以上不同方向的等待救援空間，並應於各層出入口、梯間張貼符合比例、方位，可供消防搶救辨識之圖面（應註記現在位置、消防栓箱、等待救援空間等）。
C3	訂定符合機構及住民需要之疏散避難策略及持續照顧作業程序，並落實以風險辨識與溝通作業為主之緊急應變教育訓練	1.各層應具有二個以上不同避難逃生路徑；大廳、玄關或主要出入口張貼足供內部人員及訪客參考之逃生避難圖。 2.防火管理人須全程參與衛生福利部辦理之研習課程。 3.安排機構管理人、防火管理人、護理人員、照顧服務員（含外籍照顧服務員）參與災害風險辨識溝通及防火管理種子人員之教育訓練，並落實應變救援能力。 4.明確訂定各樓層住民疏散運送之順序與策略，及關照持續照護需求。 5.依火災情境需要及設施、設備與空間配置條件，針對起火樓層、非機構之下方樓層或相鄰場所起火時，訂有水平避難與就地避難之時機、策略與操作方式。
C4	災害情境緊急應變符合機構需要之情境式火災風險辨識與溝通，並依情境實地抽測演練	1.訂有符合機構特性，包含風險因子辨識及脆弱度分析，且合理可行；並針對大夜班人力與照明條件等時限性、可及性之應變作為，有另行完成之夜間適用的演練計畫。 2.演練人員（含護理／外籍照顧服務員）應在災害急迫的模擬情境環境下（如起火住房及區劃空間內），執行以下緊急應變作業： (1)實際操作機構內因應演練測試所需之防火避難設施、消防安全設備及緊急應勤裝備。 (2)正確啟動自衛消防編組、執行初期緊急應變（RACE）、手提滅火器限縮火災範圍、合宜疏散策略及持續性雙向的即時通報與指揮作業。 (3)確認起火空間過程中，應隨手關閉所經過的防火區劃防火門。 (4)整體情境式演練測試，演練人員應有即時溝通確保住民安全及持續照護品質。 備註：演練過程若發生以下六點其中的一點，即可被判定爲該項演練不合格： (1)判定該人員在夜間火警現場所做的動作，即使認眞努力／拼死拼活，但卻會造成住民的重大傷亡。 (2)現場指揮官站在火場都不移動，漠視火煙不能控制下的迫害與威脅，自以爲可以成功應變。 (3)未能評估起火住房內住民人數過多的事實，費盡力氣把其中一／二位住民移往遠處待援空間，忘記關閉避難動線通道上之防火門，而釀成住房內其他住民無法救援，並讓火煙波及侵害住房外空間及其他住民。

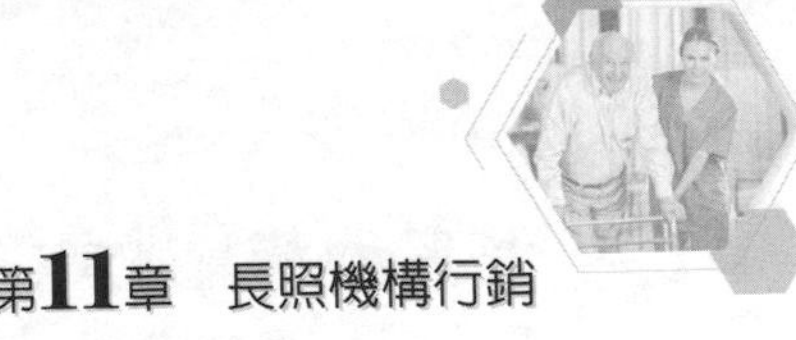

代碼	基準	基準說明
		(4)應變人員無法正確辨識火場資訊而做出適當的研判，反而一味往可能已被火煙波及區域避難。 (5)未操作或不會操作設施及設備。 (6)由消防承包商操作消防設施或設備，而非由參演人員操作。

D.創新改革

代碼	基準	基準說明
D創新改革（2項）		
D1	創新或配合政策執行	1.配合（參與）政府其他政策或試辦等相關計畫。如：取得行政院環境保護署室內空氣品質自主管理標章，或主動公開揭露室內空氣品質監測結果、經衛生福利部疾病管制署列為愛滋感染者照護示範機構或友善機構，或有實際收住愛滋感染者等。 2.主動創新成效具體。如：人力留任、實證應用、國內外交流或參訪等。
D2	完成設置自動撒水設備及119火災自動通報裝置	1.機構已完成設置自動撒水設備。（加分項目） 2.機構已完成設置119火災通報裝置。（扣分項目）

評鑑之目的主要是讓機構將平時的準備，保持原味呈現給當天的評鑑委員訪評，再依評鑑結果提供改進建議，進行改革或改善，以提升住民之照護品質，落實長照福利之目標。所以長照機構應建立自我評鑑制度，定期進行自評，再找外聘專家診斷、檢討，以利機構朝向高品質發展，達到永續經營，落實老人尊嚴之老人福利目標，才是經營者應有的態度。

(二)評鑑作業程序

下列的評鑑作業程序列出了作者所經營的其中一間護理之家，平日時分組年度計畫表範本，及參與112年度評鑑所準備之資料，內容包括去年度評鑑應改善事項、機構簡介、SWOT分析、團隊照護、工作配置、住民活動剪影、創意照護以及機構未來發展。

爲了落實評鑑之功效，長照機構除了透過自我評鑑機制、專家實地訪視結果報告外，爲了達成永續經營目標，經營者可以SWOT分析作爲經營策略的參見，以精進經營之功效。

◆評鑑成績核算及評等原則方面

1.評鑑基準共分4大面向14項：

(1)A.行政組織、經營管理與服務對象權益保障：5項。

(2)B.專業服務與生活照顧：3項。

(3)C.環境設施與安全維護：4項。

(4)D.創新改革：2項。

2.配分比例：

(1)A.行政組織、經營管理與服務對象權益保障：20分。

(2)B.專業服務與生活照顧：50分。

(3)C.環境設施與安全維護：30分。

(4)D.創新改革：D1爲5分。D2加（扣）分項目得再加（扣）5分。

3.評鑑結果：

(1)按整體總評，評鑑結果分爲合格及不合格：總分70分以上者爲合格；總分未達70分者爲不合格。

(2)各項分數有小數時，先行加總，再將總分之數值四捨五入至小數點以下2位。

(3)評鑑結果經評定會議討論，報衛生福利部核定後公告。

4.一般護理之家評鑑成績核算結果之原則：

(1)衛生福利部應召開評鑑結果之評定會議，並於成績確認後將評鑑結果通知受評機構並公告之，評鑑結果分爲合格及不合格。

(2)受評機構經評鑑合格者合格效期爲四年，並由衛生福利部發給證明文件。

(3)受評機構對於評鑑結果不服者，應自收受通知之次日起十四日內向衛生福利部提出申復，逾期不受理。

(4)受評機構前一年度或前次評鑑不合格，於當年始經評鑑合格者，其合格效期爲三年；連續二年評鑑不合格，當年始經評鑑合格者，其合格效期爲二年；連續三年評鑑不合格，當年始經評鑑合格者，其合格效期爲一年。

(5)評鑑合格效期內依法得由地方政府衛生局進行督導考核。

(6)受評機構於評鑑合格效期內，經地方政府衛生局認有違反護理機構設立標準或其他法令規定，情節重大或經限期改善而屆期未改善者，由地方政府衛生局送衛生福利部，衛生福利部得廢止原評鑑處分。受評機構接受評鑑所提供之文件或資料，有虛僞不實者，衛生福利部得撤銷原評鑑處分。

長照機構在應用SWOT分析，應將機構經營之內、外在環境之因素加以考量。內在環境係指人的因素（機構主任領導風格、人事之專業能力、住民家庭特性）、地的因素（機構地點、社區環境）、事的因素（組織文化、薪資福利、照護特色、財務結構、行銷廣告）、物的因素（房舍設備、設備及設施）。外在環境指的是社會發展、老人照護及福利政策、社區支援、競爭對象之優勢。評鑑的結果將有助於機構的內部分析，故機構應組織經營團隊，確保經營目標之核心價值，應用多元及系統分析方法以達客觀診斷。唯有檢證內部環境達成行政效能，再考量（預測）未來將面臨的外在環境變化及經營挑戰，重新檢討及釐訂改革計畫，再逐項從SWOT分析要點及早因應，以創造改變來追求卓越之經營。現以111年度長瑞護理之家評鑑簡報範例附件於後，作爲相關業者之參考。

附件11-1　111年度長瑞護理之家評鑑簡報範例

111年度督導改善事項

改善事項 環境指標（C大項）	已完成	執行中	未完成	預定完成日	目前執行情形
C1緊急災害應變計畫：6、(-0.5)請依實際軟硬體建築特性（機構壁紙、壁布、地磚、床單、被套有取得防火證明？）條件擬計畫。	✓				提供機構目前相關證明文件供檢核
C3：1、(-0.5)平面圖請標註房號（應變腳本列疏散房號，但不知是否為等待救援區）	✓				將機構原有平面圖重新標示呈現

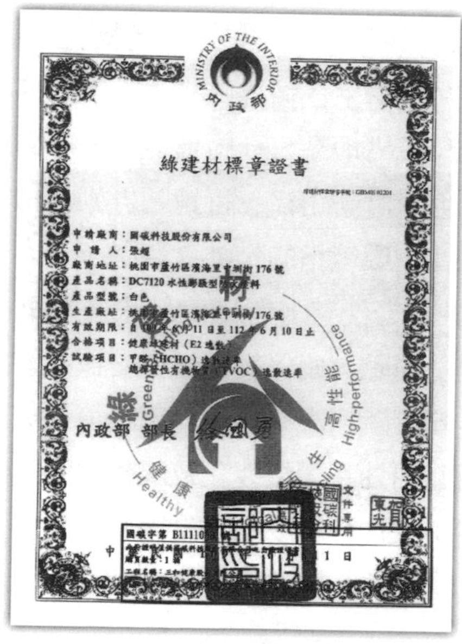

MINISTRY OF THE INTERIOR 內政部

綠建材標章證書

申請廠商：國碳科技股份有限公司
申請人：張超
廠商地址：桃園市蘆竹區濱海里中興街176號
產品名稱：DC7120水性膨脹型防火塗料
產品型號：白色
生產廠址：桃園市蘆竹區濱海里中興街176號
有效期限：自 年 月11日至112年6月10日止
合格項目：健康綠建材（E2逸散）
試驗項目：甲醛（HCHO）逸散速率
總揮發性有機化合物（TVOC）逸散速率

內政部 部長 徐國勇

國碳字第B11110

附圖11-1　綠建築標章

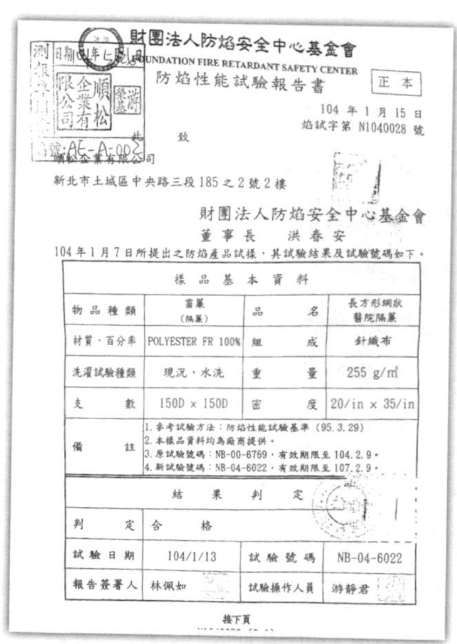

財團法人防焰安全中心基金會
FOUNDATION FIRE RETARDANT SAFETY CENTER
防焰性能試驗報告書

正本

104年1月15日
焰試字第N1040028號

致
順松企業有限公司
新北市土城區中央路三段185之2號2樓

財團法人防焰安全中心基金會
董事長　洪春安

104年1月7日所提出之防焰產品試樣，其試驗結果及試驗號碼如下。

樣品基本資料			
物品種類	窗簾（隔簾）	品名	長方形網狀醫院隔簾
材質、百分率	POLYESTER FR 100%	組成	針織布
洗濯試驗種類	現況、水洗	重量	255 g/㎡
支數	150D × 150D	密度	20/in × 35/in
備註	1. 參考試驗方法：防焰性能試驗基準（95.3.29） 2. 本樣品資料均為廠商提供。 3. 原試驗號碼：NB-00-6769，有效期限至104.2.9。 4. 新試驗號碼：NB-04-6022，有效期限至107.2.9。		
結果判定			
判定	合格		
試驗日期	104/1/13	試驗號碼	NB-04-6022
報告簽署人	林佩如	試驗操作人員	游靜君

接下頁

附圖11-2　防焰證明

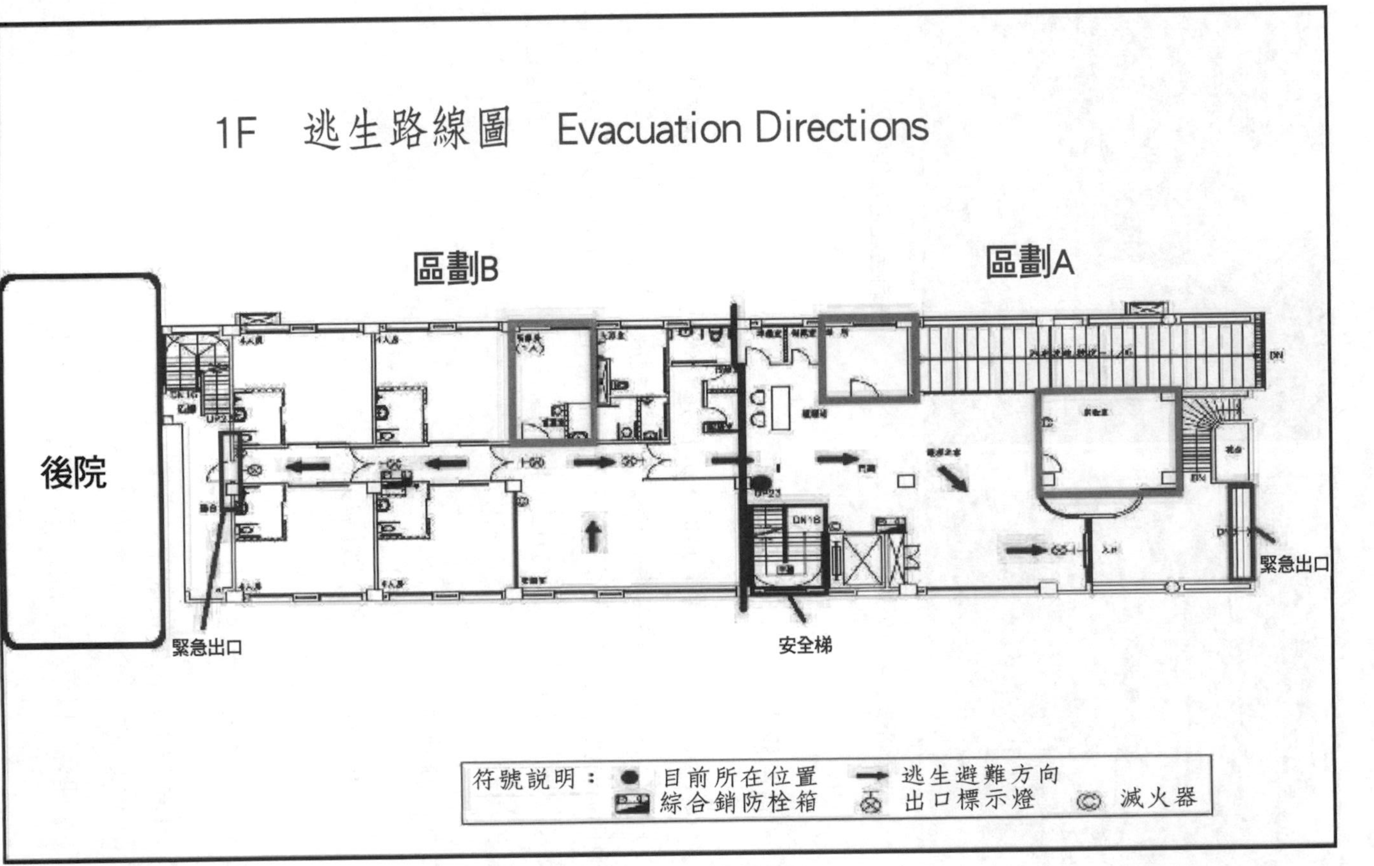

附圖11-3 逃生平面標示

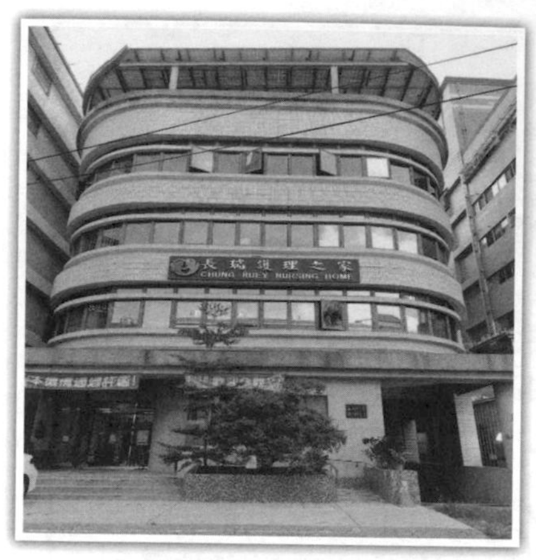

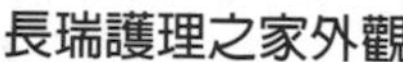
長瑞護理之家外觀

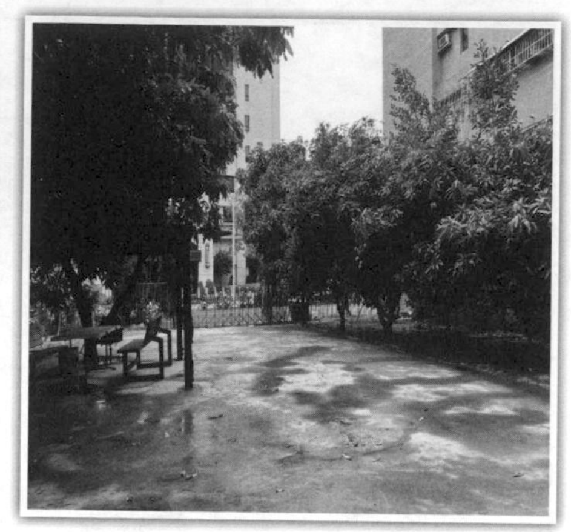
長瑞護理之家後院

一、機構緣起

台灣地區由於生育率偏低，人口逐年老化，面臨人口海嘯危機，近年中長期照護機構因應社會需求快速發展，照護機構林立。然於調查中卻發現照護品質良莠不齊，故本機構由一群有護理之家實務經驗及共同理念之工作人員所發起，期望爲住民建立一有生命力的優質護理之家。

二、機構簡史

2016年創立，立案床數爲49床。

2019年2月擴床爲99床。

三、經營宗旨、理念、目標

1.宗旨：提供優質環境、專業工作團隊，使住民獲得全方位的身心照護。

2.理念：以用心、耐心、愛心照護每位住民及家屬。

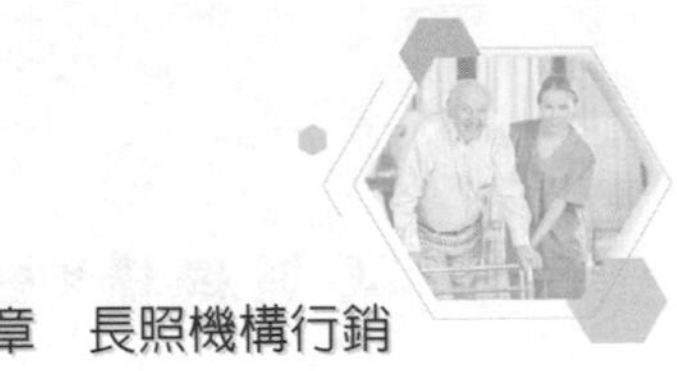

3.目標：期許每位住民能夠「活得更久，活得更好」。

四、SWOT分析

◆Strength：優勢

長瑞護理之家與醫院附設護理之家相比，有優勢如下：

1.人員組織扁平化。
2.人員數少，管理簡單，向心力高。
3.住民及家屬如有申訴或問題可快速反映到上層獲得處理，有危機及糾紛時亦可迅速處理。
4.人員數少，命令布達快速、政策施行較簡易。
5.復健業務在機構內執行，機能性較高。
6.收容費用相較醫院附設護理之家低廉。

◆Weakness：劣勢

長瑞護理之家與醫院附設護理之家相比，在人員與結構方面，有部分劣勢：

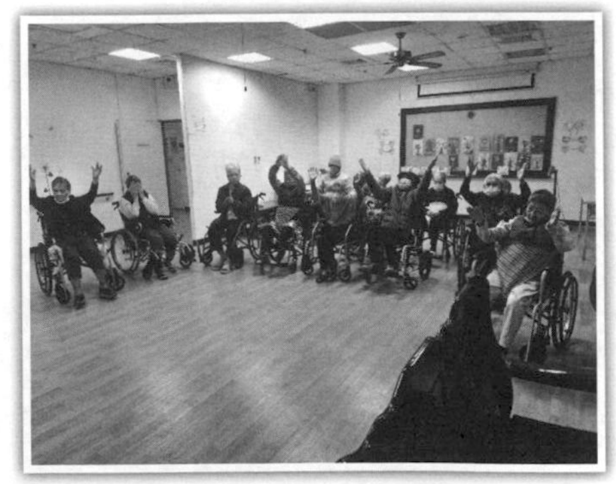
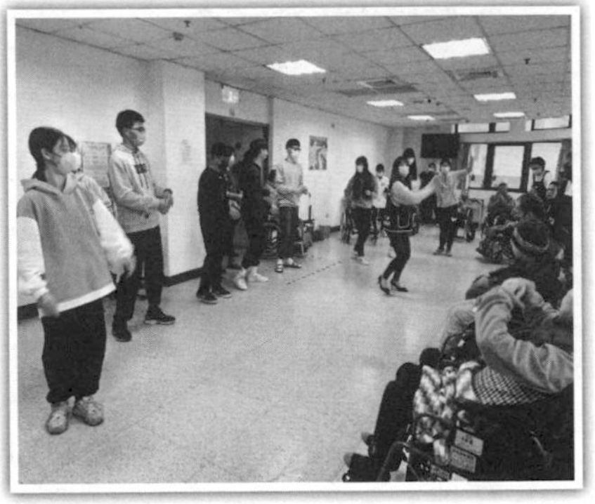

寬敞的活動空間

1.人員方面：

(1)各單位專業人員不足，例如病歷室、資訊室、工務科等。

(2)院內轉介及支援系統不完備（急性醫療、感控系統）。

(3)獨立型態，醫療資訊不如醫院接收快。

(4)在職教育之內訓講師素質不如醫院，如全數外聘則成本無法負擔。

(5)無靈性關懷特質。

2.結構方面：

(1)環境面積小，可利用空間少。

(2)硬體規劃較不完善，例如停車不便，空間狹小，無戶外空間。

(3)小型機構，資金較不足。

(4)就醫便利性不足。

◆Opportunity：機會

長瑞護理之家與醫院附設護理之家相比，有部分機會：

1.人員方面的機會：

(1)家屬可獲得較高程度尊重，意見被重視。

(2)住民及家屬如有申訴可快速到達上層獲得處理，滿意度高。

2.結構方面的機會：

(1)環境整潔、氣味清新，硬體設備新穎。

(2)照護費用較醫院附設護理之家便宜，減輕家屬負擔。

(3)機構社區化，方便家屬探視。

◆Threat：威脅

長瑞護理之家與醫院附設護理之家相比，有部分威脅：

1.人員方面的威脅：

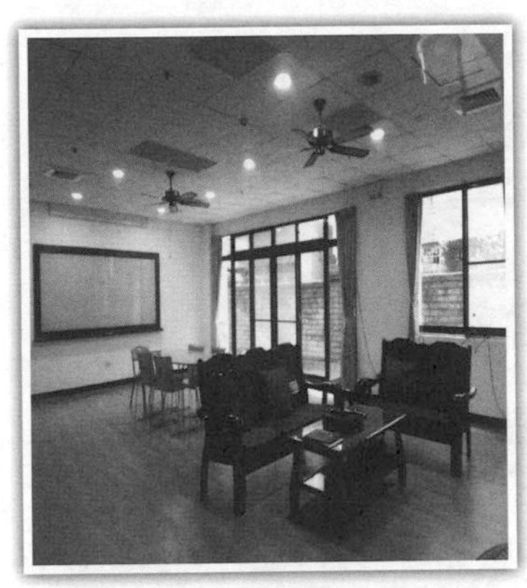

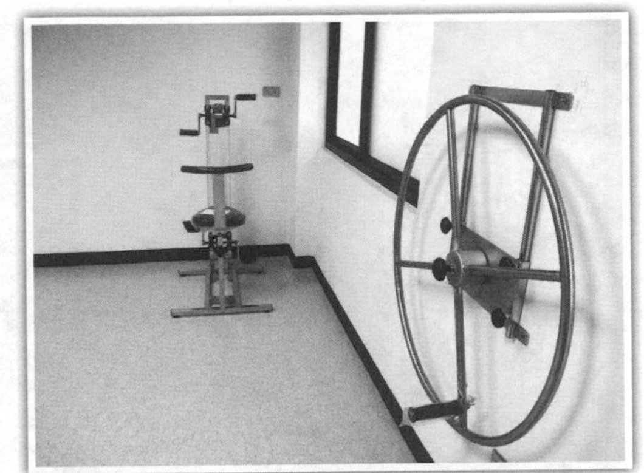

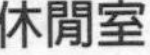

休閒室

復健室

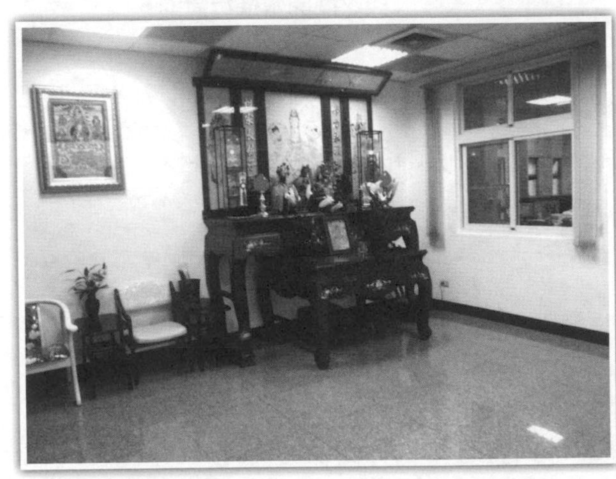

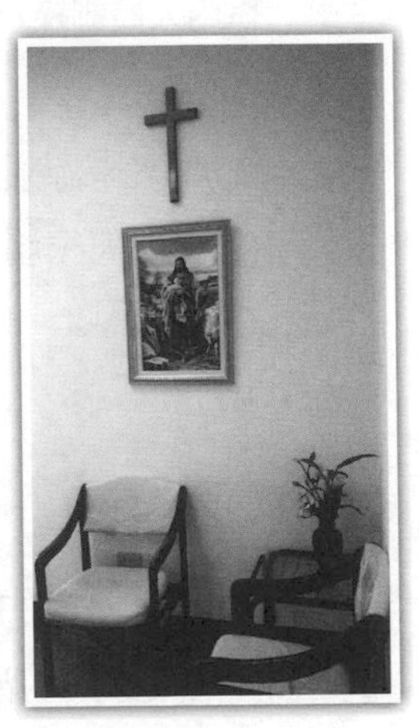

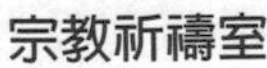

宗教祈禱室

(1)醫療資訊、護理觀念進步緩慢。

(2)各項業務專科人員不足，文書難以完全展示照護品質。

(3)人力資源少，調配彈性小。

(4)各項醫療資源不充足，例如眼科、牙科等。

2.結構方面的威脅：

(1)機構形象無醫院光環加持，新客戶信心難免不足。

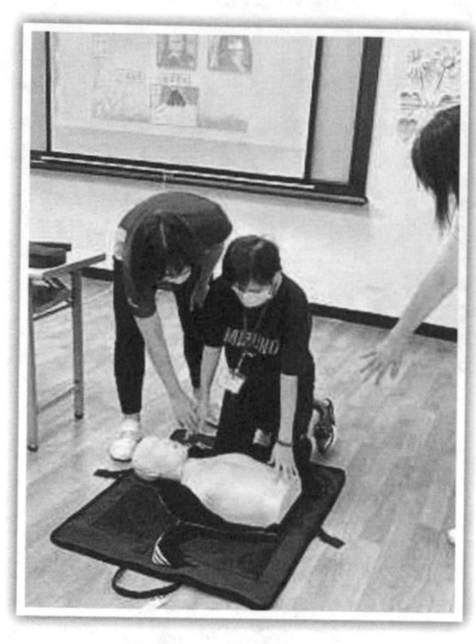
院內人員訓練

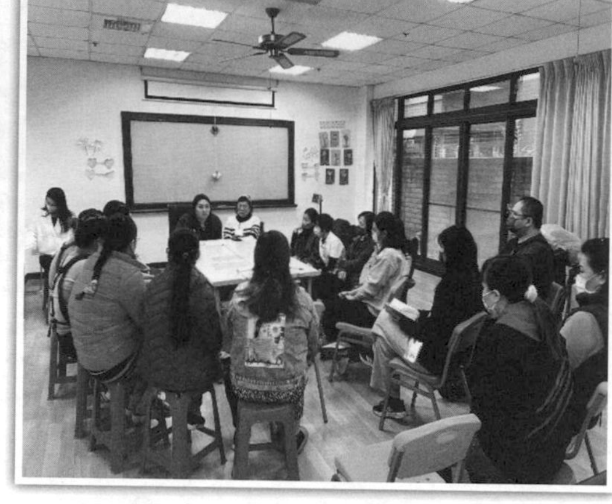
與家屬開會進行溝通

(2)收案來源須花費許多心力介紹服務內容。

(3)住民與家屬對機構之信任感須花費更多心力建立。

五、團隊照護

◆服務對象、地區

長瑞護理之家的服務對象爲：(1)中風復健或臥床者、出院療養者；(2)失去獨立生活能力者；(3)三管存留者（氣切、鼻胃管、尿管）。服務地區則以大台中地區個案爲主。

◆服務特色

長瑞護理之家的機構硬體環境整齊、清潔，氣味清新，床單衣物乾淨，光線明亮且柔和，讓住民有如置身飯店一般的舒適感受。而在軟體方面，全體工作人員態度親切、有禮，處理事務專業、具時效性，讓家屬感覺備受尊重。

◆空間與設備

本護理之家設有99床，另備有空中花園、活動區、宗教室、多功能治療室等，可供住民休閒、復健活動使用。

◆收費標準

1.基本月費：每人每月36,800～42,000元整，包含伙食及照護費（依雙方簽訂之定型化契約爲憑）。保證金0～60,000元整（入住時繳交，金額依雙方簽定之定型化契約爲憑）。

2.月費外另計之費用：亦即因個人原因所產生之費用。

(1)醫藥費用：醫院收費憑據。

(2)送醫車資：救護車、計程車費。

(3)傷口護理費：視傷口狀況。

(4)其他特殊技術費：如復健、膀胱灌洗、人工肛門護理等。

(5)醫療及衛生耗材費用：依實際領用計價。

(6)日用品：盥洗用具、乳液等。

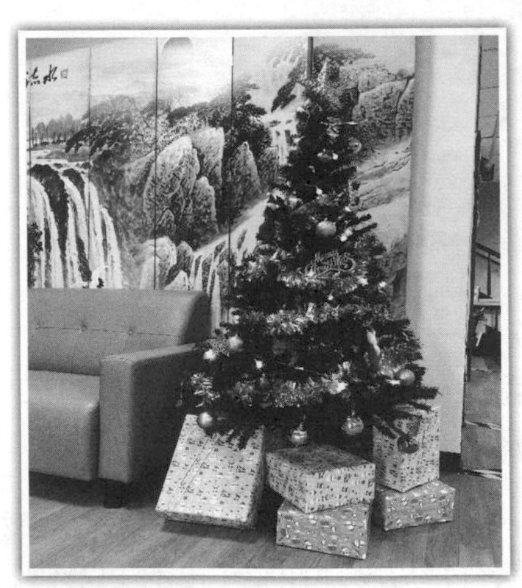

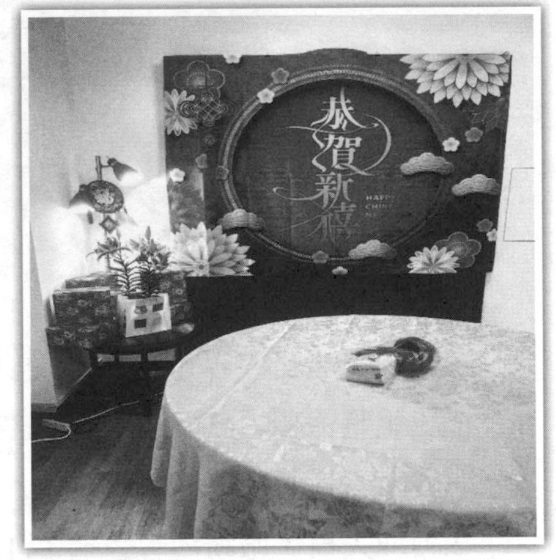

節慶時的環境布置

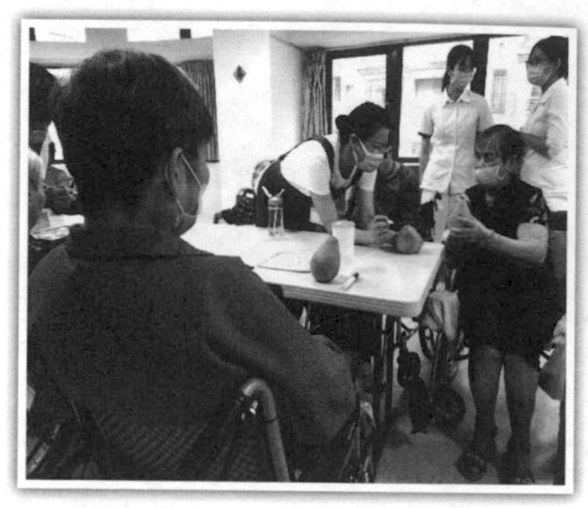

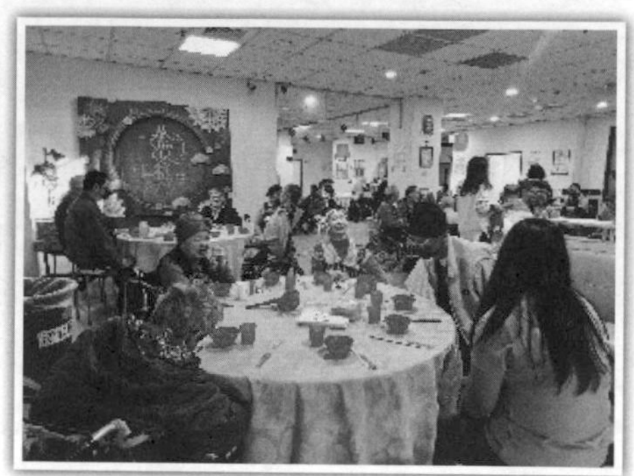

節日時舉辦的活動及餐會

◆**專業團隊成員**

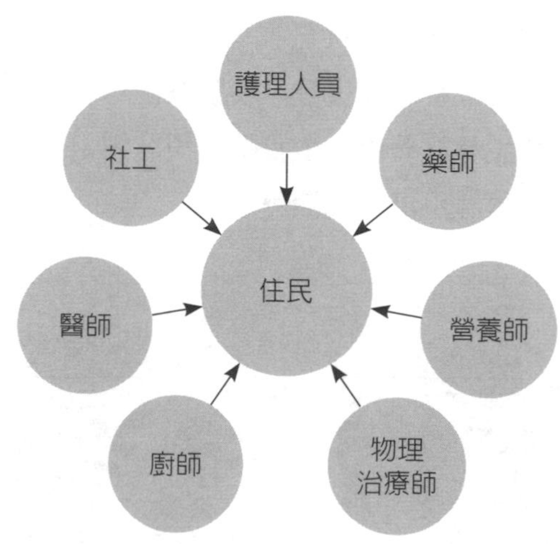

1.醫師：服務內容包括：(1)提供醫療諮詢服務；(2)依報備時間巡診重整醫囑；(3)確保醫囑確實被執行；(4)評估住民治療成果；(5)參與跨專業團隊聯繫會議。

2.護理人員：服務內容包括：(1)執行常規護理作業；(2)住民身體功能之維持及促進；(3)侵入性技術之執行；(4)預防意外發生；

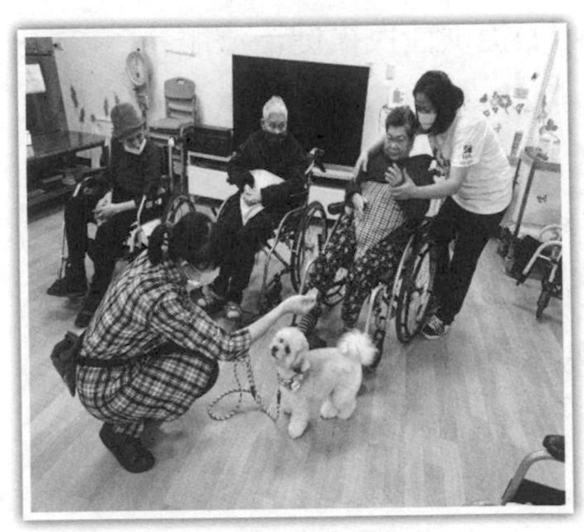

狗醫生來送暖

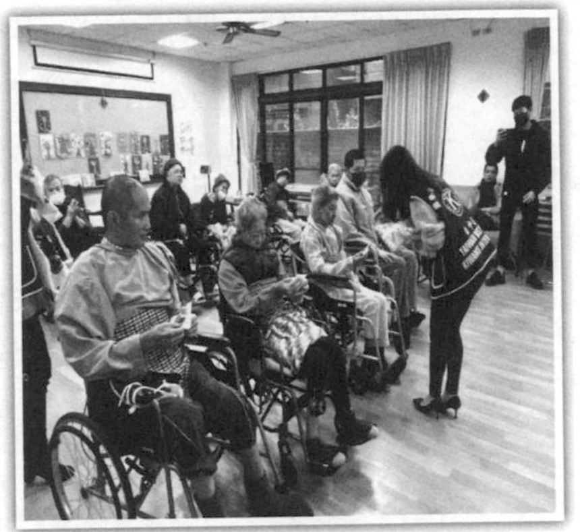

台中扶輪社來訪送暖

(5)提供衛教服務；(6)參與跨專業團隊聯繫會議。

3.藥師：服務內容包括：(1)住民用藥建議提供；(2)藥物管理規範制定；(3)住民藥物使用評估；(4)提供藥物諮詢服務；(5)慢性處方箋取藥；(6)參與跨專業團隊聯繫會議。

4.營養師：服務內容包括：(1)營養手冊制定；(2)循環菜單設計；(3)住民營養評估、飲食設計；(4)提供營養諮詢服務；(5)住民身體營養狀況監測；(6)參與跨專業團隊聯繫會議。

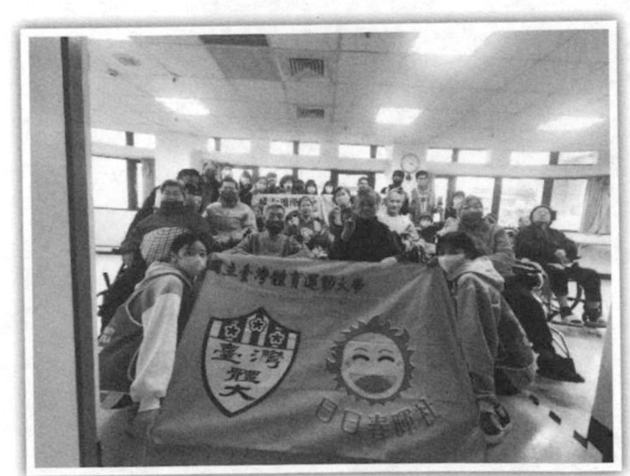

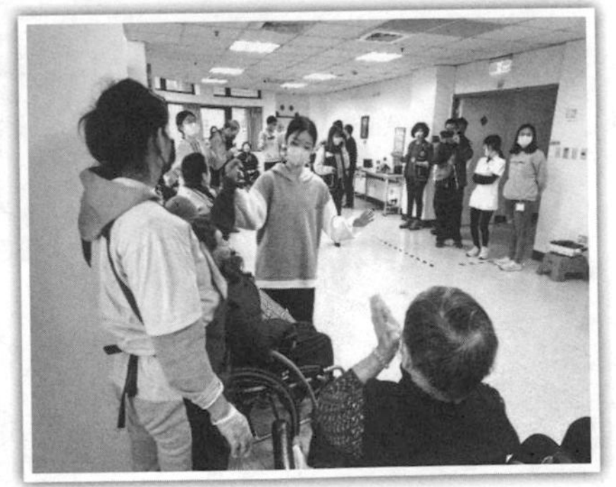

學校社團來院參訪，與老人家互動

5.物理治療師：服務內容包括：(1)提供住民復健治療服務；(2)復健需求評估完成；(3)復健治療計畫執行；(4)提供復健諮詢服務；(5)參與跨專業團隊聯繫會議。

6.廚師：服務內容包括：(1)住民膳食調理；(2)廚房清潔之維護；(3)配合營養師製作個別化住民飲食；(4)參與跨專業團隊聯繫會議。

7.社工：服務內容包括：(1)活動設計帶領；(2)住民輔導適應；(3)福利諮詢提供；(4)社會資源連結；(5)參與跨專業團隊聯繫會議。

參與跨專業團隊聯繫會議，亦即機構照護工作採專業整合模式運作，透過各個專業領域之互動，每三個月參與會議共同討論，並訂定處置措施與照護目標，提升住民生活品質。

六、分組工作配置

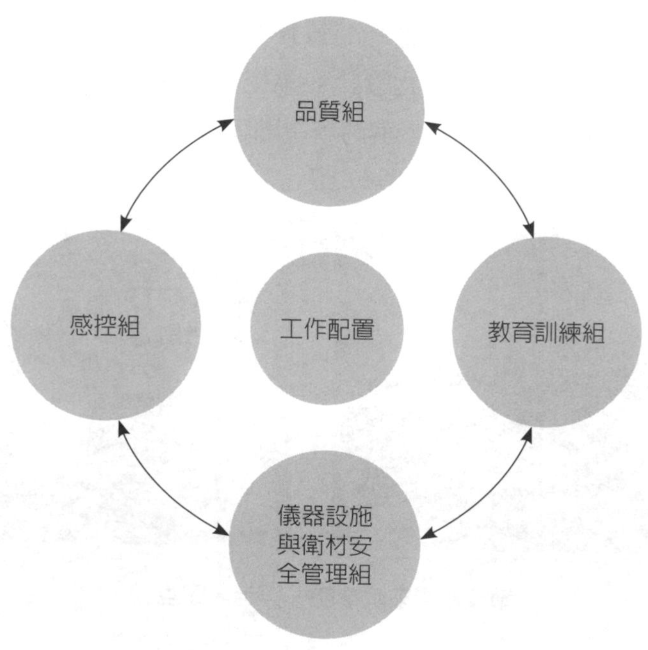

◆品質組

品質組主要負責：(1)訂定護理實務標準；(2)照護品質指標蒐集分析，如指標監測、家屬滿意度、申訴等；(3)定期監測評值，如住民基本資料分析等。詳細說明如下：

1.指標監測：項目包括：(1)跌倒；(2)壓瘡；(3)約束；(4)非計畫性再住院率；(5)非計畫性體重變化。

2.家屬座談會、滿意度調查：

(1)居住環境舒適度

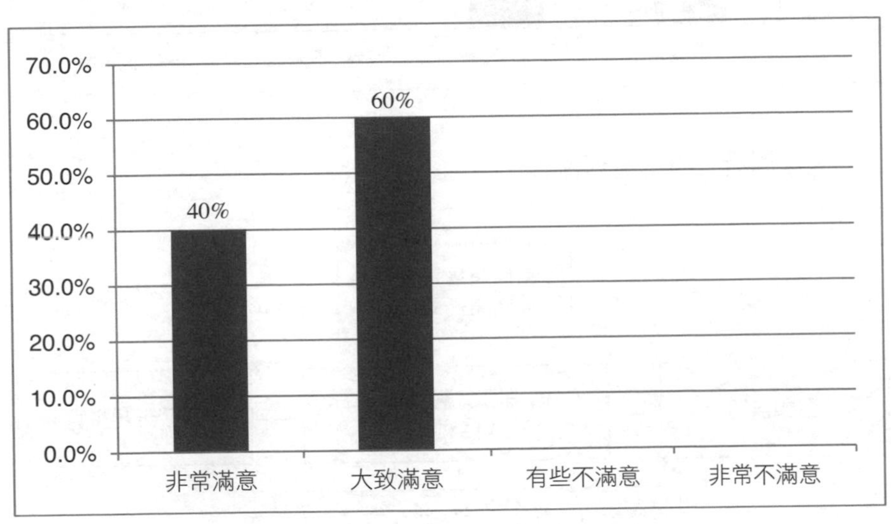

(2)日常起居照護

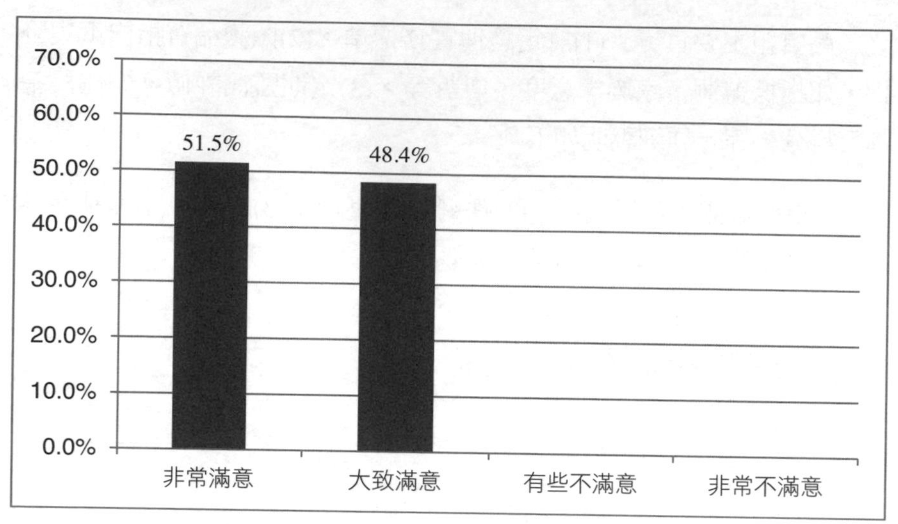

3.家屬員工申訴處理流程：

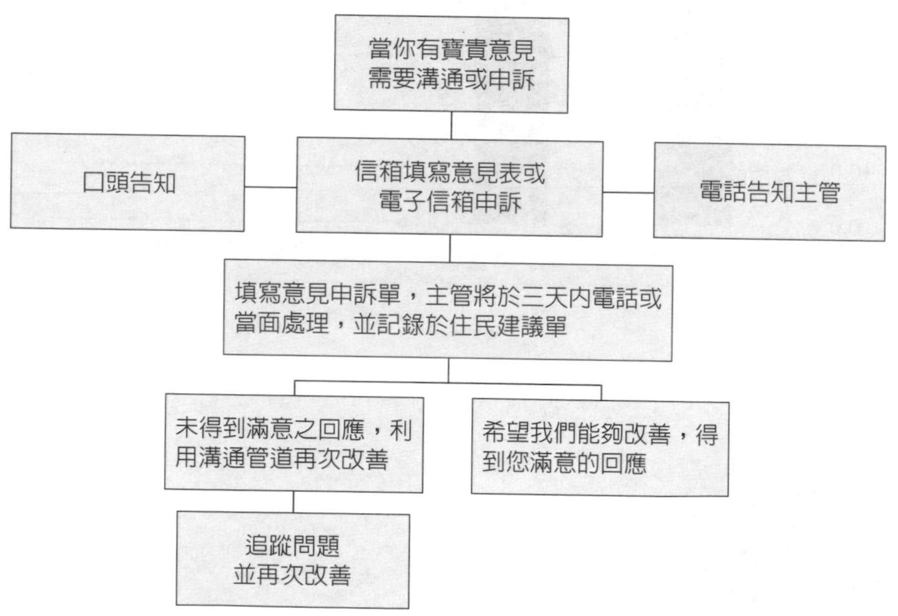

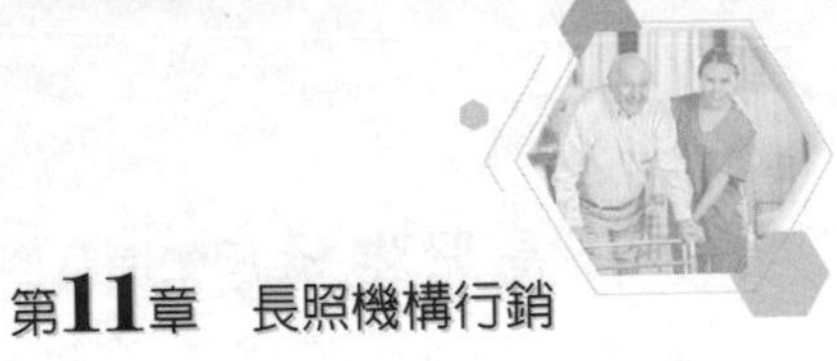

4.住民基本資料分析：包括年齡分析、收案類型分析、性別分析、六大指標：

(1)年齡分析

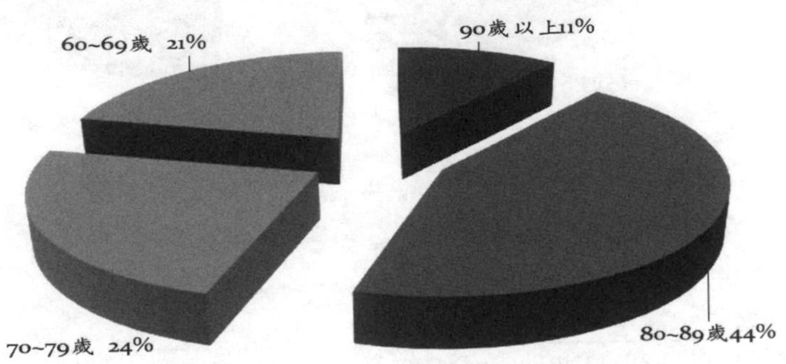

(2)收案類型分析

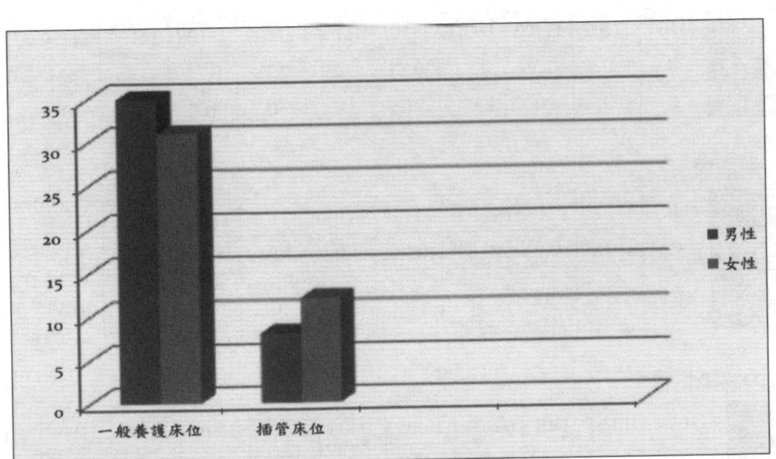

(3)性別分析

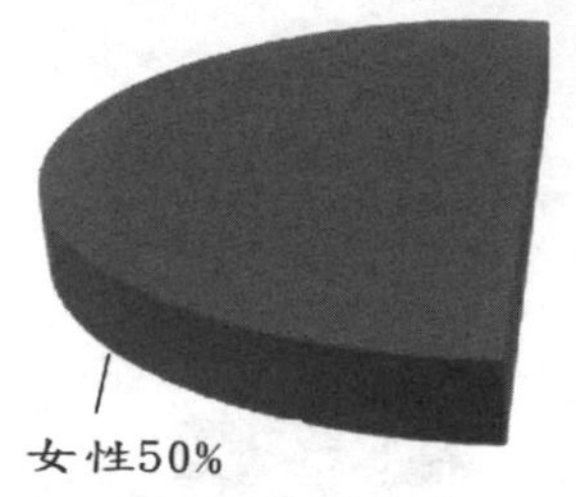

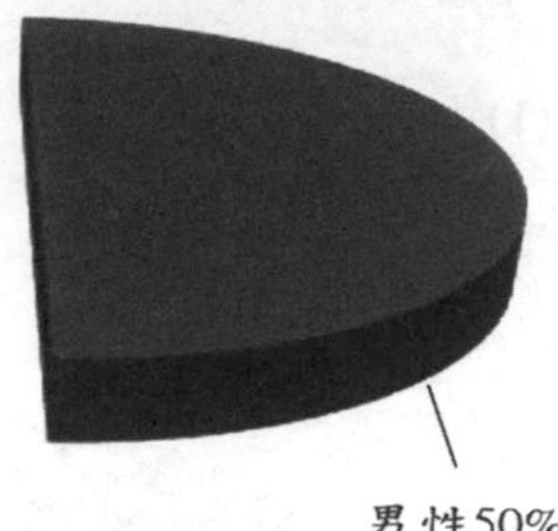

(4)六大指標（2022年）

· 跌倒指標

年月	11101	11102	11103	11104	11105	11106	11107	11108	11109	11110	11111	11112
發生率%	0	0	0.18	0.24	0.16	0.07	0.14	0.28	0.06	0.12	0.12	0.23
傷害率%	0	0	50	0	50	100	50	25	0	0	50	25

· 壓力性創傷指標

年月	11101	11102	11103	11104	11105	11106	11107	11108	11109	11110	11111	11112
盛行率%	0	0	0.36	0.32	0.31	0.29	0.14	0.21	0.26	0.24	0.29	0.29
發生率%	0	0	0	0	0	0	0	100	0	0	100	0

· 約束指標

年目	11101	11102	11103	11104	11105	11106	11107	11108	11109	11110	11111	11112
事件率	0	0	0.81	0.64	0.86	1.07	1.01	1.14	1.08	1.15	1	0.58
多重約束率	0	0	0	0	0	0	0	6.25	5.88	10.53	5.88	9.09

· 院內感染指標

年月	11101	11102	11103	11104	11105	11106	11107	11108	11109	11110	11111	11112
發生率	0	0	0.0054	0.008	0.0047	0.0029	0.0058	0.0071	0.0045	0.0042	0.0035	0.0029
URI	0	0	0.0018	0.0032	0.0016	0.0014	0.0029	0.0028	0.0026	0.0006	0.0006	0.0012
UTI	0	0	0.0027	0.0032	0.0023	0.0014	0.0022	0.0028	0.0013	0.0024	0.0018	0.0017
SKIN	0	0	0	0.0016	0.0008	0	0.0007	0.0014	0.0006	0.0012	0.0012	0

・非計劃性住院指標

年月	11101	11102	11103	11104	11105	11106	11107	11108	11109	11110	11111	11112
72小時住院率	0	0	0	0	0	0	0	0	0	0	0	0
非計劃住院	0	0.09	0.16	0.23	0.21	0.22	0.21	0.13	0.12	0.06	0.06	0

・非計劃性體重改變

年月	11101	11102	11103	11104	11105	11106	11107	11108	11109	11110	11111	11112
減輕	0	0	3.7	5.41	5.12	2.33	6.38	2.38	2.04	3.64	3.7	1.92
增加	0	0	14.81	16.22	12.82	11.63	21.28	13.51	6.12	7.27	11.11	5.77

◆教育訓練組

教育訓練組主要任務如下：

1.擬訂教育訓練計畫。

2.訓練課程執行安排評核，如消防演練、地震演練、CPR訓練、護理技術等。

3.出席狀況統計與分析。

4.年度教育訓練計畫總評值。

本中心二分之一以上員工取得CPR合格證書，通過2022年度安全場所認證。

◆儀器設施與衛材管理組

儀器設施與衛材管理組主要任務如下：

1.各項醫療護理設備及器材之清點、醫衛器材進出庫管理。

2.醫療護理設備及器材之定期功能檢測、保養維修並記錄。

3.公共環境安全之監測，如消防、水、電。

4.房舍設施安全管理，如定期水質檢測。

◆感染控制組

感染控制組主要任務如下：

1.住民及員工體檢事宜。

2.住民及員工疫苗施打事宜。

3.單位內感染管制規範執行情形，如環境清潔消毒監控、廢棄物分類（包括醫療廢棄物冰箱、住房內傳染性廢棄物與一般垃圾分別放置、一般垃圾放置）、洗手相關設備（住房內設有洗手設備，住房外亦有乾洗手液方便住民、家屬使用）等。

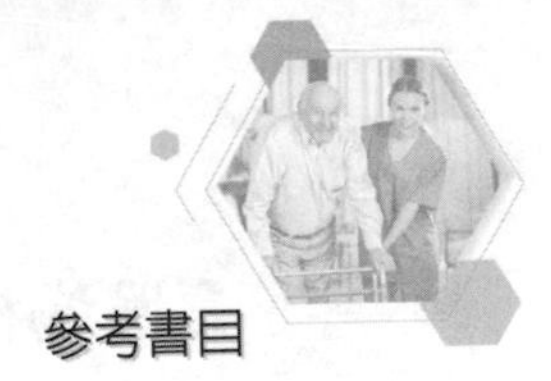

參考書目

一、中文部分

中華民國長期照護專業協會（2002）。《台閩地區長期照顧資源手冊》。台北：中華民國長期照護專業協會。

中華民國家庭照顧者關懷總會（2011）。「長期照護保險給付制度——家庭照顧者教育訓練課程計畫」。台北：行政院衛生署委託業務計畫期末成果報告。

內政部戶政司（2009）。〈台閩地區長期照護資源源分布表——依縣市別分〉。台北：內政部戶政司。

王仕圖（2007）。〈社區型非營利組織資源動員與整合：以社會發展協會為例〉。《台灣社會福利學刊》，5（2），103-137。

王伶芳（1999）。《高齡者長期照護機構寢室型態使用行為之初探——以高雄地區13家護理之家為例》。雲林：國立雲林科技大學工業設計研究所碩士論文。

王伶芳、曾思瑜（2006）。〈護理之家高齡者日常生活行為與活動領域之研究——以南部地區兩家醫院附設護理之家為例〉。《建築學報》，57，25-53。

王惠忠編著（2004）。《企業人力資源管理》。上海：上海財經大學出版社。

王潔媛（2013）。〈長期照顧機構服務品質與發展趨勢之探討〉。《社區發展季刊》，141，173-186。

史美強、王光旭（2008）。〈台灣府際財政治理的競合關係：一個網絡分析的實證研究〉。《公共行政學報》，28，311-83。

史美強、蔡武軒（2000）。〈網路社會與治理概念初探〉。《中國行政評論》，10（1），33-74。

朱延智（2002）。《企業危機管理》。台北：五南圖書。

朱愛群（2002）。《危機管理——解讀災難謎咒》。台北：五南圖書。

江大樹、王子華、潘中道、梁鎧麟（2010）。〈從長期照顧到老有所用——菩提長青村創新治理模式分析〉。《社區發展》，131，436-454。

行政院（2005）。「加強老人安養服務方案」。台北：行政院。

行政院經濟建設委員會（2006）。「主要國家因應人口老化社會福利政策之研究」。

行政院衛生署（2005）。「醫療保健及照顧服務業艦計畫：社區長期照護計畫執行情形專案報告」。

行政院衛生署國民健康局（2009）。「老人健康促進計畫20011-2010」。台北：行政院衛生署國民健康局。

何慧卿（2010）。《志願服務與管理》。台北：華都文化事業。

吳肖琪、洪燕妮、黃俊哲（2009）。〈高齡化及少子女化衝擊下的健康照護〉。《社區發展季刊》，125，75-90。

吳淑瓊（2004）。〈從「長期照護先導計畫」之執行看我國社會長期照護體系之建構〉。《社區發展季刊》，106，811-90。

吳淑瓊、呂寶靜、盧瑞芬、徐慧娟、簡加奇（1998）。「配合我國社會福利制度之長期照護政策研究」。行政院研考會委託研究計畫。

吳清山（1991）。《學校行政》。台北：心理出版社。

吳錫民（2003）。《台灣地區加入WTO後，台灣菸酒公司流通事業部因應策略探討——以資源基礎、網絡關係與資源依賴理論整合觀點》。高雄：國立中山大學管理學院EMBA高階經營碩士班碩士論文。

呂寶靜（2012）。《老人福利服務》。台北：五南圖書。

李佩芷（2013）。《長期照護制度之研究——以社會保險為中心》。中國文化大學法律學系／碩士論文。

李佳儒（2011）。〈老人健康照護服務〉。輯於陳年等著，《老人服務事業概論》。台北：威仕曼。

李宗派（2006）。〈老人的觀點探討使用機構式服務之特性〉。《台灣保人保健學刊》，2（2），1-16。

李宗勳（2004）。〈公私協力與委外化的效應與價值：一項進行中的治理改

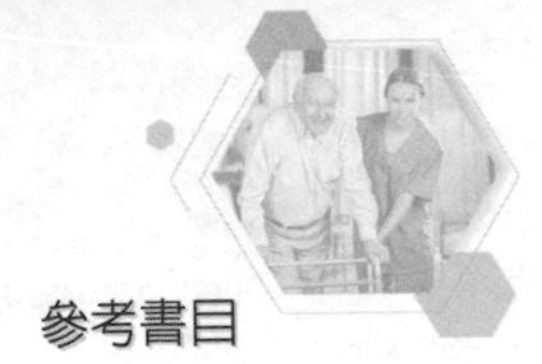

造工程〉。《公共行政學報》，12，41-47。

李南賢（2000）。《企業管理》。台中：滄海書局。

李翠蓮（1998）。《工廠組織勞工福利制度的實踐機制——以台中加工出口區及台中工業區工廠組織薪資、休假、退休準備金制度為例》。台中：東海大學社會學研究所碩士論文。

李翠蓮（2009）。〈工廠組織勞工福利制度的實踐機制：以台中加工出口區及台中工業區工廠組織薪資、休假、退休準備金制度為例〉。《國家與社會》，7，1311-185。

沈俊賢（1992）。《兒童福利體係組織續效分析模型之研究——以我國為例》。台北：中國文化大學兒童福利研究所碩士論文。

阮清怡（1993）。《公私立仁愛之家寢室空間現況調查與建議——以台灣省南部地區為例》。台南：私立台南家專畢業專題。

林文鼎、王俊如（2006）。〈知識特性與技術授權模式：資源依賴觀點〉。《政大智慧財產評論》，4（2），55-77。

林玉華（2002）。〈政策網路的治理模式；以英國與歐盟為例〉。《行政暨政策學報》，34，35-55。

林光志（2006）。《台中市托兒所教保人員工作價值觀、角色壓力與預防性危機管理工作投入之相關研究》。台北：中國文化大學兒童福利研究所碩士論文。

林妙雀、榮泰生、吳嘉勳、林錦龍、廖巧鈴（2008）。〈影響連鎖加盟運作機制因素之研究——以台灣地區餐飲業為例〉。《多國籍企業管理評論》，2（1），1-27。

林金立（2018）。〈同體共存的長期照顧——自立支援的臺灣實踐〉。《社區發展季刊》，164，185-197。

林金立、余彥儒（2017）。〈自立支援照顧的臺灣實踐〉。《長期照護雜誌》，21，15-18。

林春玲、翁彩瓊（2010）。〈老人養護機構居室空間尺度需求之探討——以使用者觀點〉。《中華民國建築公會第二十二屆第一次建築成果發表會論文集》。2010年5月29日。

林惠芳（2009）。〈長期照顧推動的關鍵焦點——充實照顧服務網絡、減輕全民照顧負荷〉。《社區發展季刊》，126，203-211。

林萬億（2006）。《台灣全志：社會志社會福利篇》。台北：國史館台灣文獻館。

洪五宗（1990）。《公文寫作與處理》。台北：五南圖書。

紀俊臣（1977）。《瑞竹地區的領導系統與權力結構》。台北：國立台灣大學政治學研究所碩士論文。

孫本初審定（2002）。Pierre, J. & Peters, B. G.著。《治理、政治與國家》（*Governance, Politics and the State*）。台北：智勝。

徐玉雪、吳小琴（2004）。〈老人安養護個案工作〉。《老人安養護，長期照護機構社工人員操作手冊》。台北：中華民國老人福利推動聯盟。

徐慧娟（2013）。〈顧客導向之長期照顧：政策與管理議題〉。《社區發展季刊》，141，711-85。

柴彥威、龔茸（2000）。《關注人們生活質量的時間地理學》。北京：中國科學院。

高森永（2004）。《我國長期照護服務供需現況與初步推估》。台北：2004年內政部委託研究計畫書。

張秀玉（2002）。〈大學部「社會工作價值與倫理」課程定位與課程內容之探討〉。《社區發展季刊》，99，287-302。

張淑卿（2011）。〈機構式服務〉。輯於黃惠璣主編，《老人服務與照護》。台北：揚智文化。

張潤書（1986）。《行政學》。台北：三民書局。

莊世杰、賴志松、孫循聰、龔昶元、葉穎蓉、許秉瑜（2005）。〈一個ERP系統之建構決定因素的理論探索：整合制度理論、資源依賴理論、資源基礎理論及交易成本理論之理論模型〉。《資訊管理學報》，12（1），1411-170。

莊正民、朱文儀、黃延聰（2001）。〈制度環境、任務環境、組織環境與協調制度機制：越南台商的實證研究〉。《管理評論》，20（3），123-151。

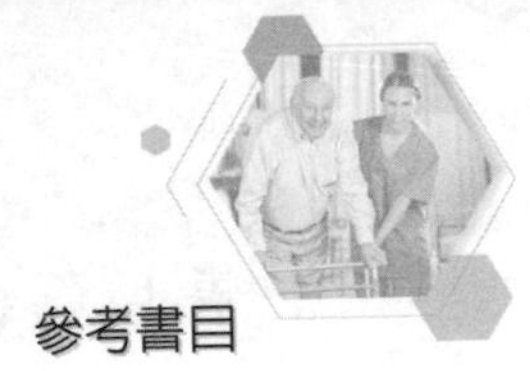

莊秀美（2007）。〈日本的企業與照顧服務產業　企業的發展動向與經營策略分析〉。《管理學報》，6，24，637-655。

許秀蓮（2006）。《高科技產業競合策略——以光纖網路產業為例》。台北：銘傳大學資訊管理學系碩士論文。

許佩蓉、張俊喜、林靜宜、林壽惠、李世代（2006）。〈機構式長期照護綜論〉。《台灣老人醫學雜誌》，1（4），1911-215。

許恩得譯（2004）。Adam M. Brandenburger & Barry J. Nalebuff著。《競合理論：賽局理論的經營智慧》。台北：培生教育出版。

郭靜晃（2012）。《兒童教保機構行政管理》。台北：揚智文化。

郭靜晃（2015）。〈台灣邁向二十一世紀兒童福利圖貌與政策變遷〉。「第二屆學校社工暨第三屆青少年社工」研討會。北京：青年政治學院。

郭靜晃、黃明發（2013）。《發展心理學》。台北：揚智文化。

郭靜晃、鍾玉婷（2014）。〈從全球化家庭政策發展趨勢回應臺灣低生育率之政策作為〉。《社會發展季刊》，148，1-11。

陳正芬（2011）。〈我國長期照顧政策之規劃與發展〉。《社區發展季刊》，133，201-206。

陳正芬（2013）。〈我國長期照顧體系欠缺的一角：照顧者支持服務〉。《社區發展季刊》，141，203-213。

陳東升（1992）。〈制度學派理論對正式組織的解析〉。《台灣大學社會科學論叢》，40，111-133。

陳武宗（2010）。〈健康促進、社會工作與老人服務方未案〉。《社會發展季刊》，132，1811-206。

陳政雄（1999）。《以生活時間量探討前後其高齡者居家生活的活動類型與空間類型之應對關係與傾向》。新竹：私立中華大學建築及都市計畫研究所碩士論文。

陳茂柏（1991）。《台灣地區高齡者在住宅中之居住行調查研究——以南部地區為例》。台南：國立成功大學建築系碩士論文。

陳素珍（2000）。〈幼兒園的總務行政〉。輯於蔡春美、張翠娥、陳素珍著，《幼政機構行政管理：幼稚園與托兒所實務》。台北：心理。

陳淑如（2012）。《兩岸動畫產業合作模式之初探研究》。台北：國立台灣師範大學傳播學系碩士論文。

陳惠姿等（2002）。《長期照護實務》。台北：永大。

陳燕禎（2005）。〈社會資源vs.國家權力：台北仁濟院的歷史研究〉。《社會政策與社會工作學刊》，9（2），95-138。

陳燕禎（2008）。〈福利？市場？台灣照顧產業政策之初探〉。《開南大學通識研究集刊》，13，77-100。

陳燕禎（2010）。《老人服務與社區照顧：多元服務的觀點》。台北：威仕曼。

曾光華（2006）。《行銷管理——理論解析與實務應用》（第二版）。台北：前程。

曾思瑜（2002）。〈高齡者長期照護機構寢室使用行為調查研究——以高雄地區13家護理之家為例〉。《建築學報》，39，1-22。

曾昶霖（2004）。《照護行為影響長期照護環境空氣品質之相關聯性探討——以中部地區護理之家住民居住房間為例》。雲林：國立雲林科技大學空間設計所碩士論文。

曾華源（1986）。〈社會工作者為多重角色的通才實務工作者〉。《社區發展季刊》，34，97-106。

曾華源（1999）。〈社會工作專業倫理困境與信託責任之探討〉。《社區發展季刊》，86，54-79。

曾華源、胡慧嫈（2002）。〈強化社會工作專業教育品質——建構「價值與倫理課程」為學校核心課程〉。《社區發展季刊》，99，73-89。

馮盈瑋（2006）。《兩岸產業競合模式之研究——以IC產業為例》。雲林：國立雲林科技大學技術及職業教育研究所碩士論文。

黃天如（2012）。〈護理之家評鑑甲等占床九成〉。《中國時報》，2012年10月24日。

黃明發（2013）。《長照機構經營與管理》。台北：揚智文化。

黃松林、賴紅汝、王華娟（2010）。〈長期照護保護建制與社會照顧〉。《社區發展季刊》，130，3011-318。

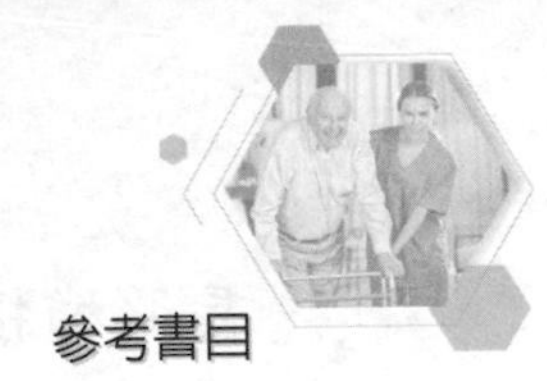

黃耀榮、楊漢泉（1996）。《護理之家建築規劃設計指引》。台北：行政院衛生署。

楊培珊（2004）。「小型老人養護機構購置專業社工服務方案之行動研究」。台北：行政院國科會專題研究計畫，NSC 93-2412-H-002-015。

葉莉貞（2006）。《由資源依賴理論及社會資本理論探討資訊委外關係模式之研究》。台北：私立銘傳大學資管所碩士論文。

劉子弘、何建翰、張凱評等（2016）。〈醫師在長期照顧中的角色〉。《臺灣老年醫學暨老年學雜誌》。11，143-155。

劉家勇（2013）。〈日本長期照護機構參訪紀要：社工專業角色之分析與考察〉。《社區發展季刊》，141，372-386。

劉淑娟等（2010）。《長期照護》。台北：華杏。

劉韻僖、林玟廷（2010）。〈CEO權力與薪酬關係之實證研究：代理和資源依賴觀點〉。《中原企管評論》，8（2），35-59。

劉麗文、楊軍（2002）。《服務業營運管理》。台北：五南圖書出版股份有限公司。

蔡東益（2003）。〈企業危機管理機制建立之研究〉。台南：國立成功大學工業管理研究所碩士論文。

蔡武軒（2000）。《網路社會與公共組織變遷之研究》。台中：東海大學公共行政學系研究所碩士論文。

蔡春美、張翠娥、陳素珍（2003）。《幼教機構行政管理：幼稚園與托兒所實務》。台北：心理出版社。

蔡淑鳳、吳濟華（2006）。〈台灣第一個立案護理之家經營管理口訴史研究〉。《護理雜誌》，53（3），34-43。

衛生福利部（2019）。〈長照復能服務操作指引〉。

衛生福利部（2020）。〈衛生福利部109年度「一般護理之家急性後期復健照護試辦計畫」申請作業須知〉。

衛生福利部國民健康署（2014）。《民國一百年台灣地區中老年身心社會生活狀況長期追蹤（第七次）調查成果報告》。

鄭文輝（2005）。《我國長期照護財務規劃研究》。內政部委託規劃報告。

鄭健智（2003）。《整合性危機管理模式之建構——以高科技產業為例》。台北：政治大學企業管理研究所碩士論文。

鄭筱樺（2011）。《影響企業導入綠色供應鏈管理系統意圖之研究——以制度理論及資源依賴理論為觀點》。嘉義：國立中正大學資訊管理學系暨研究碩士論文。

魯貴顯（2002）。〈社會不平等及社會結構研究中的個體主義：系統理論對「結構／個體」的超越〉。《東吳社會學報》，13，1-25。

盧應辰（2006）。《我國加入WTO後汽車產業之競合策略研究》。桃園：元智大學管理研究所碩士論文。

蕭明輝、吳長勝、蔡恩子（2011）。〈衛生福利夥伴關係的建立——談醫院與老人福利機構的協調與合作〉。《社區發展季刊》，136，115-121。

賴容珊（2005）。《農村地區居家照護操作空間需求與影響因素探討——以雲林地區為例》。雲林：國立雲林科技大學空間設計所碩士論文。

藥明傑主編（1999）。《管理學》。上海：上海人民出版社。

蘇麗瓊、黃雅玲（2005）。〈老人福利政策再出發——推動在地老化政策〉。《社區發展季刊》，110，5-14。

顧燕翎、楊培珊、陳玲、張靜倫（2004）。〈從社區到機構的服務連續體——台北市老人照顧服務系統規劃報告〉。《社區發展季刊》，106，24-37。

龔耿璋、邱恩琦、謝敏苓（2020）。〈自立支援照顧模式於高齡者日常生活功能之成效——文獻回顧〉。《職能治療學會雜誌》，38，223-243。

二、英文部分

Allen-Meares, P. (1995). *Social Work with Children and Adolescents*. New York: Longman Publishers USA.

Altman I. (1975). *Environment and Sovial Beliavior*. Monterey, CA: Brooks/Cole.

Baltes, M. M. (1982). Environmental factors in dependency among nursing home residents: A social ecology analysis. In Wills, T. A. (Ed.), *Basic Process in Helping Relationships*. New York: Academic Press.

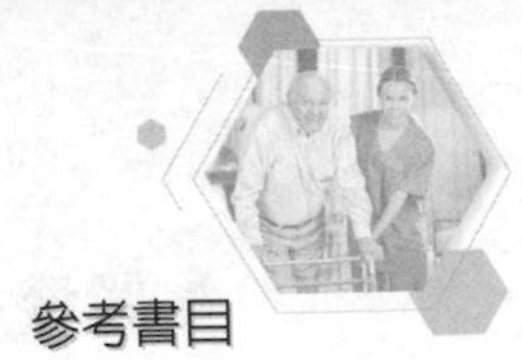

Bartlett, H. M. (1958). Working definition of social work practice. *Social Work, 3*(2), 6.

Booth, S. A. (1993). *Crisis Management Strategy: Competition and Change in Modern Enterprises*. London: T. J. Press Ltd.

Brandenburger, A. M. & Nalebuff B. J. (1998). *Co-opetition. First Currency Paperpack Edition*. New York: Bantam Doubleday Dell Publishing Group Inc.

Brecher, M. (1978). *Studies in Crisis Behavior*. NJ: Transaction Books.

Brodsky, J., Habib, J., & Hirschfield. M. (2003). *Key Policy Issues in Long-term Care*. Geneva: World Health Organization.

Cummings, S. M. & Galambos, C. (2002). Predictors of graduate social work students' interest in aging-related work. *Journal of Gerontological Work, 39*, 77-94.

Dijk, Jan Van (1999). *The Network Society*. London: Sage Publications.

DiMaggio P. J. & Powell, W. W. (1983). The Iron Cage Revisited: Institutional Isomorphism and Collective Rationality in Organizational Fields. *American Sociological Review, 48*, 147-160.

Evashwick, C. J. (2005). *The Continuum of Long-term Care*. USA: Delmar learning.

Fink, S. (1986). *Crisis Management: Planning for the Invisible*. New York: American Management Association.

Frost, J. L. & Klein, B. L. (1979). The nature of play. *Children's Play and Playgrounds* (pp.1-28). Boston: Allyn & Bacon.

Haber, G. M. (1980). Territorial invasion in the classroom: Invade response. *Environment and Behavior, 12*, 17-31.

Hayes, S. C. (1985). Natural multiple baselines across persons: A reply to Harris and Jenson. *Behavioral Assessment, 7*, 1211-132.

Hermann, C. F. (1969). Some Conseuences of crisis which limit the viability of organizations. *Administrative Science Quarterly, 8*, 61-82.

Jones, T. (1995). Instrumental stakeholder theory: a synthesis of ethics and economics. *Academy of Management Review, 20*(2), 404-437.

Kane, R. A. & Kane, R. L. (1987). *Long-term Care: Principles, Programs, and Policies*. New York: Springer.

Lerbinger, O. (1997). *The Crisis Manager: Facing Risk and Responsibility*. New Jersey: Lawrence Erlbaum Associates.

Mather, J. H. & Lager, P. B. (2000). *Child Welfare: A Unifying Model of Practice*. CA: Brooks/Cole/Thomson Learning.

Messner, D. (1997). *The Network Society: Economic Development and International Competitiveness as Problems of Social Governance*. London: Frank Cass.

Meyer, J. W. & Rowan B. (1977). Institutionalized organizations: formal structure as myth and ceremony. *The American Journal of Sociology, 83*(3), 340-363.

Mitroff, I. I. (1988). Crisis management: Cutting through the confusion. *Sloan Management Review, 29*(2), 15-20.

Mitroff, I. I. (2001). *Managing Crisis Before Happen*. New York: American Management Association.

Mizruchi, M. S. & M. Schwartz (1987). *Intercorporate Relations: The Structural Analysis of Business*. Cambridge: Cambridge University Press.

Monkman, M. & Allen-Meares, P. (1995). The framework: A conceptual map for social work assessment. *Arete, 10*, 41-49.

Moos, R. H. & Lemke, S. (1996). Evaluating residential facilities. *Thousand Oaks*, CA: Sage Publishers.

NASW (1982). "NASW standards for the classification of social work practice." MD: Silverspring.

NASW (1996). "Code of ethics of the National Association of Social Workers." Washington, DC: NASW.

Nudell, M. & Antokol, N. (1989). *The Handbook for Effective Emergency and Crisis Management*. Lexington, MA: Lexington Books.

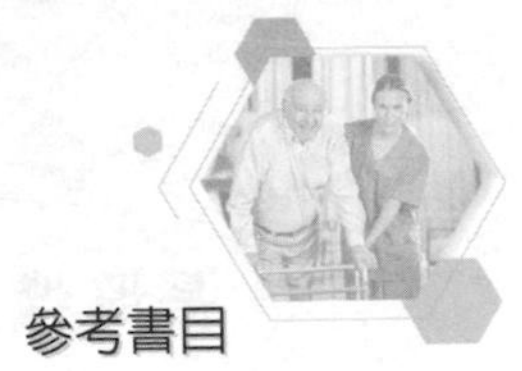

OECD (2005). Ensuring quality long-term care for older people. from http://www.oece.org/dataoced/53/4/34585571.pdf., Retrieved October 10, 2011.

Pauchant, T. C. & Mitroff, I. I. (1993). From crisis-prone to crisis-prepared. *Academy of Management Executive, 7*, 411-59.

Pauchant, T. C., Mitroff, I. I. & Ventolo, G. (1992). The dial tone does not come from God. How a crisis can challenge dangerous strategic assumptions made about high technologies. *Academy of Management Executive, 6*(3), 66-79.

Pfeffer, J. & Salancik, G. R. (1978). *The External Control of Organization: A Resource Dependence Perspective*. New York: Harper and Row.

Pickett, A. L. (1993). *Improving the Performance of Paraeducators in the Workforce: A Technical Assistance Manaal for Administrators and Staff Developers*. New York: Center for Advanced Study in Education.

Powell, W. W. & DiMaggio, P. J. (1991). *The New Institutionalism in Organizational Analysis*. Chicago: University of Chicago Press.

Rocio Fernandez-Ballesteros, R., Izal, M., Montorio, I., Llorente, M. G., Hernandez, J. M., & Guerrero, M. A. (1996). *Sistema de Evaluacion de Residencies de Ancianos* (SERA). Madrid: INSERSO.

Saleebey, D. (1992). *Strengths Perspective in Social Work Practice* (2nd ed.). NY: Pearson.

Schore, J., Foster, L. & Phillips, B. (2006). Consumer enrollment and experiences in the cash and counseling program. *Health Research and Education Trust, 42*(1), 446-466.

Scott, W. R. (1995). *Institutions and Organizations*. Beverly Hills, CA: Sage.

Scott, W. R. (1998). *Organizations: Rational, Natural, and Open Systems*. Englewood Cliffs, NJ: Prentice-Hall.

Seeger, M. W. & Ulmer, R. R. (2001). Virtuous responses to organizational crisis: Aaron Feuerstein and Milt Cole. *Journal of Business Ethics, 31*(4), 3611-376.

Siporin, M. (1975). *Introduction to Social Work Practice*. New York: Macmillan Publishing Co., Inc.

Stalk, G. Jr., Evans, P. & Schulman, L. E. (1992). Competing on capabilities: The new rules of corporate strategy. *Harvard Business Review, 70*(2) (March/April), pp.57-70.

Young I. (1990). *Justice and the Politics of Difference Princeton*. NJ: Princeton University Press.

三、網路部分

101年度一般護理之家評鑑作業程序，http://www.doh.gov.tw/ufile/doc/101%E5%B9%B4%E5%BA%A6%E4%B8%80%E8%88%AC%E8%AD%B7%E7%90%86%E4%B9%8B%E5%AE%B6%E8%A9%95%E9%91%91%E4%BD%9C%E6%A5%AD%E7%A8%8B%E5%BA%8F(%E5%85%AC%E5%91%8A%E7%89%88)1010320.doc

The News Lens關鍵評論（2020）。〈美國長照機構於這次疫情中，為何會成為「高齡者的墳場」？〉。https://www.thenewslens.com/article/135246

World Health Organization. (2016). The global strategy and action plan on ageing and health. http://apps.who.int/gb/ebwha/pdf_files/WHA69/A69_17-en.pdf

內政部（2004）。家庭政策。台北：內政部。https://www.sfaa.gov.tw/SFAA/Pages/Detail.aspx?nodeid=270&pid=2007

內政部戶政司（2001）。台灣地區人口調查。台北：內政部戶政司。https://www.ris.gov.tw/

內政部戶政司（2022）。婚姻狀況。台北：內政部戶政司。https://sowf.moi.gov.tw/

內政部全球資訊網（2011）。我國近年長期照顧安養機構概況。台北：內政部統計處。http://www.moi.gov.tw/stat/，檢索日期：2013年5月28日。

內政部社會司（2010）。老人福利與政策。取自http://sowf.moi.gov.tw/04/01.htm，檢索日期：2010年3月10日。

內政部統計處（2016）。〈國人壽命更長了 平均80.2歲〉，2016年9月29日，https://webcache.googleusercontent.com/search?q=cache:lKNLSZM0NsUJ:https://www.moi.gov.tw/chi/chi_news/news_detail.aspx%3Ftype_code%3D02

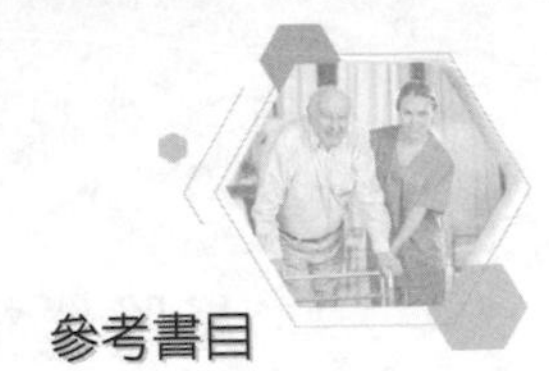

%26sn%3D11087+&cd=2&hl=zh-TW&ct=clnk&gl=tw

公告一般護理之家評鑑結果（行政院衛生署），http://www.doh.gov.tw/CHT2006/DM/DM2_p01.aspx?class_no=24&level_no=1&doc_no=87788

中華民國統計網（2022）。性別統計指標。https://www.stat.gov.tw/

全國法規資料庫（2010）。老人福利機構設立標準。取自http://law.moj.gov.tw/LawClass/LawAll.aspx?PCode=D0050039，檢索日期：2010年4月8日。

老人福利機構設置標準辦法（內政部社會司老人福利），http://sowf.moi.gov.tw/04/02/02_3.htm

老人福利機構評鑑及獎勵辦法（內政部社會司老人福利），http://sowf.moi.gov.tw/04/02/02_7.htm

行政院主計處（2001）。出生率統計。台北：行政院主計處。https://www.dgbas.gov.tw/ct.asp?xItem=15409&CtNode=4595&mp=1

行政院主計處（2012）。99年人口及住宅普查。台北：行政院主計處。www.stat.gov.tw/public/Attachment/33298512771.pdf

行政院經濟建設委員會（2009）。六大新興產業。http：//www.cepd.gov.tw/2008/index.htm

行政院衛生署（2008）。衛生統計指標。取自http://www.doh.gov.tw，檢索日期：2013年5月28日。

行政院衛生署（2011）。100年度一般護理之家評鑑作業程序。取自http://www.doh.gov.tw，檢索日期：2013年5月25日。

行政院衛生署（2012）。101年度一般護理之家評鑑作業程序。取自http:/www.doh.gov.tw，檢索日期：2013年5月25日。

行政院衛生署（2013）。台閩地區護理機構資源。取自http://www.doh.gov.tw，檢索日期：2013年5月28日。

行政院衛生署護理及健康照護處（2013）。長期照護服務網計畫草案。取自http://www.doh.gov.tw，檢索日期：2013年5月28日。

杜敏世（2013）。〈如何設立護理之家〉。取自http://www.tagg.org.tw/DOWN/會訊/54期/如何設立護理之家（杜敏世）.pdf，檢索日期：2013

年5月14日。

邱宜君、姚岳宏、吳仁捷（2012/10/24）。〈新營醫院北門分院護理之家「評鑑日」出事！／醫護機構消安　衛署月內大稽查〉。取自自由電子報 http://www.libertytimes.com.tw/2012/new/oct/24/today-f01.htm，檢索日期：2013年6月23日。

胡秀娟（2005）。〈家庭政策面臨的挑戰〉，《網路社會學通訊期刊》，45。http://mail.nhu.edu.tw/~society/e-j/45/45-29.htm

黃天如（2012）。小檔案－護理之家評鑑甲等占床九成。中國時報電子報。https://tw.news.yahoo.com/小檔案-護理之家評鑑甲等-占床9成-213000582.html

黃明發、王順民（2011）。〈長照機構治理困境的若干課題——從護理之家的初評談起〉。取自http://tw.myblog.yahoo.com/sunnyswa2010，檢索日期：2013年5月28日。

張淑卿（2021）。〈疫情下探照社區長期照顧服務的「需要」與「想要」〉。取自《聯合報》。https://health.udn.com/health/story/120951/5593280

詹火生（2011）。〈建構我國長照制度的政策思維〉。財團法人國家政策基金會。取自http://www.npf.org.tw/post/3/8988，檢索日期：2011年9月1日。

衛生福利部（2014）。友善關懷老人服務方案（第二期計畫）。https://www.sfaa.gov.tw/SFAA/Pages/Detail.aspx?nodeid=94&pid=4663

衛生福利部（2017）。〈唯有結合所有的資源，才能達到長照的全人照顧！〉https://www.mohw.gov.tw/cp-3567-37804-1.html

蘇嘉瑞（2019）。〈長照社團法人的制度實益與商業模式〉。http://home.kpmg/tw/zh/home/contacts/s/jarret-su.html

衛生福利部（2015）。長期照顧服務量能提升計畫。http://www.ey.gov.tw/Upload/RelFile/26/730958/37bc9015-e3da-4ba11-9a911-cd8c5384b97a.pdf

衛生福利部（2016）。一般護理之家評鑑結果名單。http://www.mohw.gov.tw/CHT/DONAHC/DMI_p.aspx?，檢索日期：2016年5月11日。

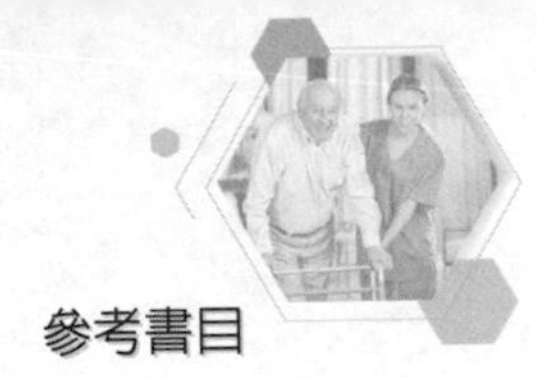

衛生福利部（2017）。106年度一般護理之家評鑑作業程序。https://www.mohw.gov.tw/dl-14152-18ea515e-963c-484e-846e-dd38e18d52a8.html

護理人員法，http://law.moj.gov.tw/LawClass/LawAll.aspx?PCode=L0020166

蘇嘉瑞（2019）。〈長照社團法人的制度實益與商業模式〉。http://home.kpmg/tw/zh/home/contacts/s/jarret-su.html

護理之家設置標準（新北市政府衛生局），http://www.health.ntpc.gov.tw/web66/_file/1459/upload/upload/%E8%AD%B7%E7%90%86%E6%A9%9F%E6%A7%8B%E8%A8%AD%E7%BD%AE%E6%A8%99%E6%BA%96%E8%A1%A8.PDF

長期照顧服務法